Selbstmedikation
für die Kitteltasche

Selbstmedikation

Leitlinien zur pharmazeutischen Beratung

Kirsten Lennecke, Sprockhövel
Kirsten Hagel, Gelnhausen
Klaus Przondziono, Hattingen

3., umfassend bearbeitete und erweiterte Auflage

für die Kitteltasche

DAV Deutscher Apotheker Verlag Stuttgart

Anschriften der Autoren
Dr. Kirsten Lennecke
Im Osterhöfgen 8
45549 Sprockhövel

Kirsten Hagel
Im Setzling 1d
63571 Gelnhausen

Klaus Przondziono
Stöckerstr. 40
45527 Hattingen

Wichtiger Hinweis
Die in diesem Buch aufgeführten Angaben zur Medikation wurden sorgfältig geprüft. Dennoch können Herausgeber, Autoren und Verlag keine Gewähr für die Richtigkeit der Angaben übernehmen.

Ein Warenzeichen kann warenrechtlich geschützt sein, auch wenn ein Hinweis auf etwa bestehende Schutzrechte fehlt.

Bibliographische Information der Deutschen Nationalbibliothek
Die Deutsche Nationalbibliothek verzeichnet diese Publikation in der Deutschen Nationalbibliographie; detaillierte bibliographische Daten sind im Internet unter http://dnb.d-nb.de abrufbar.

ISBN: 978-3-7692-4351-2

Birkenwaldstr. 44, 70191 Stuttgart
www.deutscher-apotheker-verlag.de
Printed in Germany
Satz: Dörr + Schiller GmbH, Stuttgart
Druck und Bindung: Ludwig Auer, Donauwörth
Umschlaggestaltung: Atelier Schäfer, Esslingen

Vorwort

Selbstmedikation – das ist für unsere Kunden alles, was sie bei Krankheit oder zur Erhaltung der Gesundheit selbst bezahlen müssen. Selbstmedikation findet nur zum kleinen Teil in der Apotheke statt. Nicht apothekenpflichtige Arzneimittel gehen in Drogeriemärkten, in Lebensmittelgeschäften, in Tankstellen und Reformhäusern über den Ladentisch. Der Versandhandel bietet Arzneimittel aller Art, aber auch dubiose Wundermittel an, und das Internet schließlich sprengt alle Grenzen.
Trotz allem kommen Kunden zur Selbstmedikation auch in die Apotheke. Die meisten kommen, weil sie sich in der Apotheke gut aufgehoben und gut beraten fühlen. Manche kommen jedoch nur, weil Arzneimittel apothekenpflichtig und sonst nicht schnell verfügbar sind.
Nutzen wir die Chance, nicht nur Arzneimittel zu verkaufen, sondern verantwortungsbewusst Selbstmedikation zu betreiben. Denn die Symptome einer vermeintlichen „Bagatellerkrankung" entpuppen sich oft erst durch ihre Dauer, Ausprägung oder Kombination als Hinweise auf eine schwerwiegende Erkrankung, die in die ärztliche Therapie gehört. Die vom Kunden bisher angewandten Hausmittel erweisen sich als weniger gut wirksam als andere Mittel, die wir dem Kunden aktiv empfehlen. Die gewünschten Arzneimittel vertragen sich nicht mit ärztlich verordneter Therapie oder verschlechtern bestehende Symptome einer Grunderkrankung.
Mit jedem Kundenbesuch haben wir die Möglichkeit, dem Kunden zu zeigen, dass es gut für ihn ist, in die Apotheke zu kommen und eine qualifizierte Beratung zu erhalten. Führen wir ihm die Vorteile der Apothekenpflicht vor Augen, indem wir ihn ungefragt beraten.
Sich gut beraten fühlen und gut beraten sein sind zwei Qualitäten, die nicht immer gleichzeitig erfüllt sind. Die Ergebnisse aus Pseudo-Customer-Besuchen zeigen, dass eine gute Beratung in Apotheken nicht selbstverständlich ist. Freundlichkeit und Aufmerksamkeit der Apothekenmitarbeiter kann wohl vorausgesetzt werden. Arzneimittelbezogenes Wissen zu Dosierung und Anwendung von Arzneiformen beweisen Apotheker und PTAs im Handverkauf ebenfalls. Selbst den theoretischen Ablauf eines Beratungsgesprächs kennen alle HV-Kräfte auswendig. Woran es häufig scheitert ist, den Mut aufzubringen, die Entscheidung des Patienten, also die Eigendiagnose oder den konkreten Kundenwunsch zu hinterfragen und sich aktiv in die Gesundheitsberatung unserer Kunden einzubringen.
Dieses Buch versucht schon in der dritten Auflage, das Rüstzeug zu liefern, im Beratungsgespräch Verdachtsdiagnosen zu stellen, Eigendiagnosen zu hinterfragen, die Grenzen der Selbstmedikation zu erkennen und eine angemessene Therapie zu empfehlen. Der Arzneimittelmarkt ist in ständiger Veränderung, Wirkstoffe werden aus der Verschreibungspflicht entlassen, scheinbar bewährte Arzneimittel aus wirtschaftlichen Gründen vom Markt genommen, alternative Empfehlungen wandeln sich, werden bedeutsam und verschwinden wieder in der Versenkung.
Die in den Diagrammen dargestellten Beratungsabläufe bieten nur das Gerüst, das

Sie im Apothekenalltag – um Wissen und Erfahrung ergänzt – mit Leben füllen. Die genannten Fertigarzneimittel sind persönliche Empfehlungen, denen Sie sich eventuell anschließen können, von denen Sie sicherlich auch häufig abweichen werden. Im Einzelfall liegt die Entscheidung zur Selbstmedikation bei dem einzelnen Apotheker.
Wir danken allen, die uns bei der Überarbeitung des Buchs geholfen haben, besonders der Lektorin des Deutschen Apotheker Verlags, Frau Dr. Christa Reiber.

Sprockhövel, Gelnhausen, Hattingen, Sommer 2007

Dr. Kirsten Lennecke
Kirsten Hagel
Klaus Przondziono

Abkürzungen

—⊕→	Ja
—⊖→	Nein
ASS	Acetylsalicylsäure
BPH	Benigne Prostatahyperplasie
DMSO	Dimethylsulfoxid
J.	Jahre
KI	Kontraindikationen
LSF	Lichtschutzfaktor
MS	Multiple Sklerose
NNR	Nebennierenrinde
NSAR	Nicht-steroidale Antirheumatika
NW	Nebenwirkungen
NYHA	Schweregrad der Herzinsuffizienz, Definition nach der New York Heart Association
O/W	Öl in Wasser
Std.	Stunde(n)
UAW	Unerwünschte Arzneimittelwirkungen
UV	Ultraviolett
W/O	Wasser in Öl
WW	Wechselwirkungen

Inhaltsverzeichnis

Einführung

Information und Beratung sind zwei wesentliche Pflichten des Apothekers nach § 20 ApBetrO. Der Apotheker hat den Patienten zu informieren und zu beraten, soweit dies aus Gründen der Arzneimittelsicherheit erforderlich ist. Wenn Arzneimittel in der Selbstmedikation abgegeben werden, hat der Apotheker zusätzlich die zur sachgerechten Anwendung der Arzneimittel erforderlichen Informationen zu geben. Um die Verantwortung für die Abgabe eines Arzneimittels in der Selbstmedikation übernehmen zu können, gehen der eigentlichen Beratung und Information noch weitere Schritte voraus:

(A) die Abklärung, ob die Beschwerden des Patienten überhaupt in der Selbstmedikation zu behandeln sind oder ein Arztbesuch erforderlich ist, und
(B) welche arzneilichen Wirkstoffe zur Behandlung des Krankheitsbildes in Frage kommen.

Das gilt selbstverständlich für Kunden, die um Rat fragen, welche Selbstbehandlung für sie in Frage kommt. Es gilt aber auch für Kunden mit einem konkreten Arzneimittelwunsch.
So einfach, wie sich diese Aufgabe formulieren lässt, ist sie jedoch nicht umzusetzen. Weder Patienten noch Apotheker sind sich dieser Aufgabe immer bewusst. Wer als Patient mit einem konkreten Präparatewunsch in die Apotheke kommt, erwartet oft ausschließlich die Belieferung mit dem gewünschten Arzneimittel. Die Entscheidung für ein bestimmtes Mittel ist für ihn bereits abgeschlossen. Wenn er bei seinem Apothekenbesuch einem kompletten Anamnesegespräch unterworfen wird, empfindet er diese Vorgehensweise als Bevormundung und lästige Zeitverschwendung.
Wer als Apotheker oder PTA von einem selbstsicheren Kunden um die Aushändigung eines bestimmten Arzneimittels gebeten wird, tut sich schwer, diesen Wunsch in Frage zu stellen, um zunächst die Eigendiagnose kritisch zu hinterfragen. Der Kunde erwartet keine Hinterfragung seines Wunsches, deshalb ist er nicht auf ein längeres Beratungsgespräch eingestellt. Der Apotheker nimmt wahr, dass der Kunde kurz angebunden und scheinbar nicht beratungswillig ist, deshalb beschränkt er sich auf die zügige Auslieferung und auf eine minimale Beratung.
Wenn allerdings jeder, der selbstsicher ein Arzneimittel wünscht, dieses auch ohne Rückfragen ausgehändigt bekommt, ist der Sinn der Apothekenpflicht in Frage zu stellen.
Das Besondere an apothekenpflichtigen Arzneimitteln ist, dass sie auf den menschlichen Körper einwirken und dort Schaden anrichten können, wenn sie nicht bestimmungsgemäß angewandt werden. Bestimmungsgemäß – das bedeutet erstens, die Arzneimittel müssen in der richtigen Indikation unter Berücksichtigung von Kontraindikationen und Wechselwirkungen angewandt werden, und zweitens, die Arzneimittel müssen in der richtigen Dosierung, in der richtigen Art und über einen

angemessenen Behandlungszeitraum angewendet werden. Das bedeutet für den Apothekenmitarbeiter im Handverkauf, er muss abklären, ob das gewünschte Arzneimittel tatsächlich das richtige für den Bedarf des Patienten ist, er muss eventuell von der Anwendung eines Arzneimittels abraten und die Abgabe verweigern, und bei Abgabe muss er schließlich beraten, wie, in welcher Dosierung und wie lange das Arzneimittel einzunehmen ist.
Apothekenpflicht ist Verbraucherschutz – das muss jedem Apothekenmitarbeiter im Handverkauf bewusst sein. Im Apothekenalltag ist dem Kunden in möglichst jedem Kundenkontakt durch ein angemessenes Beratungsgespräch der Sinn der Apothekenpflicht vor Augen zu führen. Dafür ist es nötig, jedem Kunden aktiv eine Beratung anzubieten. Nach kurzer Zeit wird der Gesprächsablauf beim Beratungsgespräch für Apothekenmitarbeiter zur Routine. Nach und nach gewöhnen sich auch die Apothekenkunden an diesen Ablauf und fordern eine Beratung in vielen Situationen sogar ein.
Trotz aller Beratungsroutine wird es jedoch immer Kunden geben, die eine Beratung rundweg ablehnen. Diese Ablehnung ist zu respektieren. Trotz Beratungspflicht auf Seiten der Apotheker gibt es keinen Beratungszwang für Kunden.

Abklärung der Eigendiagnose

Ein Beratungsgespräch in der Selbstmedikation läuft im Alltag variabel ab je nach Fragen und Auftreten des Patienten. Trotzdem lässt es sich in ein Schema fassen. Im Gesprächsverlauf müssen die folgenden Fragen geklärt werden:

1. Wer ist der Patient?

Diese Frage scheint banal. Dennoch ist es wichtig, sich klarzumachen, dass der Mensch, der vor uns steht, nicht immer der Patient ist, der behandelt werden soll. Eine Beratung in der Selbstmedikation ist am effektivsten, wenn mit dem Patienten selbst gesprochen werden kann. Nur in Ausnahmefällen und bei eindeutigen Symptomen kann eine Beratung über Dritte erfolgen.
Die Selbstmedikation bei Säuglingen und Kleinkindern ist nur nach Rücksprache mit dem behandelnden Kinderarzt möglich. Auch scheinbar leichte Beschwerden, wie Erkältungssymptome, können bei Säuglingen zu lebensbedrohlichen Zuständen führen; „banales" Fieber kann Symptom einer schweren Erkrankung sein. Deshalb sollten Kinder, sobald Krankheitssymptome zum ersten Mal auftreten, auf jeden Fall dem Kinderarzt vorgestellt werden. Erst im Schulkindalter, wenn das Kind seine Beschwerden beschreiben kann und diese Beschwerden eindeutig einer banalen Erkrankung zuzuschreiben sind, kann eine Selbstmedikation für einige Tage versucht werden.
Ebenfalls eingeschränkt ist die Selbstmedikation von schwangeren und stillenden Frauen. Schwangere und Stillende sollten möglichst auf eine Arzneimittelanwendung verzichten. Wenn das nicht möglich ist, erfolgt die Abwägung im Einzelfall. Für einige Arzneimittel liegen ausreichende Erfahrungen zur Anwendung in Schwangerschaft und Stillzeit vor. Bei bestimmungsgemäßem Gebrauch ist hier eine Abgabe zur Selbstmedikation möglich. Liegen keine Erfahrungen des Arzneimittelherstellers vor, ist von einer Anwendung abzuraten. In diesem Fall sollte eine

Behandlung möglichst nur nach Absprache mit dem behandelnden Gynäkologen erfolgen.
Eine besondere Beachtung erhalten Patienten mit anderen Grunderkrankungen, vor allem multimorbide, alte Patienten. Hier müssen Kontraindikationen und Wechselwirkungen im Einzelfall sorgfältig geprüft werden.

2. Welche Beschwerden liegen vor? Wann treten die Beschwerden auf?

Um zu entscheiden, welche Behandlung für den Patienten in Frage kommt, folgt das Erfassen der Symptome. Die Standardfrage an dieser Stelle lautet: „Welche Beschwerden haben Sie genau?“ Schmerzen können lokalisiert und beschrieben werden, allgemeine Bezeichnungen für Beschwerden müssen konkretisiert werden. Häufig unterliegen Krankheitssymptome tageszeitlichen Schwankungen oder lassen sich auf konkrete Auslöser zurückführen. Begleitsymptome geben Hinweise auf die Krankheitsursache und auf eine mögliche Diagnose.
An dieser Stelle haben sich offene Fragen (Wie? Welche? Was?) bewährt. Hier hat der Patient die Möglichkeit, von sich aus die Informationen zu geben, die ihm wichtig erscheinen. In vielen Fällen eignet sich zusätzlich die Frage „Was ist wohl die Ursache für Ihre Beschwerden?“. Patienten haben meist klare Vorstellungen von den Zusammenhängen ihres Krankheitsgeschehens. Sie berichten darüber aber oftmals erst auf konkrete Nachfrage.
Im weiteren Verlauf kann es notwendig sein, mit geschlossenen Fragen fehlende Informationen einzuholen (Haben Sie auch …? Leiden Sie unter …?) Diese geschlossenen Fragen dürfen jedoch nicht zu früh gestellt werden, um sich nicht zu schnell auf eine Verdachtsdiagnose festzulegen.
Diese Fragen sind notwendig, um entscheiden zu können, ob das Krankheitsbild in den Bereich der Selbstmedikation fällt oder eine Selbstbehandlung die notwendige ärztliche Diagnosestellung nur unnötig verzögert. Bei der Entscheidung für oder gegen eine Selbstmedikation übernehmen wir Apotheker eine große Verantwortung. Der Patient hat zwar umfangreiche Möglichkeiten, z. B. über Gespräche mit Bekannten und Freunden, mit Hilfe von Fernsehsendungen, Zeitungen, Büchern und Veröffentlichungen im Internet, sich zu informieren. Es kann jedoch nicht vorausgesetzt werden, dass er notwendige Informationen tatsächlich erhalten hat und diese auch richtig bewerten kann. Wenn er schließlich in der Apotheke seine Arzneimittel erwerben möchte, steht er eventuell zum ersten Mal einem professionellen Gesprächspartner gegenüber. In der Apotheke besteht nun die Verpflichtung, Verantwortung für die Behandlung des Patienten zu übernehmen und zu entscheiden, ob eine Selbstmedikation überhaupt in Frage kommt.
Nur durch eine umfassende Erhebung des Beschwerdebildes können wir zwischen harmlosen Befindlichkeitsstörungen und möglichen ernsten Erkrankungen unterscheiden. Dabei müssen wir stets die breite Spanne der möglichen Differenzialdiagnosen vor Augen haben. Scheinbar banale Beschwerden können Hinweise auf schwere Erkrankungen sein, das gilt vor allem bei anhaltenden oder immer wieder kehrenden Beschwerden.

Gezielte Fragen sind zudem notwendig, um effektive Wirkstoffe zur Behandlung der Beschwerden auszuwählen. Das gilt für Patienten, die unbestimmt nach einem Mittel gegen ihre Beschwerden fragen, genauso wie für Kunden mit einem konkreten Arzneimittelwunsch.

3. Wie lange bestehen die Beschwerden?

Selbstmedikation ist nur zur Behandlung kurzfristiger Beschwerden sinnvoll. Die Dauer der Anwendung ist meist auf wenige Tage beschränkt. Die konkrete Angabe in Tagen kann nur einen Anhaltspunkt geben. Bei starken oder stärker werdenden Beschwerden ist es sinnvoll, den Arzt sofort aufzusuchen. Bei Beschwerden, die im Rahmen eines zum Zeitpunkt der Beratung kursierenden Virusinfekts auftreten, wird der Arztbesuch eventuell erst später notwendig erscheinen. Zur Sicherheit ist es immer empfehlenswert, zum Arztbesuch zu raten.
Sobald Beschwerden über längere Zeit anhalten oder immer wiederkehren, muss eine Diagnose vom Arzt eingeholt werden, um schwerwiegende Erkrankungen auszuschließen. Ist die Diagnose gestellt, kann die Selbstbehandlung in Absprache mit dem Arzt fortgesetzt werden. Hier bestehen zwei Möglichkeiten:

(1) Der Arzt hat schwerwiegende Krankheitsursachen ausgeschlossen. Die Beschwerden des Patienten können im Rahmen der Selbstmedikation behandelt werden. Hier können nach einem Stufenschema Arzneimittel empfohlen werden, um die Beschwerden zu lindern und die Genesung zu beschleunigen.

(2) Der Arzt stellt eine Diagnose, die eine ärztliche Behandlung erfordert. Hier liegt der Beratungsschwerpunkt auf der Complianceförderung des Patienten. Der Patient braucht zunächst Information und Beratung zur ärztlich verordneten Therapie, um diese empfehlungsgemäß anwenden zu können.
In einigen Fällen kann hier die ärztliche Therapie mit Arzneimitteln aus dem Bereich der Selbstmedikation ergänzt werden: z. B. kann bei einer Sinusitis zum verordneten Antibiotikum die Einnahme eines Sekretolytikums und die Anwendung von abschwellenden Nasentropfen empfohlen werden. Es besteht die Möglichkeit, dass der Arzt diese Selbstmedikation ausdrücklich empfiehlt; in anderen Fällen kann sie mit ihm abgestimmt werden.
In anderen Fällen ist eine Selbstbehandlung mit Arzneimitteln neben einer ärztlich verordneten Arzneitherapie nur unter Vorbehalt sinnvoll, z. B. bei Fettstoffwechselstörungen oder Diabetes. Je mehr Arzneimittel ein Patient regelmäßig anwenden soll, desto wahrscheinlicher ist es, dass er die regelmäßige Arzneimittelanwendung vergisst oder die empfohlene Dosierung eigenmächtig verändert. Das zentrale Anliegen muss sein, die ärztliche Therapie wie verordnet durchzuführen, um den Behandlungserfolg zu erreichen und die Wirksamkeit der eingeschlagenen Behandlung beurteilen zu können. Eine therapiebegleitende Selbstmedikation ist in diesem Fall nur zu empfehlen, wenn sichergestellt ist, dass der Patient die Notwendigkeit der ärztlichen Medikation kennt und die Therapie einhält. Zudem wirken Arzneimittel aus dem Bereich der Selbstmedikation häufig neben der ärztlich verordneten Therapie so schwach, dass eine Anwendung unnötig ist. Die Selbstbehandlung hat in diesen Fällen eine untergeordnete Bedeutung.

4. Nehmen Sie noch andere Arzneimittel ein? Leiden Sie an anderen Krankheiten?

Diese Frage zielt auf Kontraindikationen und Wechselwirkungen. Auch scheinbar harmlose apothekenpflichtige Arzneimittel können lebensgefährliche Wechselwirkungen mit anderen Arzneimitteln eingehen. Meist können sie durch Wechsel des empfohlenen Wirkstoffs vermieden werden. Wenn eine Kombination unumgänglich ist, können leichte Wechselwirkungen mit besonderer Beobachtung der verordneten Therapie in Kauf genommen werden.

5. Was haben Sie bereits gegen die Beschwerden unternommen?

Eine letzte Frage nach den bisherigen Erfahrungen mit Behandlungen hilft bei der Entscheidung, ob eine Selbstbehandlung tatsächlich möglich ist und welche Therapieprinzipien in Frage kommen. Zählt der Patient hier sämtliche in Frage kommenden Arzneimittel der Selbstmedikation auf, sind offensichtlich diese Möglichkeiten ausgeschöpft. Hat der Patient bereits gute Erfahrung mit einem empfehlenswerten Arzneimittel gemacht, so kann diese Empfehlung wiederholt werden. Hat er schlechte Erfahrungen gemacht, so können wir die Anwendung hinterfragen oder Alternativen anbieten. Eventuell zeigen sich hier Präferenzen für pflanzliche Arzneimittel, alternative Therapieformen oder die Eignung bestimmter Anwendungsformen.
Je mehr Erfahrung der Patient mitbringt, umso wichtiger ist es, ihn in die Arzneimittelauswahl mit einzubeziehen.

Auswahl des Arzneistoffs und des Fertigarzneimittels

Bei der Auswahl des Wirkstoffs und des Fertigarzneimittels wird berücksichtigt, welche Therapie bzw. welche Arzneimittel der Patient bereits gegen seine Beschwerden angewendet hat. Aus dem Erfolg und der Verträglichkeit der bereits verwendeten Arzneimittel ergeben sich erste Hinweise auf erfolgversprechende Therapieversuche, aber auch auf mögliche Anwendungsprobleme.
Die Auswahl des Wirkstoffs erfolgt schließlich unter Berücksichtigung der Wirksamkeit des Arzneistoffs bei der vorliegenden Indikation, des Nebenwirkungsprofils des Arzneistoffs, möglicher Kontraindikationen auf Grund von Grunderkrankungen, möglicher Wechselwirkungen mit der Begleitmedikation und individuellen Faktoren des zu behandelnden Patienten. In diesem Buch werden lediglich die Nebenwirkungen, Wechselwirkungen und Kontraindikationen genannt, die aus Sicht der Autoren von besonderer Bedeutung sein können. Vollständige Angaben finden sich in den Gebrauchsinformationen für Fachkreise, Aufbereitungsmonographien des Bundesinstituts für Arzneimittel und Medizinprodukte und der ABDA-Datenbank.
Dosierungsempfehlungen für Wirkstoffe werden in diesem Buch nicht genannt. Sie finden sich in Wirkstoffmonographien und Gebrauchsinformationen für Fachkreise.
Die Wahl des Fertigarzneimittels richtet sich schließlich nach dem Wirkstoffgehalt und einer entsprechend sinnvollen Dosierung. Bei pflanzlichen Arzneimitteln können auch Kombinationspräparate sinnvoll sein. Fertigarzneimittel werden in diesem

Buch nur beispielhaft genannt. Die Informations- und Beratungsinhalte richten sich nach dem ausgewählten Wirkstoff, der Darreichungsform und schließlich dem entsprechenden Fertigarzneimittel und lassen sich in entsprechenden Literaturquellen nachlesen (s. Literatur).

Unter dem Titel „Information und Beratung des Patienten bei der Abgabe von Arzneimitteln – Selbstmedikation“ wurde von der Bundesapothekerkammer im Rahmen des Qualitätsmanagementsystems eine allgemeine Leitlinie zur Qualitätssicherung erstellt, die ebenfalls bei den notwendigen Fragen beginnt und über die Auswahl des geeigneten Präparates bei der angemessenen Beratung und Information des Patienten und eventuell sogar im Angebot einer Pharmazeutischen Betreuung endet (s. Abb. 1). „Selbstmedikation für die Kitteltasche“ versucht, die ersten Schritte einer qualifizierten Beratung indikationsbezogen mit Leben zu füllen.

Aufbau der Indikationsmonographien

Um die Informationen zu den einzelnen Indikationen übersichtlich zu gestalten, liegt den Indikationsmonographien ein Schema zu Grunde, das sich wie in Abb. 2 verallgemeinern lässt.

Mit unserer Frage „Welche Beschwerden haben Sie genau?“ gelangen wir zum Kasten 1a; dessen Inhalt lässt sich durch die Informationen im Kasten 1 b „Beschwerdebild aus der Selbstmedikation“ ergänzen.

Die Frage „Wie lange bestehen die Beschwerden?“ führt bei den meisten Indikationen zur Unterscheidung der Kästen 1a und 2 und zur ersten Abgrenzung der Selbstmedikation von der ärztlichen Behandlung. Weitere Möglichkeiten zu geschlossenen Fragen finden sich in Kasten 3. Hier sollten der Reihe nach problematische Symptome abgefragt werden, die einen Arztbesuch nötig machen. Erst danach fällt die Entscheidung für bestimmte Therapieprinzipien, die im Text im Anschluss an das Flussdiagramm näher erläutert werden.

In einigen Fällen lässt sich dieses Schema jedoch nicht halten, da nicht die Zeitdauer der Beschwerden sondern z. B. deren Stärke eine erste Unterscheidung notwendig macht und bestimmt, wann die Grenzen der Selbstmedikation erreicht sind und der Patient zu einem Arzt geschickt werden muss.

Besonderen Wert legen wir darauf, dass die Behandlung nicht mit der Entscheidung für eine Therapie, also mit der Abgabe der Arzneimittel, beendet ist, und sich die Beschwerden nicht mit dem Erhalt des richtigen Arzneimittels bessern und sofort verschwinden, sondern die Behandlung zu diesem Zeitpunkt erst beginnt. Der Patient braucht gerade in der Selbstmedikation eindeutige Informationen darüber, wann er – bei optimaler Anwendung – eine Besserung spüren sollte oder wann die Beschwerden verschwunden sein sollten. Schlägt die Selbstbehandlung nicht an, braucht er das konkrete Angebot, wieder in die Apotheke zurückzukommen, um einen sinnvollen zweiten Behandlungsversuch zu beginnen, oder die dringende Aufforderung zu einem Arztbesuch.

Die Entscheidung zu einer Selbstmedikation und schließlich zu einem konkreten Arzneimittel muss in jedem Beratungsgespräch der verantwortliche Apotheker treffen. Die Beratungsschemata dieses Buches können als Richtlinie einen Beratungsverlauf empfehlen. Sie sind dabei weder bindend noch vollständig.

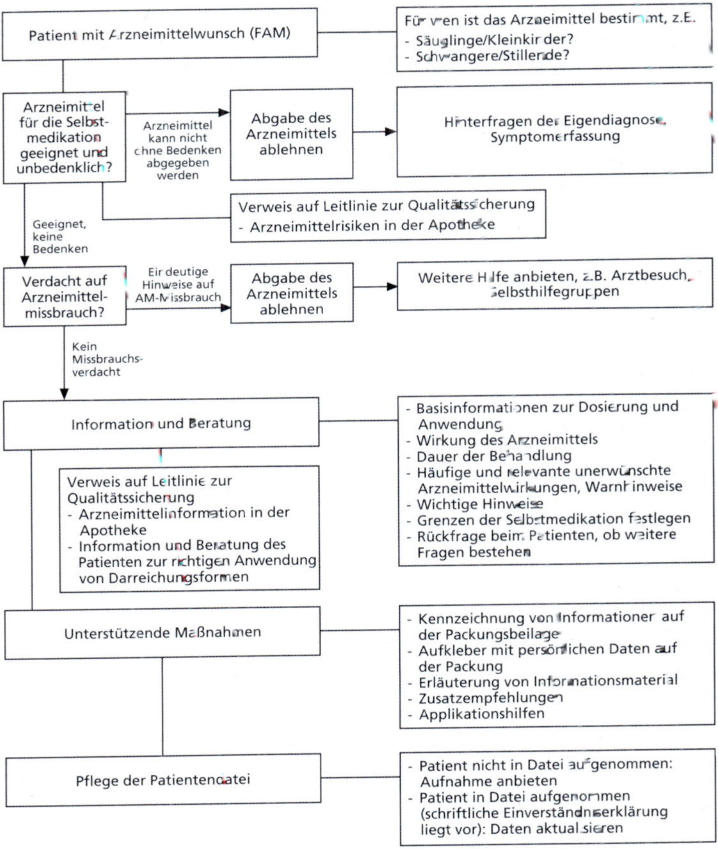

Abb. 1a „Information und Beratung des Patienten bei der Abgabe von Arzneimitteln – Selbstmedikation" aus den Leitlinien zur Qualitätssicherung der Bundesapothekerkammer (Revision vom 3.5.2005): Patient mit Arzneimittelwunsch

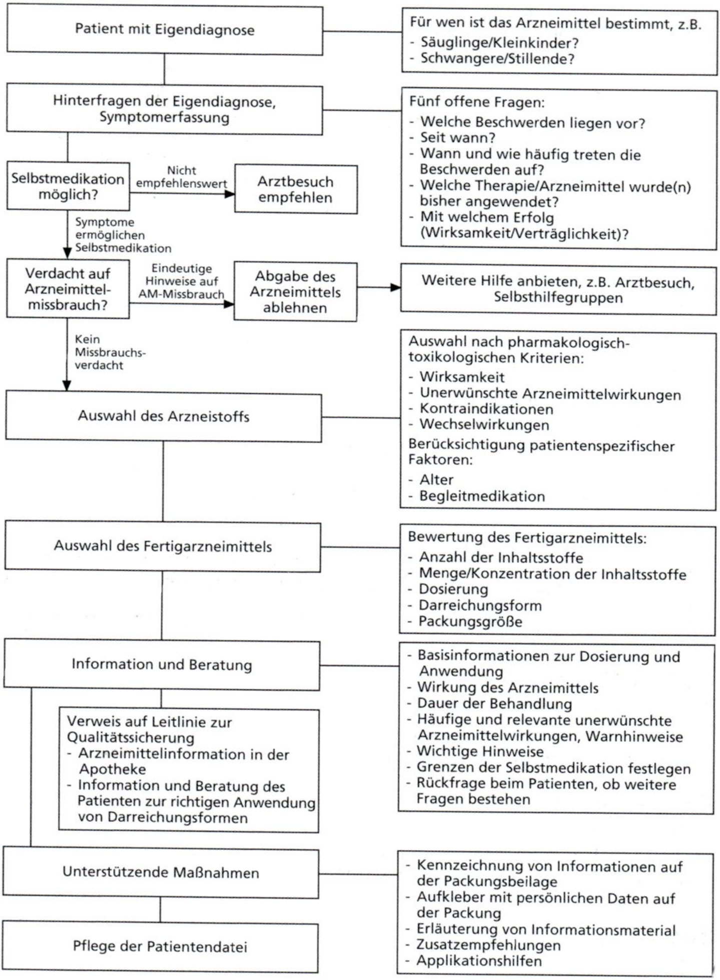

Abb. 1 b „Information und Beratung des Patienten bei der Abgabe von Arzneimitteln – Selbstmedikation" aus den Leitlinien zur Qualitätssicherung der Bundesapothekerkammer (Revision vom 3.5.2005): Patient mit Eigendiagnose

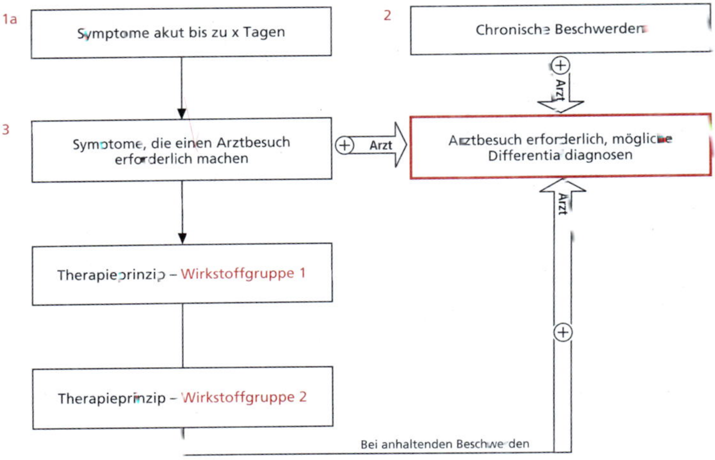

Abb. 2 Schematischer Aufbau einer Indikationsmonographie

1b

Beschwerdebild aus der Selbstmedikation

Wirkstoffgruppe 1

Wozu und wie

Wirkstoff 1 (Bsp. für Fertigarzneimittel®)
Wirkstoff 2 (Bsp. für Fertigarzneimittel®

Wirkstoffgruppe 2

Wozu und wie

Wirkstoff 1 (Bsp. für Fertigarzneimittel®)
Wirkstoff 2 (Bsp. für Fertigarzneimittel®)

Zusätzlich:

- Tipp
- Alternative Heilverfahren

Akne

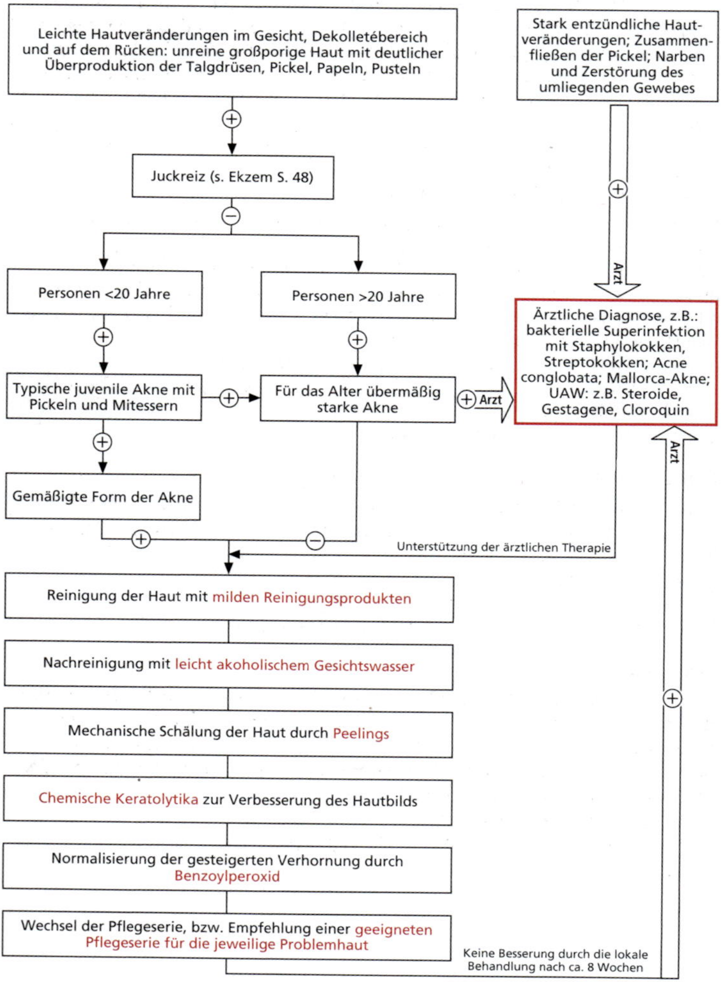

Leichte Hautveränderungen im Gesicht, Dekolletébereich und auf dem Rücken: unreine großporige Haut mit deutlicher Überproduktion der Talgdrüsen, Pickel, Papeln, Pusteln
Stark entzündliche Hautveränderungen; Zusammenfließen der Pickel; Narben und Zerstörung des umliegenden Gewebes
Juckreiz (s. Ekzem S. 48)
Personen <20 Jahre
Personen >20 Jahre
Arzt
Ärztliche Diagnose, z.B.: bakterielle Superinfektion mit Staphylokokken, Streptokokken; Acne conglobata; Mallorca-Akne; UAW: z.B. Steroide, Gestagene, Cloroquin
Typische juvenile Akne mit Pickeln und Mitessern
Für das Alter übermäßig starke Akne
Arzt
Arzt
Gemäßigte Form der Akne
Unterstützung der ärztlichen Therapie
Reinigung der Haut mit milden Reinigungsprodukten
Nachreinigung mit leicht akoholischem Gesichtswasser
Mechanische Schälung der Haut durch Peelings
Chemische Keratolytika zur Verbesserung des Hautbilds
Normalisierung der gesteigerten Verhornung durch Benzoylperoxid
Wechsel der Pflegeserie, bzw. Empfehlung einer geeigneten Pflegeserie für die jeweilige Problemhaut
Keine Besserung durch die lokale Behandlung nach ca. 8 Wochen

Akne (Acne vulgaris)

Verhornungsstörung der Haut im Bereich der Talgdrüsen mit einer Überproduktion von Talg. Dadurch entstehen Mitesser, Pickel und entzündliche Veränderungen der Haut (Papeln, Pusteln) unter Mitbeteiligung von Propionibakterien. Lokalisation vor allem im Gesicht, Rücken und Brustbereich, da dort die Haut sehr reich an Talgdrüsen ist. Aufteten der Akne vor allem bei Jugendlichen in der Pubertät bis 20 Jahre. Die psychische Belastung durch stark unreine Haut ist hoch.

Reinigungsmittel für Aknehaut

Schonende Reinigung zur Entfernung des überschüssigen Hautfettes und des Schmutzes mit Hilfe von Syndet, Waschgel, Reinigungsmilch o. Ä. Es sollen keine stark rückfettenden Produkte verwendet werden. Der pH-Wert des Reinigungsproduktes sollte dem der Haut angepasst sein und im sauren Bereich liegen. Syndets oder Waschgele sind gut geeignet, eine Reinigungsmilch (O/W) ist nur dann zu verwenden, wenn Syndets abgelehnt werden.

Syndet (Dermowas®, Sebamed® Clear face Wasch-Syndet)
Reinigungsgel (Roche Posay Effaclar®, Widmer® Waschgel, Vichy® Normaderm Reinigungsgel)
Reinigungsmilch O/W (Roche Posay Toleriane®)

Gesichtswasser zur Nachreinigung

Nachreinigung und Entfettung der Haut mit leicht alkoholischen Gesichtswässern. Ein Alkoholanteil von über 30% trocknet die Haut aus. Für die normale bis empfindliche Haut ist ein Alkoholanteil von 5–10% ausreichend.

Widmer® Tonique
Weleda® Iris Gesichtswasser
Sebamed® Clear face tiefenreinigendes Gesichtswasser

Peelings

Abrasivbehandlung der Haut zur Verbesserung des Abflusses von Talgdrüsensekreten. Peelings bewirken eine Abschilferung der oberen Hornschicht und so eine Eröffnung von Komedonen. Die Anwendung (1–2-mal pro Woche) ist bei unreiner Haut zu empfehlen, nicht aber bei entzündeter Aknehaut! Gut mit Wasser abspülen
KI: Eitrige Pusteln, hochentzündete Aknehaut.

Aluminiumoxid (Brasivil® Peeling)
Mikropartikel (Vichy® Normaderm Reinigungspeeling)

Chemische Keratolytika

Chemische Keratolyse zur Verbesserung des Abflusses von Talgdrüsensekreten. Mittel der Wahl ist Salicylsäure, wenn der Patient es verträgt.
Resorcinhaltige Produkte nicht großflächig auftragen, NW: Starke Irritation der Haut, hohes allergenes Potenzial, obsolet.
Unangenehmer Geruch von schwefelhaltigen Präparaten. Schwefel und Resorcin ohne Positivmonographie, obsolet.

Salicylsäure (in Aknichthol® N)

Benzoylperoxid

Benzoylperoxid bewirkt eine Normalisierung der gesteigerten Verhornung. Die Produktion der Hornzellen wird gedrosselt; dadurch geht das Wachstum des Keimes Propionibacterium acnes zurück. BPO wirkt keratolytisch und antibakteriell. Die bleichende Wirkung auf farbige Kleidung ist zu beachten. Im Gesicht max. 3 % BPO über 4–10 Wochen anwenden. NW: Irritationen der Haut, Hautreizung.

Benzoylperoxid (B.P.O. Combustin® farblos Gel, Sanoxit® Gel)

Geeignete Hautpflege

Eine geeignete Pflegeserie für die unreine, großporige Haut beinhaltet neben einem milden Reinigungsmittel und einem leicht alkoholischen Gesichtswasser leichte Cremes (O/W) mit nicht komedogenen Inhaltsstoffen oder fettfreie Gele.

Vichy® Normaderm für die junge Haut
Widmer Lipo Sol®, Sebo Fluid®
Sebamed® Clear face Pflege-Gel

Zusatzhinweise

- Hautreinigung und Hautpflege an erster Stelle! Vor allem auf die Bedeutung der richtigen Hautreinigung hinweisen.
- Im Entzündungsstadium möglichst Einmalwaschlappen zur Gesichtsreinigung benutzen oder jedes Mal einen frischen Waschlappen nehmen.
- Entzündete Hautstellen: Calendula-Urtinktur im Verhältnis 1 : 10 mit Wasser mischen und die betroffene Haut damit betupfen.
- Separate Handtücher für das Gesicht, möglichst täglich wechseln.
- Keine eigenmächtige Eröffnung der Komedonen, nur durch eine Kosmetikerin.
- Kosmetische Abdeckung der Pickel und Hautunreinheiten mit getönter Tagescreme, bei einzelnen Pickeln mit einem Abdeckstift.
- Keine stark fetthaltigen Cremes verwenden, nur Feuchtigkeitscremes.
- Therapieversuche: Zink (Zinkorotat POS®), Pflegecremes mit Fruchtsäuren (AHA-Creme®).
- Gesunde Lebensweise: viel frische Luft, ausreichend Schlaf.
- Gesunde Ernährung, keine spezielle Aknediät notwendig.
- In ärztlicher Behandlung gute Erfolge mit systemischer Langzeitantibiose (Tetracyclin oder Minocyclin) und lokaler antibiotischer Behandlung (u. a. mit Erythromycin).
- Azelainsäure (Skinoren®) normalisiert die Verhornungsstörung und wirkt leicht antimikrobiell. Das Präparat ist rezeptpflichtig!
- Bei starker psychischer Belastung durch die Akne kann zu einem Besuch einer geschulten Kosmetikerin geraten werden, die die Haut fachgerecht ausreinigt.
- Alternative Heilmethoden: Bei Pubertätsakne kann ein Therapieversuch mit Pulsatilla D 12 3 × tägl. gemacht werden.

Allergische Hautreaktionen

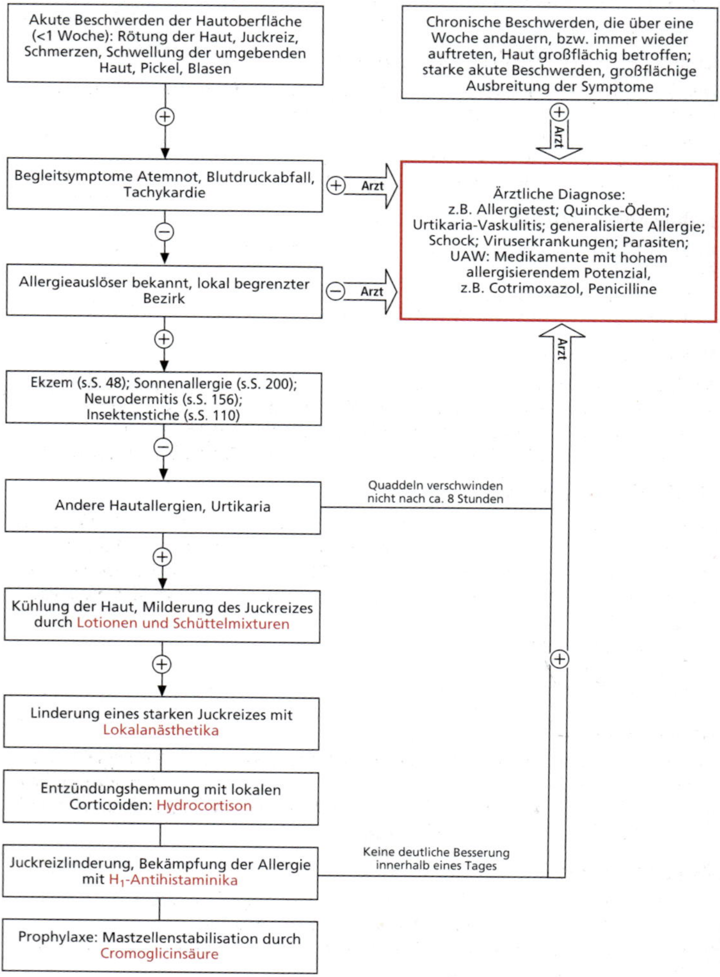

Hautallergie und Nesselsucht (Urtikaria)

Oft entzündliche Reaktionen der Haut mit Juckreiz, Rötung und Quaddelbildung. Ursachen vielfältig, im Einzelfall oft unbekannt.

Lotionen und Schüttelmixturen

Durch die Verdunstungskälte auf der Haut entstehende Kühlung. Zur Förderung der Heilung bei geröteter, gereizter Haut, Zusatz von Dexpanthenol möglich.

Lotio alba aquosa
Lotion mit Dexpanthenol (Bepanthol® Körperlotion)
Schaumspray mit Dexpanthenol (Panthenol® Spray)

Lokalanästhetika

Juckreizstillende Wirkung, Anwendung, wenn der Juckreiz sehr quälend ist. Sensibilisierungen sind möglich!

Benzocain (Anaesthesin® Creme)
Polidocanol (Anaesthesulf® Lotio, in Optiderm®)

Hydrocortison

Analgetische, antiphlogistische und juckreizstillende Wirkung. Zur kurzfristigen Anwendung, nicht länger als eine Woche. KI: Kinder unter sechs Jahren, Schwangerschaft 1. Trimenon. NW: selten allergische Hautreaktionen.

Hydrocortison 0,25–0,5 % (Soventol® HC, Ebenol® 0,25 %, Linola akut 0,5 %)

H_1-Antihistaminika

Juckreizstillende Wirkung durch Unterdrückung der Histaminwirkung. Die Gelgrundlage hat eine kühlende Wirkung. Bei stärkeren Erscheinungen kann das Antihistaminikum auch oral gegeben werden. Als UAW kann Müdigkeit auftreten. Bei oralen H_1-Antihistaminika die WW mit Alkohol und zentraldämpfenden Arzneimitteln beachten.

Dimetinden (Fenistil®)
Bamipin (Soventol®)
Cetirizin (Zyrtec®)
Loratadin (Lorano®)

Cromoglicinsäure

Mastzellstabilisation zur Verhinderung der Histaminausschüttung. Prophylaktische Einnahme möglich zur Verhinderung, bzw. Abschwächung einer neuen allergischen Reaktion. KI: Schwangerschaft. NW: Überempfindlichkeitsreaktionen wie z. B. Flush.

Cromoglicinsäure (Allergoval® Kapseln)

Zusatzhinweise

- Kühlung mit feuchten Tüchern wird oft als angenehm empfunden.
- Ursachenfindung und Vermeidung des allergenen Stoffes.
- Alternative Heilmethoden: Cardiospermum halicacabum als externe Zubereitung (z. B. Halicar® Creme).

Aphthen

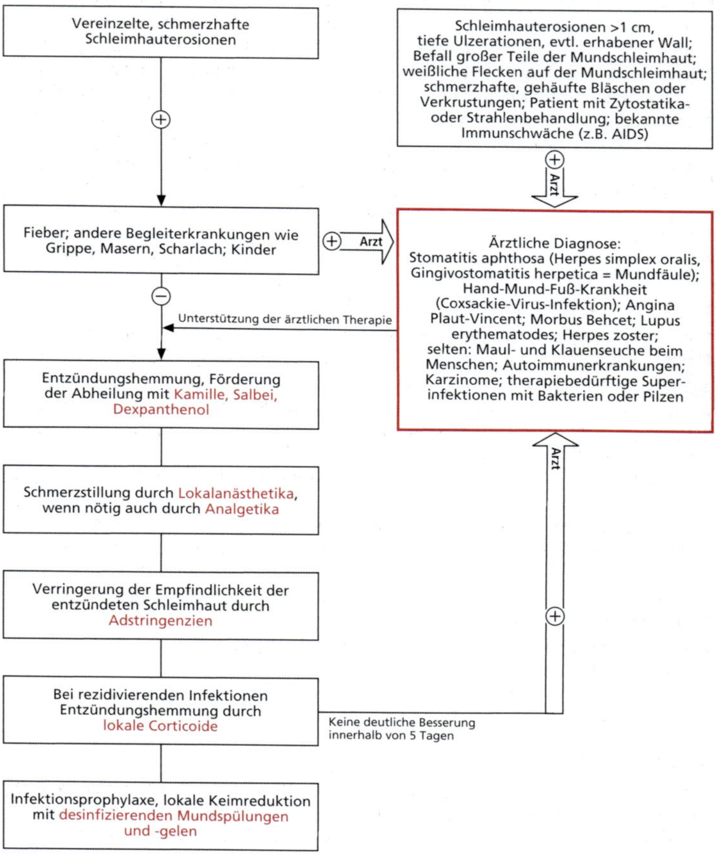
Vereinzelte, schmerzhafte Schleimhauterosionen
+
Fieber; andere Begleiterkrankungen wie Grippe, Masern, Scharlach; Kinder
+ Arzt
−
Unterstützung der ärztlichen Therapie
Entzündungshemmung, Förderung der Abheilung mit Kamille, Salbei, Dexpanthenol
Schmerzstillung durch Lokalanästhetika, wenn nötig auch durch Analgetika
Verringerung der Empfindlichkeit der entzündeten Schleimhaut durch Adstringenzien
Bei rezidivierenden Infektionen Entzündungshemmung durch lokale Corticoide
Infektionsprophylaxe, lokale Keimreduktion mit desinfizierenden Mundspülungen und -gelen
Keine deutliche Besserung innerhalb von 5 Tagen
+ Arzt
Schleimhauterosionen >1 cm, tiefe Ulzerationen, evtl. erhabener Wall; Befall großer Teile der Mundschleimhaut; weißliche Flecken auf der Mundschleimhaut; schmerzhafte, gehäufte Bläschen oder Verkrustungen; Patient mit Zytostatika- oder Strahlenbehandlung; bekannte Immunschwäche (z.B. AIDS)
+ Arzt
Ärztliche Diagnose: Stomatitis aphthosa (Herpes simplex oralis, Gingivostomatitis herpetica = Mundfäule); Hand-Mund-Fuß-Krankheit (Coxsackie-Virus-Infektion); Angina Plaut-Vincent; Morbus Behcet; Lupus erythematodes; Herpes zoster; selten: Maul- und Klauenseuche beim Menschen; Autoimmunerkrankungen; Karzinome; therapiebedürftige Superinfektionen mit Bakterien oder Pilzen

Aphthen

Nicht infektiöse Erkrankung der Mundschleimhaut. Schmerzhafte, oft linsengroße Erosionen der Mundschleimhaut, von einem entzündlichen Randsaum umgeben, weißlicher Fibrinbelag auf der Erosion sichtbar. Erste Symptome: brennendes Gefühl, Bläschenbildung, dann Umwandlung in ein Schleimhautgeschwür. Ursachen sind unbekannt, aber oft Auftreten gemeinsam mit geschwächter Immunabwehr. Stress, Hormonschwankungen (z. B. vor der Periode) oder auch verschiedene Nahrungsmittel können Auslöser sein. Schmerzen werden durch bakterielle Superinfektionen ausgelöst; deshalb ist eine gute Mundhygiene zur Beschwerdelinderung wichtig. Essen und Schlucken können durch Schmerzen erschwert werden. Die regionalen Lymphknoten im Halsbereich können geschwollen sein. Spontane Abheilung innerhalb von 1–3 Wochen.

Kamille, Salbei, Dexpanthenol

Zur Entzündungshemmung und zur Förderung einer schnelleren Abheilung. Kamille mit ihren entzündungshemmenden und wundheilungsfördernden Eigenschaften ist das Mittel der Wahl. Neben Kamille kommen noch weitere Arzneipflanzen mit entzündungshemmender Komponente zum Einsatz; z. B. Salbei hat antiphlogistische, desinfizierende und adstringierende Wirkungen. Dexpanthenol sorgt für eine schnelle Abheilung.

Kamillenblütenextrakt (Kamillosan® Konzentrat, in Kamillosan® Mundspray, in Kamistad® Gel)
Salbeiblätterextrakt oder Salbeiöl (Salvysat® Bürger, in Salviathymol®)
Dexpanthenol (Bepanthen® Lösung, Panthenol 100 mg Jenapharm® Lutschtabletten)

Lokalanästhetika

Zur lokalen Schmerzlinderung. Anwendung als Salben oder Gele.

Lidocain (Dynexan® Mundgel, in Kamistad®)
Polidocanol (Recessan® Salbe)
Benzocain (Anaesthesin® Pastillen)

Analgetika

Zur Behandlung der Schmerzen bei Aphthen, in schwereren Fällen und bei Bedarf. Acetylsalicylsäure ist wegen seiner antiphlogistischen Wirkung zu bevorzugen. KI: Magen-Darm-Ulzera. Tabletten nicht zu lange im Mund behalten, sonst Schleimhautreizungen möglich. Paracetamol KI: Leberfunktionsstörungen.

Acetylsalicylsäure (Aspirin®)
Ibuprofen (Ibu ratiopharm® akut)
Paracetamol (Benuron®)

Adstringenzien

Adstringenzien koagulieren die Eiweiße an der Oberfläche der Wunde und sorgen so für eine leichte Gerbung, d. h. der entzündete Bereich wird unempfindlicher.

Alaun = Aluminiumkaliumsulfat (Citramin® Lutschtabletten)
Ratanhiawurzelextrakt bzw. Ratanhiatinktur (RatioSept®, in Ratanhia comp.®, in Repha-Os® Mundspray)
Myrrhentinktur (Myrrhentinktur Hetterich®, Inspirol P® forte)
Cistus incanus (als Tee zum Spülen)
Rhabarber-Trockenextrakt (in Pyralvex®)

Lokale Corticoide

Zur lokalen Entzündungshemmung in bekannten, schweren Fällen, bei häufigen Rezidiven. Rücksprache mit dem (Zahn-)Arzt sinnvoll.

Triamcinolonacetonid (Aftab® Hafttabletten)

Desinfizierende Mundspülungen und -gele

Zur lokalen Keimreduktion im Mundraum und Infektionsprophylaxe. Anwendung als Mundspüllösung, z. T. in Kombination mit Lokalanästhetika. Chlorhexidin wirkt gut gegen Bakterien, die Wirksamkeit gegen Viren ist gering. NW: reversible Beeinträchtigung des Geschmacksempfindens, reversible Taubheit der Zunge, zur kurzfristigen Anwendung (< 10 Tagen). Povidon-Iod wirkt gegen Bakterien, Viren und Pilze und wird verdünnt als Mundspüllösung eingesetzt. KI: Hyperthyreose. Mit ärztlicher Verschreibung kann auch Benzydamin (Tantum Verde®, Rp!) eingesetzt werden; es hat neben seinen desinfizierenden Eigenschaften noch eine analgetische und lokalanästhetische Wirkung.

Chlorhexidin (Lemocin® CX Gurgellösung, Chlorhexamed® Mundgel)
Povidon-Iod (Betaisodona® Mundantiseptikum)

Zusatzhinweise

- Harte, saure, salzige, scharfe Speisen und Getränke meiden.
- Kaugummis und weiche Pastillen lutschen zur Vermehrung des Speichelflusses.
- Kauen von getrockneten Heidelbeeren, wegen der enthaltenen Gerbstoffe.
- Nicotin, Alkohol, Stress meiden.
- Vitamin A (Cave: Schwangerschaft!) und Zink sind bei Neigung zu entzündlichen Schleimhautveränderungen oft vermindert, Empfehlung von entsprechenden Multivitamin- und Mineralstoffpräparaten.
- In schweren Fällen kann Babykost empfohlen werden.
- Alternative Heilmethoden: Borax als homöopathisches Mittel (Potenzen bis D 30). Mundspülungen mit Echinacea-angustifolia-Tinktur.

Appetitlosigkeit

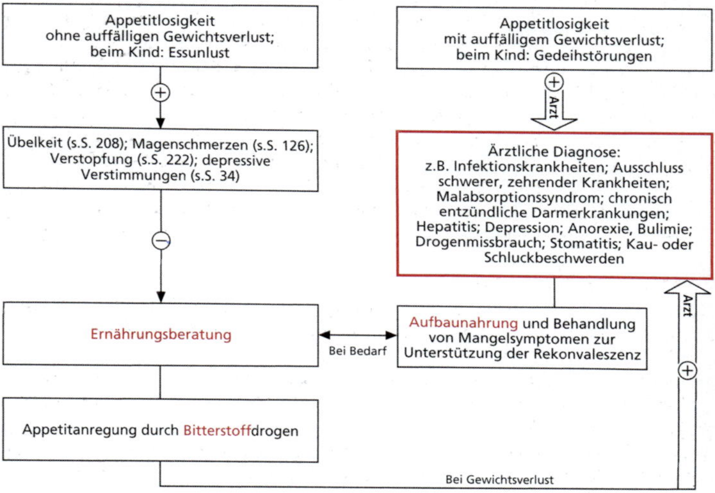

Appetitlosigkeit (Anorexie, Inappetenz)

Appetit ist ein Allgemeingefühl, das durch das Bedürfnis nach Nahrungsaufnahme gekennzeichnet ist. Beeinflussung durch exogene Stimulation, Hunger, Sättigungsreize u. Völlegefühl. Fehlendes Verlangen nach Nahrung ist typisches Begleitsymptom von psychischen und physischen Belastungssituationen, sowie verschiedener Erkrankungen, z. B. Infektionskrankheiten. Nach Ende der Belastung oder einer akuten Erkrankung wird durch vermehrte Nahrungsaufnahme die Phase der verringerten Nahrungsaufnahme wieder ausgeglichen. Bei Kindern wird zwischen Essunlust (meist wegen energiereicher Zwischenmahlzeiten, manchmal aus Trotz) und Gedeihstörungen (Nahrungsmangel, Folge anderer Grunderkrankungen) unterschieden. Cave: Gewichtsverlust, Kachexie (Auszehrung); Appetitlosigkeit als Symptom einer larvierten Depression

Ernährungsberatung

Information über gesunde Ernährung, Gleichgewicht zwischen Energieverbrauch und -bedarf, Energiegehalt von Getränken (Milch, Fruchtsäfte, Softdrinks, Alkoholika) und Süßigkeiten

Einnahme von drei Hauptmahlzeiten aus abwechslungsreicher, gemischter Kost, nur bei Bedarf Zwischenmahlzeiten. Vermehrte Verwendung von Gewürzen, regelmäßige gemeinsame Mahlzeiten möglichst in der Familie.

Ausschließlich Mineralwasser oder ungesüßte Tees als Getränke, 2–3 Liter Flüssigkeit pro Tag. Vermeidung von kalorienhaltigen Getränken: Zur Deckung des Calciumbedarfs für Klein- bzw. Schulkinder max. 250–500 mL Milch/Tag.

Bitterstoffe

Anregung des Speichelflusses und anderer Verdauungssäfte. Einnahme als Tee, Pflanzensaft oder als Tinktur ca. ½ Std. vor einer Mahlzeit. KI: Magen- und Darmulzera.

Enzianwurzel, Angelikawurzel, Wermutkraut u. a. (in Abdomilon® N)
Tausendgüldenkraut, Wermutkraut, Pomeranzenschale u. a. (in Amara-Tropfen)
Wermutkraut, Tausendgüldenkraut, Enzianwurzel als Tee

Aufbaunahrung

Sog. „Astronautenkost". Enterale Zufuhr leicht verdaubarer, hochkalorischer Spezialnahrungen (ca. 100 kcal/100 mL).

(Palenum®, Fresubin®)

Zusatzhinweise

- Multivitamin- und Mineralstoffpräparate zur Vorbeugung oder Behandlung eines (latenten) Mangels.
- Stark aromatisierte Fruchtsäfte in kleinen Mengen (Esslöffel) wirken appetitanregend.
- Bewegung in frischer Luft.

Bindehautreizung

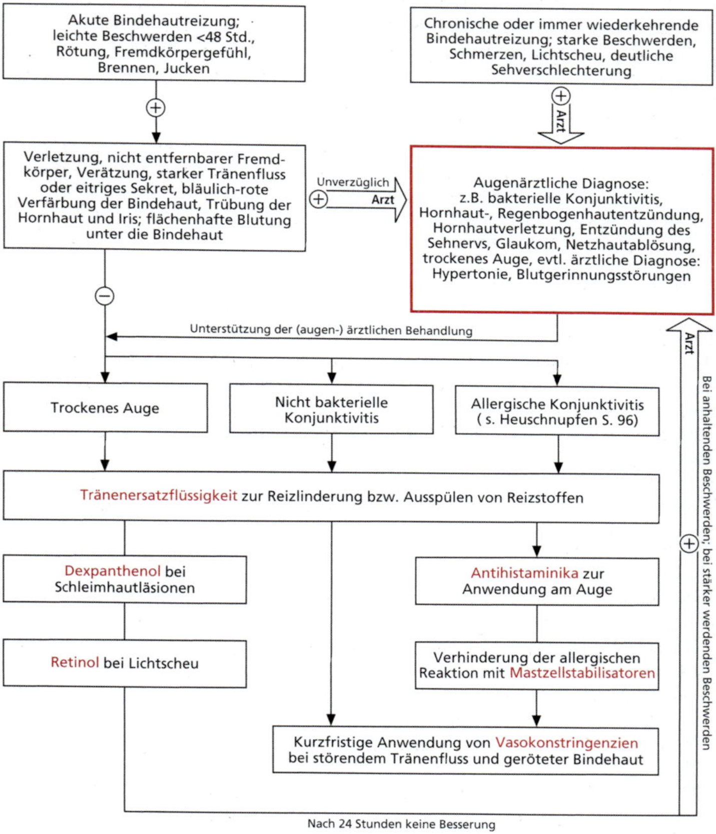

Trockenes Auge
Augenbrennen, Juckreiz, Schmerzen, Fremdkörpergefühl, Lichtempfindlichkeit oder gerötete Bindehaut durch unzureichenden Tränenfilm. Auslöser: Veränderungen der Schleimhäute in den Wechseljahren der Frau, allg. im höheren Lebensalter, UV-Strahlung, lange Bildschirmarbeit, häufige Naharbeit.

Tränenersatzflüssigkeit

Visköse, isotone Flüssigkeiten zum Ersatz des unzureichenden Tränenfilms, regelmäßig 4–5 × täglich in beide Augen träufeln. Augentropfen möglichst ohne Konservierungsmittel in Einzeldosen.

Povidon (Oculotect® fluid sine, Protagent®-SE Augentropfen)
Hypromellose (Sic-Ophthal® sine)
Carbomer (Liposic® EDO)
Hyaluronsäure (Hylo-Comod®, Vislube®)

Dexpanthenol

Zur Unterstützung der Heilung von Haut- und Schleimhautläsionen des Auges, zur Nachbehandlung aller Hornhautentzündungen. Bei der Verwendung von Salben im Auge ist kurzfristig eine leichte Sehbeeinträchtigung möglich.

Dexpanthenol (Corneregel®-Fluid Augentropfen, Bepanthen® Augensalbe)

Retinol

Bei starker Lichtempfindlichkeit, mögliche Ursache der Beschwerden (latenter) Vitamin-A-Mangel.

Retinol (Oculotect sine® EDO)

Zusatzhinweise

- Genügend Schlaf zur Regeneration des Auges.
- Lange Bildschirmarbeit und Naharbeit möglichst vermeiden, genügend Pausen einlegen.
- Kontaktlinsen durch Brille ersetzen.
- Kühle Auflagen/Kompressen für die Augen.
- Vasokonstringenzien ganz vermeiden!
- Räume mit Klimaanlage meiden.
- Alternative Therapie: Euphrasia D3 Augentropfen zur Befeuchtung, Chelidonium Rh D4 Augentropfen zur Anregung der Tränensekretion bei trockener Bindehaut.

Nicht bakterielle Konjuktivitis

Augenbrennen, gerötete Bindehaut, Fremdkörpergefühl, häufig mit starkem Tränenfluss. Auslöser: kalter Wind, UV-Strahlung, Rauch, Staub, aber auch Rhinoviren. Cave: eitriges Sekret (bakterielle Konjunktivitis), Lichtscheu, Augen- oder Kopfschmerzen, deutliche Sehverschlechterung (z. B. Glaukom, Entzündung des Sehnervs), flächenhafte Einblutung unter die Bindehaut (Hypertonie, Blutgerinnungsstörungen, Pressen), getrübte Hornhaut (Hornhautentzündung).

Tränenersatzflüssigkeit

Visköse, isotone Flüssigkeiten zur Reizlinderung, Ausspülen von kleinen Staubpartikeln, regelmäßig 4–5 × täglich in beide Augen träufeln. Augentropfen möglichst ohne Konservierungsmittel in Einzeldosen.

Povidon (Oculotect® fluid sine, Protagent®-SE Augentropfen)
Hypromellose (Sic-Ophthal® sine)
Carbomer (Liposic® EDO)
Hyaluronsäure (Hylo-Comod®, Vislube®)

Vasokonstringenzien

Bei bekannter Ursache der Bindehautreizung kurzfristige Anwendung der α-Sympathomimetika über max. 24 Stunden. Besserer Tränenabfluss durch Abschwellung des Tränenkanals, Verblassen der Bindehaut durch Verengung der Gefäße. KI: trockenes Auge, Engwinkelglaukom, Blasenentleerungsstörungen.

Tetryzolin (Berberil® N EDO)
Tramazolin (Biciron®)

Zusatzhinweise

- Genügend Schlaf zur Regeneration des Auges.
- Lange Bildschirmarbeit und Naharbeit möglichst vermeiden, genügend Pausen einlegen.
- Kontaktlinsen durch Brille ersetzen.
- Kühle Auflagen/Kompressen für die Augen.
- Dexpanthenol zur Unterstützung der Heilung von Schleimhautschäden.
- Retinol bei großer Lichtempfindlichkeit durch möglichen Vitamin-A-Mangel.
- Spülung mit isotoner Kochsalzlösung (Ophtopur® NaCl Augenbad).
- Bei chronischer Lidrandentzündung: Posiformin® Augensalbe.
- Alternative Therapie: Euphrasia D3 Augentropfen.

Allergische Konjuktivitis

Starker Tränenfluss, Juckreiz, Bindehautrötung und -schwellung. Häufig saisonal. Meist in Kombination mit Fließschnupfen, Niesreiz oder allergischen Hauterscheinungen. Auslöser: Allergene, häufig Gräser- und Baumpollen oder Hausstaubmilben, Kosmetika.

Tränenersatzflüssigkeit

Visköse, isotone Flüssigkeiten zur Reizlinderung, Ausspülen von kleinen Staubpartikeln, regelmäßig 4–5 × täglich in beide Augen träufeln. Augentropfen möglichst ohne Konservierungsmittel in Einzeldosen.

Povidon (Oculotect® fluid sine, Protagent®-SE Augentropfen)
Hypromellose (Sic-Ophthal® sine)
Carbomer (Liposic® EDO)
Hyaluronsäure (Hylo-Comod®, Vislube®)

H_1-Antihistaminika

Zur Unterbrechung der allergischen Reaktion. Regelmäßige Anwendung von Levocabastin in der Zeit der Allergenbelastung 2 × tägl.

Azelastin (Vividrin® akut mit Azelastin)
Levocabastin (Livocab®)
Lodoxamid (Alomide®)

Mastzellstabilisatoren

Zur Verhinderung der allergischen Reaktion. Regelmäßige Anwendung von Cromoglicinsäure 4 × tägl., Wirkungseintritt nach 7–14 Tagen.

Cromoglicinsäure (Allergocrom®, Vividrin® antiallergische Augentropfen)

Vasokonstringenzien

Zur symptomatischen Akutbehandlung, bis zum Wirkeintritt von Antiallergika, bei starker Allergenbelastung und nicht ausreichender Wirkung der Antiallergika. Kurzfristige Anwendung der α-Sympathomimetika nur bei Bedarf, Begrenzung der Anwendungszeit auf sieben Tage zur Vermeidung von Rebound-Effekten. Besserer Tränenabfluss durch Abschwellung des Tränenkanals, Verblassen der Bindehaut durch Verengung der Gefäße. KI: trockenes Auge, Engwinkelglaukom, Blasenentleerungsstörungen.

Tetryzolin (Berberil® N EDO)
Tramazolin (Biciron®)

Zusatzhinweise

- Vermeidung der Allergene.
- Systemische Behandlung der Allergie (s. Heuschnupfen S. 96).

Blähungen

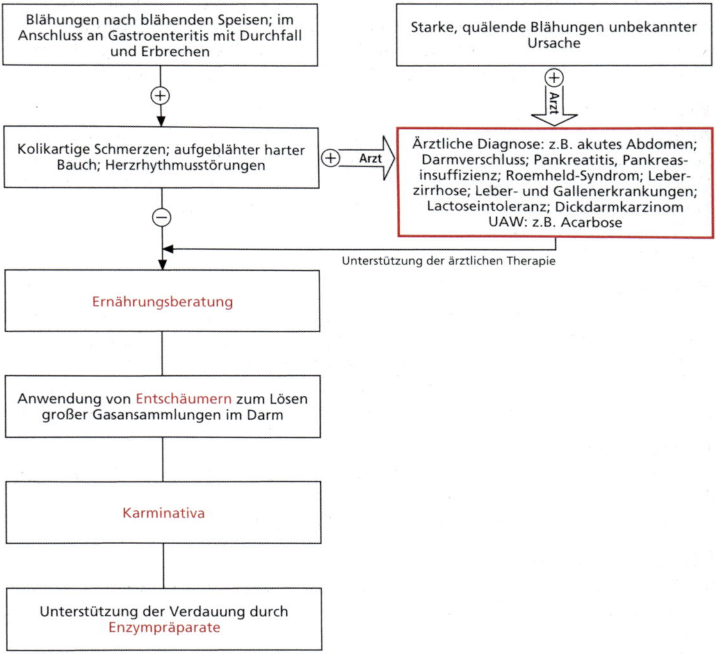

Blähungen (Flatulenz, Meteorismus)

Luft- und Gasansammlung im Darm, Abgang als meist übelriechende Blähungen, oft in Kombination mit Druck, Völlegefühl und Unbehagen, seltener Bauchkneifen oder –schmerzen. Ursache häufig blähende Speisen: Kohl, Hülsenfrüchte, Zwiebeln, ballaststoffreiche Nahrungsmittel, kalte kohlensäurehaltige Getränke, nervöse Ursachen, Reizdarmsyndrom (s. S. 176), im Anschluss an Gastroenteritis. Blähungen ohne Begleitsymptome und Beschwerdefreiheit nach Stuhlgang oder Windabgang sind ohne Krankheitswert. Cave: Malassimilationssyndrom, Leberzirrhose, Stenosen im Magen-Darm-Trakt.

Ernährungsberatung

Umstellung der Ernährungsgewohnheiten: Vermeidung von blähenden Nahrungsmitteln (Hülsenfrüchte, Zwiebeln, Kohl, unreifes Obst, Sorbit und andere Zuckeraustauschstoffe, kohlensäurehaltige Getränke). Kleine Bissen und gründliches Kauen verhindern Aerophagie und verbessern die Verdauung. Ballaststoffe und Vollkornprodukte nur schrittweise in die Nahrung einführen. Verdauungsfördernde und karminative Gewürze verwenden (Kümmel, Anis, Koriander, Ingwer).

Entschäumer

Auflösung von Gasschäumen durch Veränderung der Oberflächenspannung, Verbesserung der intestinalen Gasresorption, erleichterter Abtransport des Gases in Form kleiner Bläschen. Regelmäßige Einnahme erforderlich, bei Gasbildung in den tieferen Darmabschnitten Wirkung um etwa 8 Stunden verzögert.

Dimeticon (Sab Simplex®)
Simeticon (Lefax®)

Karminativa

Wirkung der verwendeten ätherischen Öle spasmolytisch, gärungswidrig und verdauungsfördernd. Anis- und Fenchelöl nicht in der Schwangerschaft anwenden!

Anis, Fenchel, Kümmel, Kamillenblüten, Pfefferminzblätter als Tee
Kümmel- und Pfefferminzöl (Enteroplant®)
Fenchel, Kümmelsamen, Pomeranzenschalen (in Carminativum-Hetterich® N)

Enzympräparate

Substitution von Pankreasenzymen. Bei Enzymmangel hochdosierte Gabe notwendig, sonst Wirkung durch Placeboeffekt.

Pankreatin u. Simeticon (Enzym-Lefax®, Meteozym®)

Zusatzhinweise

- Bitterstoffe zur Anregung der Gallenproduktion und Förderung einer vollständigen Verdauung (z. B. Tausendgüldenkraut, Wermutkraut, Enzianwurzel, Angelikawurzel).
- Auf eng sitzende Kleidung verzichten.
- Bewegung (Sport), Massage der Bauchmuskulatur.
- Warme Auflagen: Wärmflasche, Leibwickel.
- Bei Bedarf Spasmolytika: Butylscopolamin (Buscopan®), Kamillenblüten, Pfefferminzblätter (Sidroga® Magen-Darm-Beruhigungstee).
- Stärkung der physiologischen Darmflora (Enterococcus faecalis in Symbioflor® 1, E. coli in Symbioflor® 2, Mutaflor®).
- Einnahme von Heilerde (Luvos® Heilerde ultra): Beschwerdelinderung durch Adsorption von Luft, Bakterien und Toxinen möglich.
- Alternative Heilverfahren: Lycopodium, Carbo vegetabilis, Asa foetida, Nux vomica in Homöopathika.

Blasenentzündung

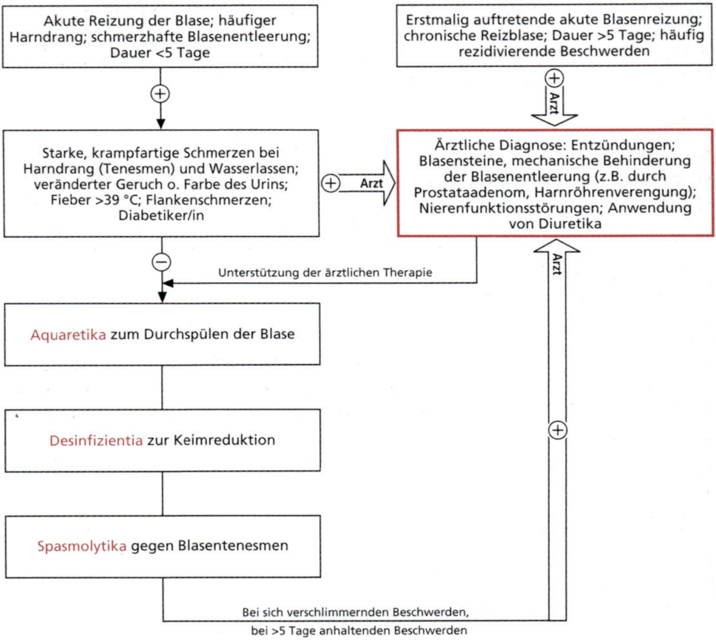

Blasenentzündung (Cystitis)

Häufiger Harndrang (Pollakisurie) mit Brennen und Stechen beim Wasserlassen (Dysurie). Ursache: Durch die Harnröhre in die Blase aufsteigende Bakterien. Auslösende Faktoren: Kurze Harnröhre der Frau, Erkältung, Unterkühlung, Schmierinfektion durch falsche Toilettenhygiene oder Intimverkehr; bei Männern meist Obstruktion.

Aquaretika

Aquaretischer Effekt zum Aus- und Durchspülen der Blase, bevorzugt als Tee.
Bärentraubenblättertee KI: Schwangerschaft.
Wacholder wirkt reizend auf das Nierenparenchym und sollte vermieden werden.

Goldrutenkraut (Cystinol® long)
Birkenblätter, Bärentraubenblätter, Queckenwurzelstock, Goldrutenkraut, Hauhechelwurzel, Schachtelhalmkraut als Tee

Desinfizientia

Leicht desinfizierender Effekt der eingesetzten pflanzlichen Wirkstoffe. Ausscheidung über die Nieren und Anreicherung in der Blase. Arbutin (aus Bärentraubenblättern) wirkt desinfizierend im alkalischen Harn KI: Schwangerschaft und Stillzeit, eingeschränkte Herz- oder Nierentätigkeit.

Bärentraubenblätter (Arctuvan® Bärentrauben, Cystinol akut® Dragees)
Schachtelhalmkraut (Nieron® E)
Orthosiphonblätter (Carito® mono, Nephronorm® med)

Spasmolytika

Tonussenkung der überaktiven Blasenmuskulatur. KI: mechanische Stenosen des Verdauungssystems, Refluxösophagitis, Verengung oder Verschluss der ableitenden Harnwege, Engwinkelglaukom, Blasenentleerungsstörungen, Tachyarrhythmien, Kinder < 12 J.

Flavoxat (Spasuret® 200)
Butylscopolamin (Buscopan®)

Zusatzhinweise

- Wärmeanwendungen, ansteigende Sitz- oder Fußbäder, Wärmflasche.
- Ausreichend viel trinken, mehr als 2 Liter pro Tag.
- Regelmäßige Blasenentleerung.
- Ausreichend warme Kleidung, Unterkühlung vermeiden.
- Hinreichende Hygiene.
- Zur Kontrolle des Urins Harnteststreifen auf Nitrit und Erythrozyten (z. B. Combur® 5 Test HC). Zur Kontrolle des Harn-pH-Werts: Uralyt®-U-Indikatorpapier.
- Bei wiederholter Infektion zur Rezidivprophylaxe: Ansäuerung des Harns (Urin pH < 6) durch L-Methionin (Acimethin®, Acimol® mit pH-Teststreifen) oder Preiselbeersaft (3 × 2 cL).
- Bei wiederholter Harnwegsinfektion Stärkung der Immunabwehr durch Wechselduschen, Sauna, Bewegung an frischer Luft; evtl. Vorbeugung nach ärztlicher Verordnung empfehlen, z. B. Uro-Vaxom®, s. auch Immunschwäche S. 106.

Blasenschwäche

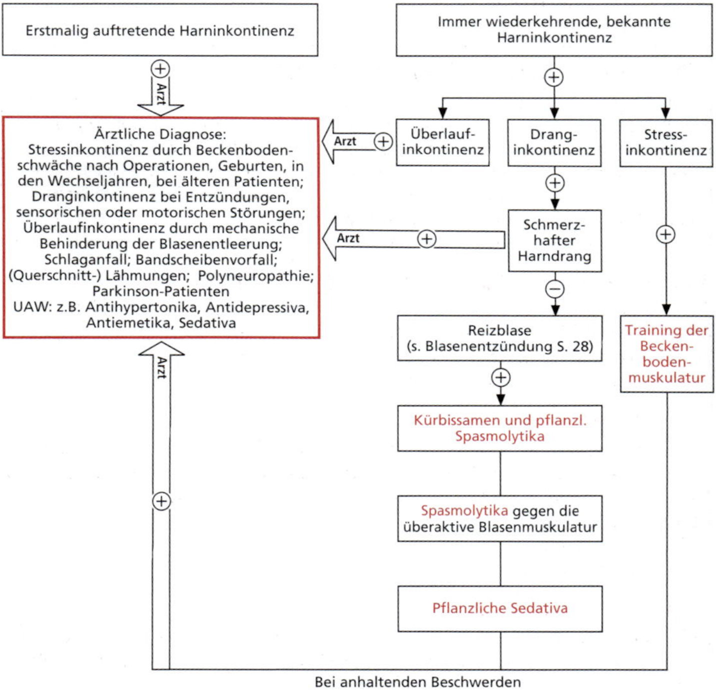

Stressinkontinenz

Plötzlicher Harnverlust bei körperlicher Belastung, z. B. Husten, Niesen, Treppensteigen, Heben schwerer Gegenstände. Dem Druckanstieg im Bauchraum kann eine schwache Beckenbodenmuskulatur nicht standhalten. Ursache z. B. (zahlreiche) Schwangerschaften und Geburten, Operationen im Bauchraum, Estrogenmangel im Verlauf des Klimakteriums.

Training der Beckenbodenmuskulatur

Regelmäßige Übungen zum Anspannen und Lösen der Gesäß- und Beckenbodenmuskulatur.

Zusatzhinweise

- Für die Übergangszeit bis zum ausreichenden Aufbau der Beckenbodenmuskulatur Inkontinenzvorlagen.
- Gewicht normalisieren.

> **Dranginkontinenz (Urge-Inkontinenz)**
>
> Starker, nicht zu unterdrückender Harndrang mit Harnverlust. Ursache: Überaktivität der Blasenmuskulatur infolge einer Infektion, Blasensteine, in Verbindung mit psychischen Anspannungen und Stress, seltener durch sensomotorische Störungen z. B. bei Morbus Alzheimer, Multipler Sklerose, Schlaganfall. Reizblase: Leichtere Form ohne Harnverlust. Chronische Reizzustände ohne akute Infektion oder anatomische Veränderungen. Psychovegetative Auslöser.

Kürbissamen und pflanzliche Spasmolytika

Zur unterstützenden Therapie von Funktionsstörungen im Bereich der Blase, blasenstärkende Wirkung. Goldrutenkraut wirkt leicht spasmolytisch.

Kürbissamen (Granufink® Kürbiskern N, Nomon® mono)
Goldrutenkraut (Solidago Steiner®)

Spasmolytika

Tonussenkung der überaktiven Blasenmuskulatur. KI: Mechanische Stenosen des Verdauungssystems, Refluxösophagitis, Verengung oder Verschluss der ableitenden Harnwege, Engwinkelglaukom, Blasenentleerungsstörungen, Tachyarrhythmien, Kinder < 12 J.

Flavoxat (Spasuret® 200)
Butylscopolamin (Buscopan®)

Pfanzliche Sedativa

Bei chronischen Reizzuständen zur Beeinflussung der psychovegetativen Auslöser.

Baldrianwurzel, Hopfenzapfen, Melissenblätter (Baldriparan® N stark zur Beruhigung)

Zusatzhinweise

- Ausreichende Flüssigkeitszufuhr zum regelmäßigen Spülen der Blase, zur Vermeidung von Infektionen.
- Der Stärke der Inkontinenz angemessene Inkontinenzhilfsmittel: Vorlagen, Windelhosen, Unterlagen.
- Gewicht normalisieren.
- Regelmäßige Blasenentleerung fördern: Blasenentleerung nach der Uhr (direkt nach dem Aufstehen, 30 Minuten nach den Mahlzeiten, direkt vor dem Zubettgehen). Bei kindlicher Inkontinenz bewährt.
- Bei nicht ausreichender Wirkung ärztliche Therapie mit miktionsbeeinflussenden Spasmolytika.

Bluterguss

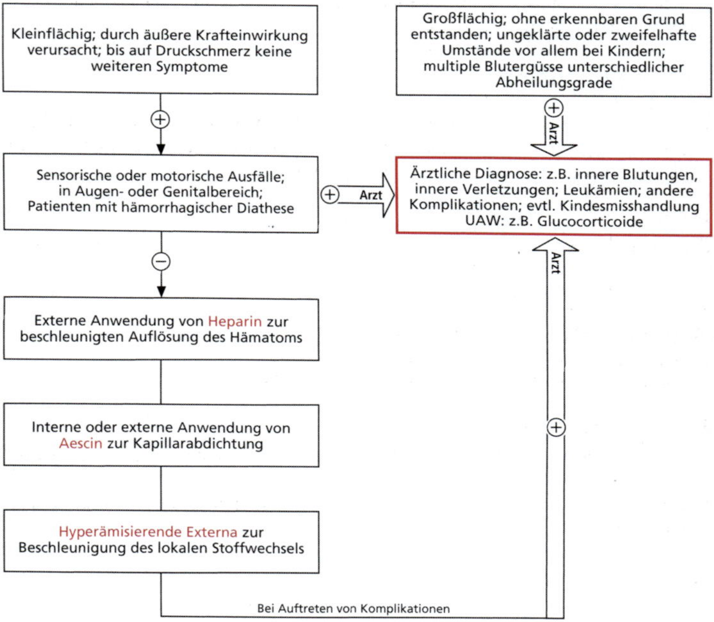

Kleinflächig; durch äußere Krafteinwirkung verursacht; bis auf Druckschmerz keine weiteren Symptome
Großflächig; ohne erkennbaren Grund entstanden; ungeklärte oder zweifelhafte Umstände vor allem bei Kindern; multiple Blutergüsse unterschiedlicher Abheilungsgrade
Arzt
Sensorische oder motorische Ausfälle; in Augen- oder Genitalbereich; Patienten mit hämorrhagischer Diathese
Arzt
Ärztliche Diagnose: z.B. innere Blutungen, innere Verletzungen; Leukämien; andere Komplikationen; evtl. Kindesmisshandlung UAW: z.B. Glucocorticoide
Arzt
Externe Anwendung von Heparin zur beschleunigten Auflösung des Hämatoms
Interne oder externe Anwendung von Aescin zur Kapillarabdichtung
Hyperämisierende Externa zur Beschleunigung des lokalen Stoffwechsels
Bei Auftreten von Komplikationen

Bluterguss (Hämatom)

Durch Schlag oder Stoß auftretende Verletzung der Blutgefäße im subdermalen Bereich, u. U. mit ödematöser Schwellung. Die auftretende Färbung entsteht durch Abbau des Hämoglobins.

Heparin

Beschleunigt den Abbau des Hämatoms, optimale Konzentration 30 000–60 000 I. E. Höhere Konzentrationen können zu einer Vergrößerung des Hämatoms führen.

Heparin (Thrombareduct® Sandoz Gel/Salbe)

Aescin

Wirkt kapillarabdichtend und verhindert größere Schwellungen des betroffenen Gewebes.

Aescin (Reparil® Gel N)

Hyperämisierende Externa

Beschleunigen den lokalen Stoffwechsel.

Benzylnicotinat (Phlogont® Sandoz Thermal Salbe)

Zusatzhinweise

- Sofortiges Kühlen mit Eis(wasser) verringert die Größe und Ausbreitung eines Hämatoms.
- Bei Schwellungen und Schmerzen zusätzliche Anwendung antiphlogistischer Gele sinnvoll.

Depressive Verstimmungen

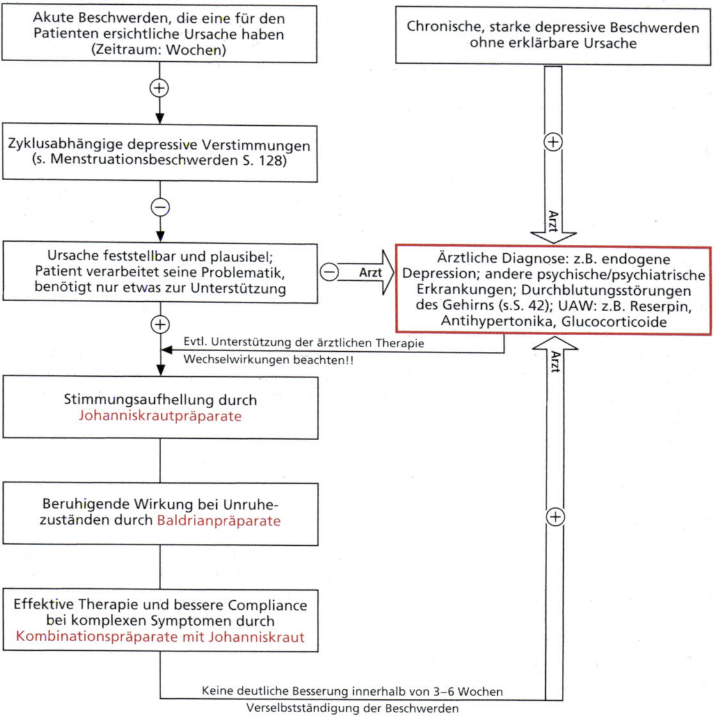

Depressive Verstimmungen

Affektive Störung mit krankhaft niedergedrückter Stimmung. Häufig auftretende Symptome: Antriebslosigkeit, Niedergeschlagenheit, Appetitlosigkeit, nervöse Unruhezustände, aber auch körperliche Symptome wie Kopfschmerzen, Magen-Darm-Beschwerden, prämenstruelle Beschwerden. Auslöser meist konkrete Ereignisse, wie z. B. nervliche Überbeanspruchung, Trauer, Verlust eines nahe stehenden Menschen. Cave: Stärkere Symptome, wie z. B. seelische, nicht mehr zu überblickende Probleme, Hoffnungslosigkeit, emotionale Verarmung, Appetit- und Gewichtsverlust, Suizidgedanken, deuten auf echte Depressionen hin und müssen von einem Facharzt behandelt werden.

Johanniskraut

Stimmungsaufhellende Wirkung durch Regulation des Neurotransmitterstoffwechsels im Gehirn. Johanniskrautpräparate finden Anwendung bei psychovegetativen Störungen, depressiven Verstimmungen, Unruhe, Angst. Wirkung setzt erst nach einer Latenzzeit von ca. 2 bis 4 Wochen voll ein. Eine ausreichend hohe Dosierung (750–900 mg Trockenextrakt) ist Voraussetzung. NW: Photosensibilität bei hellhäutigen Patienten. KI: Schwere Depressionen. WW: mit anderen Antidepressiva, hormonellen Kontrazeptiva, oralen Antikoagulanzien beachten.

Johanniskraut-Trockenextrakt (Felis® 425 oder 650)

Baldrian

Leichte sedierende und beruhigende Wirkung. Anwendung bei Unruhezuständen, Überarbeitung, zur Nervenberuhigung. Auf ausreichend hohe Dosierung achten (200–500 mg Trockenextrakt verteilt auf 2–3 Einzeldosen). Wirkung steigt bei regelmäßiger und langfristiger Einnahme.

Baldrianwurzel-Trockenextrakt (Sedonium® 300)

Kombinationspräparate mit Johanniskraut

Gutes Wirkprofil bei leichten, aber komplexen depressiven Verstimmungen, je nach Ausprägung. Johanniskraut + Baldrian + Passionsblume: Bei agitierten depressiven Verstimmungen, die mit Unruhe einhergehen, auch bei stressbedingten Problemen. Johanniskraut + Cimicifuga: Bei depressiven Symptomen in Verbindung mit dem Menopausensyndrom.

Johanniskraut + Baldrian (Hyperesa®)
Johanniskraut + Baldrian + Passionsblume (Neurapas® balance)
Johanniskraut + Cimicifuga (Remifemin® plus)

Zusatzhinweise

- Die Auseinandersetzung mit den Ursachen der depressiven Verstimmung – unter Fachaufsicht! – ist wichtigster Heilungsprozess. Die Medikamente wirken unterstützend.
- Psychotherapie, Gesprächstherapie, Verhaltenstherapie unter Fachaufsicht.
- Entspannungstechniken (autogenes Training, progressive Muskelentspannung).
- Viel Bewegung in der Sonne und an der frischen Luft.
- Gute Strukturierung des Alltags wichtig, Stressvermeidung.
- Sinnvolle Freizeitgestaltung.
- Verständnis und viel Zuwendung.
- Bei zyklusbedingten depressiven Verstimmungen z. B. Agnus castus (Agnucaston®) zur Regulation des Hormonspiegels.
- Evtl. durchblutungsfördernde Substanzen (Ginkgo, Ginseng).
- Alternative Heilmethoden: Zincum Valerianicum-Hevert® N.

Desinfektion

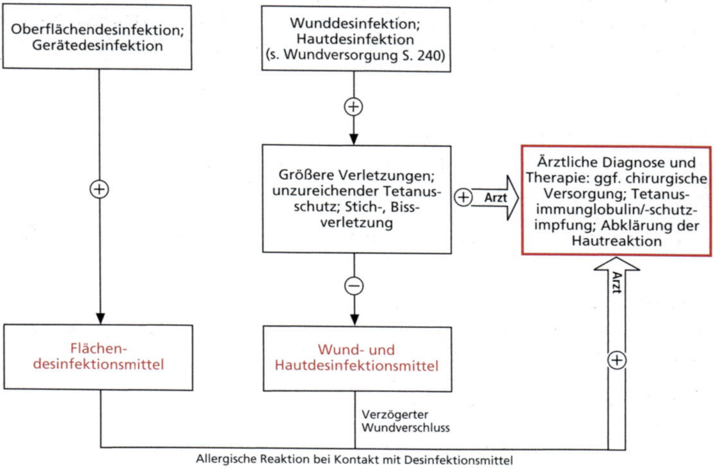

Desinfektion

Verfahren zur sicheren Deaktivierung von Bakterien, Pilzen und Viren in Situationen bei denen ein erhöhtes Infektionsrisiko besteht (Verletzung der Haut, vor Injektionen oder operativen Eingriffen, nach Piercing). Flächendesinfektion vor allem in Stätten erhöhten Übertragungsrisikos (Arztpraxis, Großküche, Apothekenrezeptur, o. Ä.).

Flächendesinfektionsmittel

Anforderungen: Breites Wirkspektrum, kurze Wirkzeit, gute Umweltverträglichkeit.

Alkohole (Ethanol 70 %, 2-Propanol 70 %)
Quarternäre Ammoniumsalze, z. B. Benzalkoniumchlorid (Quartamon Med®)
Aldehyde, z. B. Formaldehyd (Lysoform®)

Wund- und Hautdesinfektionsmittel

Anforderungen: Geringe Toxizität, gute Gewebeverträglichkeit, niedriges Allergisierungspotenzial, möglichst breites Wirkspektrum.

Alkohole (Ethanol 70 %, 2-Propanol 70 %)
Povidon-Iod (Betaisodona® Lösung/Salbe)
Tyrothricin (Tyrosur® Gel/Puder)
Chlorhexidindigluconat (Hansamed® Wund-Desinfektionsspray)
Ethacridinlactat (Rivanol® Lösung/Salbe)
Wasserstoffperoxidlösung 3 %

Zusatzhinweise

- Auf ausreichende Einwirkzeit achten (siehe Packungshinweise).
- Ausreichende Menge Desinfektionsmittel verwenden (siehe Packungshinweise).
- Evtl. Desinfektionsplan aufstellen.
- Bei längerer Anwendung Wechsel des Desinfektionsmittels, um Resistenzentwicklung der Keime zu vermeiden (Hospitalismuskeime).

Diabetes

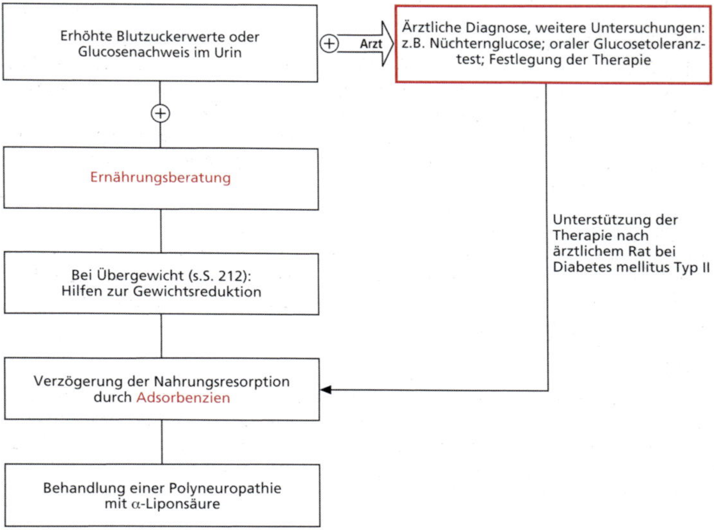

Diabetes mellitus (Zuckerkrankheit)

Endokrine Störung des Zuckerstoffwechsels. Symptome: Hyperglykämie, Glykosurie, Durst, große Harnmengen, Mattigkeit und Kraftlosigkeit, Neigung zu Dermatosen; bei Typ-II-Diabetes Harnwegsinfekte, rezidivierende Mykosen, Pruritus, Wundheilungsstörungen, periphere Polyneuropathien (Kribbeln, Taubheitsgefühl der Gliedmaßen). Ursachen für Diabetes mellitus Typ I: genetische Faktoren; ärztliche Therapie: Insulinsubstitution. Ursachen für Diabetes mellitus Typ II: genetische in Kombination mit manifestationsfördernden Faktoren (Übergewicht, Schwangerschaft); ärztliche Therapie: Diät, Gewichtsreduktion, orale Antidiabetika, Insulin.

Ernährungsberatung

Empfehlung einer Vollwerternährung mit einem hohen Anteil an Gemüse, Kartoffeln, Obst und Vollkornprodukten, nur wenig Fleisch, Wurst und Käse. Keine mit Traubenzucker, Saccharose oder mit Honig gesüßte Speisen und Getränke, Ersatz durch Zuckeraustauschstoffe (Fructose, Sorbit, Xylit). Sogenannte „Diabetikerlebensmittel" sind unnötig. Alkoholzufuhr beschränken, < 20 g/Tag erlaubt. Zur Glättung der Blutzuckerprofile werden bevorzugt sechs kleine, anstelle von drei großen Mahlzeiten empfohlen; Gefahr der erhöhten Kalorienzufuhr durch größere Anzahl an Mahlzeiten. Bei Übergewicht Gewichtsreduktion anstreben (s. S. 212). Keine Nulldiät unter ambulanten Bedingungen.

Adsorbenzien

Nicht resorbierbare Quellmittel, die Wasser und Nährstoffe adsorbieren. Die adsorbierten Nährstoffe werden verzögert wieder freigegeben. Dadurch können starke Blutzuckeranstiege nach den Mahlzeiten geringfügig (um 5–15%) vermindert werden. Nebenwirkungen: häufig Blähungen, Übelkeit, Völlegefühl (wie bei der Einnahme von Ballaststoffen). WW: verzögerte oder verhinderte Resorption anderer Arzneistoffe.

Haferkleie (Kölln®, Resana®)
Guarkernmehl (Guar Verlan®)
Copalchi-Rinde (Sucontral®)

Bittermelonenfrüchte (Extrakt aus Momordica charantia) wirken in Kombination mit oralen Antidiabetika blutzuckersenkend. Als Wirkmechanismus werden neben der Adsorption insulinähnliche Wirkungen von Pflanzenpeptiden diskutiert.

Bittermelonenfrüchte (Glukokine®)

α-Liponsäure

Zur Behandlung von Polyneuropathien. Diskutiert werden antioxidative Wirkung, Verbesserung der Glucoseverwertung, Regeneration des geschädigten Nervengewebes. Therapiebeginn meist durch einen Neurologen (Kurzinfusion 1000 mg/d über 10 Tage). Bei Besserung 600 mg p. o./d für drei Monate.

α-Liponsäure (Thioctacid®)

Zusatzhinweise

- Regelmäßige Kontrolle des Blutzuckerspiegels in Arztpraxis, Apotheke oder in Selbstkontrolle (Ascensia® Elite Set MG).
- Kontrolle auf Glucose im Harn (Combur® 2 Test NG).
- Nicotinverzicht (s. Raucherentwöhnung S. 172) zur Senkung der Risikofaktoren für Atherosklerose.
- Körperliches Ausdauertraining verbessert die Glucosetoleranz und senkt den Blutzuckerspiegel.
- Konsequente Behandlung von Hauterkrankungen (z. B. Mykosen) notwendig.
- Regelmäßige augenärztliche Kontrolluntersuchungen notwendig zur Vorbeugung vor mikrovaskulären Schäden.
- Professionelle Fußpflege zur Prophylaxe des diabetischen Fußes; hochwertige Fußpflegeprodukte.
- Sog. Diabetikervitamine zur Vermeidung von Vitaminunterversorgung (B-Vitamine, Zink, Chrom).
- Unter ärztlicher Kontrolle durchblutungsfördernde Mittel (Ginkgo, ASS) zur Vorbeugung von Gefäßschäden.
- Der Einsatz von Zimt-Präparaten zur Blutzuckersenkung ist wegen fehlender Standardisierung und fehlenden Langzeitstudien noch umstritten.

Durchblutungsstörungen in den Beinen

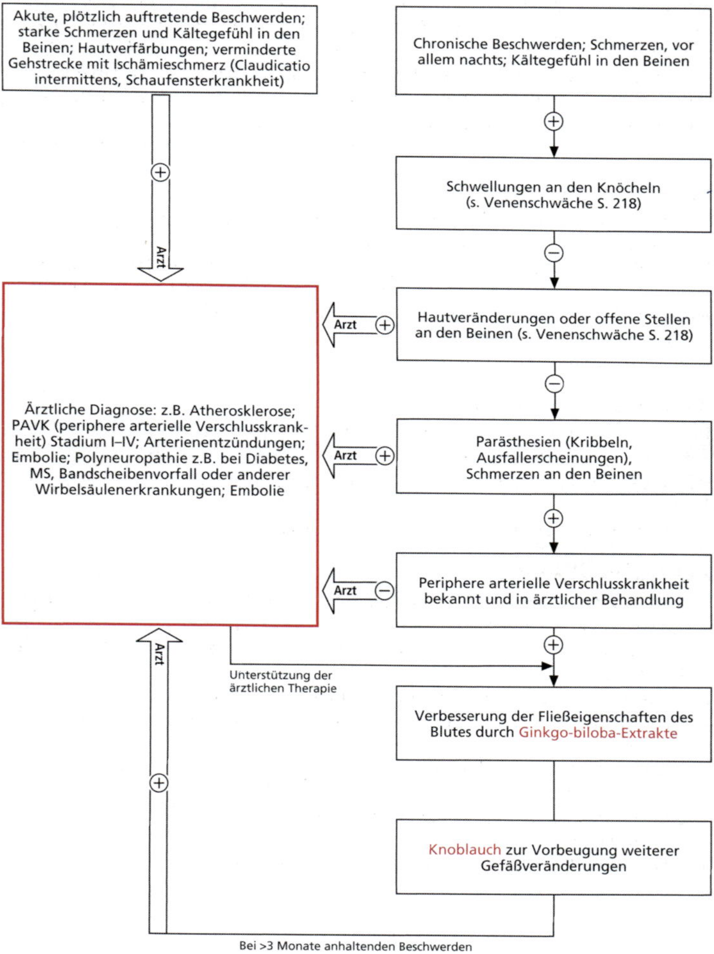

Periphere arterielle Verschlusskrankheit der Beine

Sich langsam (über Jahre) entwickelnde Verengung der Beinarterien. Einteilung in die Stadien I bis IV. Leitsymptome: Kalte Füße; Ischämieschmerz der Beine nach Bewegung, z. B. nach gewisser Gehstrecke, Lokalisation oft in der Wade; in Ruhe verschwindet der Schmerz innerhalb weniger Minuten; in höherem Stadium auch Ruheschmerz. Cave: Diabetiker können aufgrund einer Polyneuropathie auch in höherem Stadium keine Schmerzen haben. Risikofaktoren: Rauchen, Diabetes, Hypertonie, Hyperlipidämie, Adipositas.

Ginkgo-biloba-Extrakte

Durch die vielfältigen Inhaltsstoffe wird u. a. das hinter der Verengung liegende Gewebe wieder besser mit Sauerstoff versorgt, die Mikrozirkulation wird verbessert. Die Schmerzen bessern sich, die Gehstrecke wird wieder länger. Lange Behandlungsdauer, geringe NW. Spürbare Besserung sollte nach 6 Wochen eintreten. Wirkungsverstärkung mit Thrombozytenaggregationshemmern beachten! KI: Kinder < 12 J.

Ginkgo-biloba-Trockenextrakt (Tebonin® spezial 80 mg)

Knoblauchpräparate

Empirisch eingesetzt zur Vorbeugung von Atherosklerose. Auch um fortschreitende atherosklerotische Prozesse zu verlangsamen. Knoblauch verbessert die Fließeigenschaften des Blutes und hat antioxidative Wirkungen. Tagesdosis: 500–1000 mg Trockenpulver.

Knoblauchzwiebelpulver (Kwai® forte 300 mg)

Zusatzhinweise

- Bewegungstherapie als wichtigste Maßnahme. Flottes Gehen mit einer Schrittgeschwindigkeit von ca. 120 Schritten/min und rechtzeitiges Stehenbleiben vor Auftreten des Ischämieschmerzes als Training zur Verlängerung der Gehstrecke. Gilt für die pAVK Stadium I und II, Rücksprache mit dem Arzt.
- Wassertreten. Kalt-warme Wechselbäder als Gefäßtraining.
- Minimierung der Risikofaktoren wie Hypertonie, Diabetes mellitus, Fettstoffwechselstörungen, Übergewicht.
- Umstellung der Ernährung: fettarm, ballaststoffreich, kein Alkohol.
- Nicotinverzicht (s. Raucherentwöhnung S. 172).
- Keine engen Schuhe tragen, Strümpfe ohne Gummizug bevorzugen, keine heißen Bäder.
- Alternative Heilmethoden: Rosmarinsalbe 10 % Weleda.

Durchblutungsstörungen des Gehirns

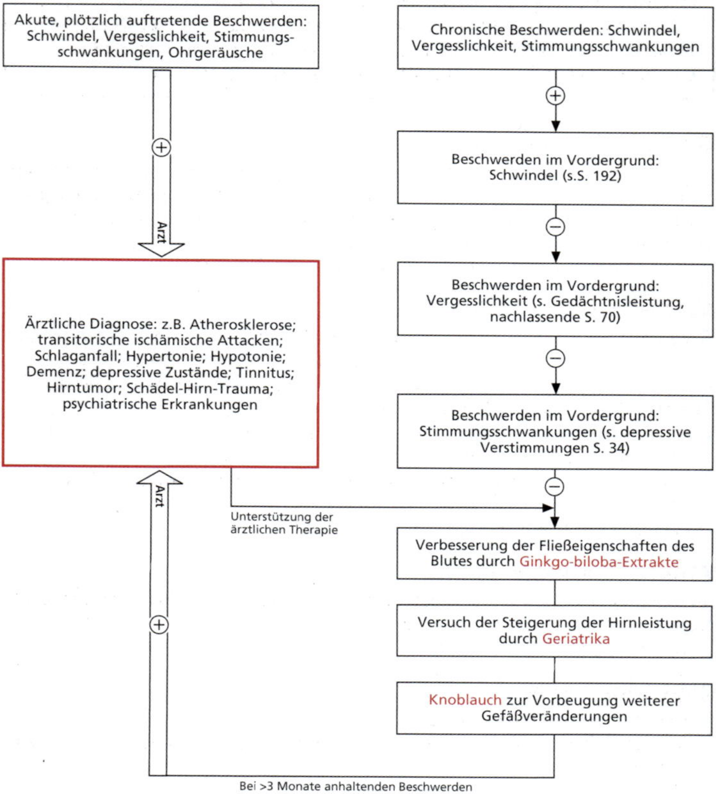

Durchblutungsstörungen des Gehirns

Leitsymptome. Merkfähigkeit und Erinnerungsvermögen lassen nach; Konzentrationsfähigkeit und Lernfähigkeit sinken; Schwindel. Schleichender Prozess. Mögliche Ursachen: Atherosklerose der hirnversorgenden Gefäße, Stenosen intrakranieller Gefäße, Embolie, kardiale Embolien, entzündliche Gefäßerkrankungen, rheologische Störungen des Blutes, arterielle Hypotonie.

Ginkgo-biloba-Extrakte

Die Durchblutung von verengten Gefäßen und damit die Sauerstoffversorgung von bislang schlecht versorgten Gehirngebieten wird verbessert. Lange Behandlungsdauer, geringe NW. Spürbare Besserung sollte nach 6 Wochen eintreten. Wirkungsverstärkung mit Thrombozytenaggregationshemmern beachten!

Ginkgo-biloba-Trockenextrakt (Tebonin intens® 120 mg)

Geriatrika

Geriatrika sind Medikamente oder Nahrungsergänzungsmittel, die eine aufbauende Wirkung haben und für ältere Menschen gut geeignet sind. Eine kritische Beurteilung des Marktes ist notwendig. Ziel ist der Versuch den Hirnstoffwechsel und somit die Konzentrationsfähigkeit zu verbessern.

DMAE (2-Dimethylaminoethanol) (in Vita Gerin Geistlich® N)
Procain (in Gero-H3-Aslan®, K.H.3®)
Ginseng als Adaptogen (Ardey®-aktiv, TaiGinseng® forte, Hevert Aktivon Mono®, in Pharmaton® Vitalkapseln N)
Lecithin (Buerlecithin®, in Optilecith®)

Knoblauchpräparate

Empirisch eingesetzt zur Vorbeugung von Atherosklerose. Auch um fortschreitende atherosklerotische Prozesse zu verlangsamen.

Knoblauchzwiebelpulver (Kwai® forte 300 mg)

Zusatzhinweise

- Gedächtnistraining (Gehirnjogging).
- Viel Bewegung an frischer Luft zur Verbesserung der Sauerstoffversorgung des Gehirns.
- Viel Trinken.
- Minimierung der Risikofaktoren wie Hypertonie, Diabetes mellitus, Fettstoffwechselstörungen, Übergewicht.
- Nicotinverzicht (s. Raucherentwöhnung S. 172).
- Einnahme von Vitamin- und Mineralstoffpräparaten zur Verbesserung des Allgemeinzustandes.

Durchfall

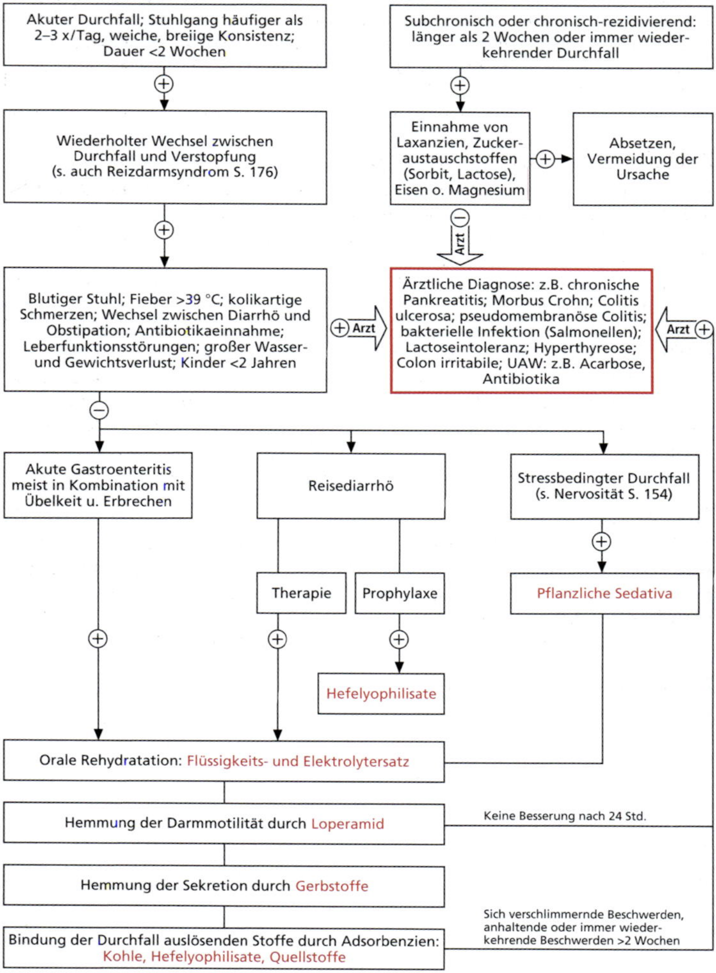
Akuter Durchfall; Stuhlgang häufiger als 2–3 x/Tag, weiche, breiige Konsistenz; Dauer <2 Wochen
Subchronisch oder chronisch-rezidivierend: länger als 2 Wochen oder immer wiederkehrender Durchfall
Wiederholter Wechsel zwischen Durchfall und Verstopfung (s. auch Reizdarmsyndrom S. 176)
Einnahme von Laxanzien, Zuckeraustauschstoffen (Sorbit, Lactose), Eisen o. Magnesium
Absetzen, Vermeidung der Ursache
Arzt
Blutiger Stuhl; Fieber >39 °C; kolikartige Schmerzen; Wechsel zwischen Diarrhö und Obstipation; Antibiotikaeinnahme; Leberfunktionsstörungen; großer Wasser- und Gewichtsverlust; Kinder <2 Jahren
Arzt
Ärztliche Diagnose: z.B. chronische Pankreatitis; Morbus Crohn; Colitis ulcerosa; pseudomembranöse Colitis; bakterielle Infektion (Salmonellen); Lactoseintoleranz; Hyperthyreose; Colon irritabile; UAW: z.B. Acarbose, Antibiotika
Arzt
Akute Gastroenteritis meist in Kombination mit Übelkeit u. Erbrechen
Reisediarrhö
Stressbedingter Durchfall (s. Nervosität S. 154)
Therapie
Prophylaxe
Pflanzliche Sedativa
Hefelyophilisate
Orale Rehydratation: Flüssigkeits- und Elektrolytersatz
Hemmung der Darmmotilität durch Loperamid
Keine Besserung nach 24 Std.
Hemmung der Sekretion durch Gerbstoffe
Bindung der Durchfall auslösenden Stoffe durch Adsorbenzien: Kohle, Hefelyophilisate, Quellstoffe
Sich verschlimmernde Beschwerden, anhaltende oder immer wiederkehrende Beschwerden >2 Wochen

Durchfall (Diarrhö)

Mehr als 3 ungeformte, dünnflüssige Stühle täglich. Häufig Symptom einer akuten Gastroenteritis. Auslöser meist Bakterientoxine, durch Infektion oder Aufnahme bakteriell verunreinigter Lebensmittel. Auf eine Phase mit plötzlich einsetzender Übelkeit und Erbrechen folgt Durchfall häufig in Kombination mit (leichten) Darmkoliken. Selbstlimitierend, Dauer wenige Tage. Anschließend häufig große Schwäche durch Wasser- und Elektrolytverlust.

Flüssigkeits- und Elektrolytersatz

Zur Vorbeugung und Behandlung des Flüssigkeits- und Elektrolytverlustes. Durch rechtzeitigen Einsatz kann nachfolgende Schwäche vermieden werden. Anwendung mehrmals täglich, abhängig von der Häufigkeit und Intensität des Durchfalls.
KI: Niereninsuffizienz, Herzinsuffizienz.

Glucose-Natrium- und Kaliumchlorid-Kombinationen (Oralpädon® 240 Pulver, Elotrans® Pulver)

Loperamid

Beendigung des Durchfalls durch Hemmung der Darmmotilität. Anwendung in der Selbstmedikation für max. 48 Stunden, bei Ausbleiben einer Besserung Arztbesuch erforderlich (Abklärung: Infektion z. B. mit Salmonellen, Yersinien, Shigellen),
KI in der Selbstmedikation: Kinder < 12 J., Stillzeit, Ileus, Colitis ulcerosa.

Loperamid (Imodium® akut, Lopedium® Kapseln)

Gerbstoffe

Abdichtung der obersten Schleimhautschichten, Hemmung der Sekretion aus dem entzündeten Gewebe. Uzarawurzel wirkt über Bitterstoffe zusätzlich leicht spasmolytisch und prokinetisch gegen begleitende Übelkeit. KI Uzarawurzel: Therapie mit herzwirksamen Glykosiden.

Heidelbeeren, getrocknet oder im Tee (z. B. Sidroga® Durchfalltee)
Uzarawurzel (Uzara® Dragées N)
Tanninalbuminat (Tannalbin®, in Tannacomp®)

Kohle

Neutralisierung der Toxine durch Bindung an die große Oberfläche der medizinischen Kohle, ausreichende Dosierung notwendig (3–4 × 1 g/Tag), NW: Schwarzfärbung des Stuhls, WW mit anderen Arzneistoffen: Einnahmeabstand von 2 h einhalten.

Carbo medicinalis (Kohle Compretten®)

Hefelyophilisate

Adsorption der Toxine, Hemmung der Sekretion. Auch zur Vorbeugung gegen Reisediarrhö.

Saccharomyces boulardii (Perenterol® 50 mg, Omniflora® akut Hefekapseln)

Quellstoffe

Bindung von Wasser im Darm, dadurch kommt es zu einer Konsistenzverbesserung des Stuhls und zu einer Verlängerung der Passagezeit. Einsatz von Quellstoffen auch in der Durchfalldiät (geriebene Äpfel oder Möhren). WW: Resorptionsbeeinträchtigung anderer Arzneimittel möglich.

Flohsamen (Mucofalk®)
Apfelpektin (in Diarrhoesan®)

Pflanzliche Sedativa

Zur Begleitbehandlung gegen Durchfall durch starke Unruhezustände. Wirkung steigt bei regelmäßiger Einnahme, Wirkmaximum nach ca. 1–2 Wochen.

Baldrianwurzel (Baldriantinktur® Hetterich, Baldrian-Dispert® Tag)
Kombination mit Passionsblumenkraut (in Kytta-Sedativum®)
Kombination mit Melissenblätter (in Euvegal®)
Kombination mit Johanniskraut (Sedariston® Konzentrat)

Zusatzhinweise

- Möglichst fettfreie (fettarme) Nahrung, evtl. Nahrungskarenz für 24 Std., um die geschädigte Darmmukosa nicht weiter zu reizen. Ausreichende Flüssigkeitszufuhr.
- Hausmittel: fein geriebene Äpfel und Möhren, zerdrückte Bananen, Reis- oder Haferschleim, Heilerde (Luvos®). Trinken von fettarmer Brühe und gesüßtem Tee.
- Kohlensäurehaltige Getränke, blähende Nahrungsmittel meiden.
- Warme Bauchauflage (Wärmflasche, Leibwickel), z. B. mit Thymiankraut.
- Wiederaufbau der physiologischen Darmflora (Enterococcus faecialis in Symbioflor® I, E. coli in Symbioflor® II, Mutaflor®).
- Mineralstoff- und Vitaminpräparat in der Rekonvaleszenz (s. Mineralstoffmangel S. 132, s. Vitaminmangel S. 226).
- Angemessene Hygiene zur Vermeidung von Ansteckung: nach jedem Stuhlgang Waschen der Analregion mit Seife, Händewaschen mit Seife, evtl. Händedesinfektion (z. B. mit Sterillium®), Reinigung und Desinfektion der Toilette und des Toilettensitzes (z. B. mit Sagrotan® Med Sprühdesinfektion).
- Auf Reisen vorbeugende Maßnahmen beachten: nur gekochtes oder geschältes Gemüse oder Obst essen, Trinkwasser abkochen oder ausschließlich verschlossene Getränke verwenden. Keine Eiswürfel in Getränke. Zähneputzen mit abgekochtem Wasser oder Mineralwasser.

Ekzem

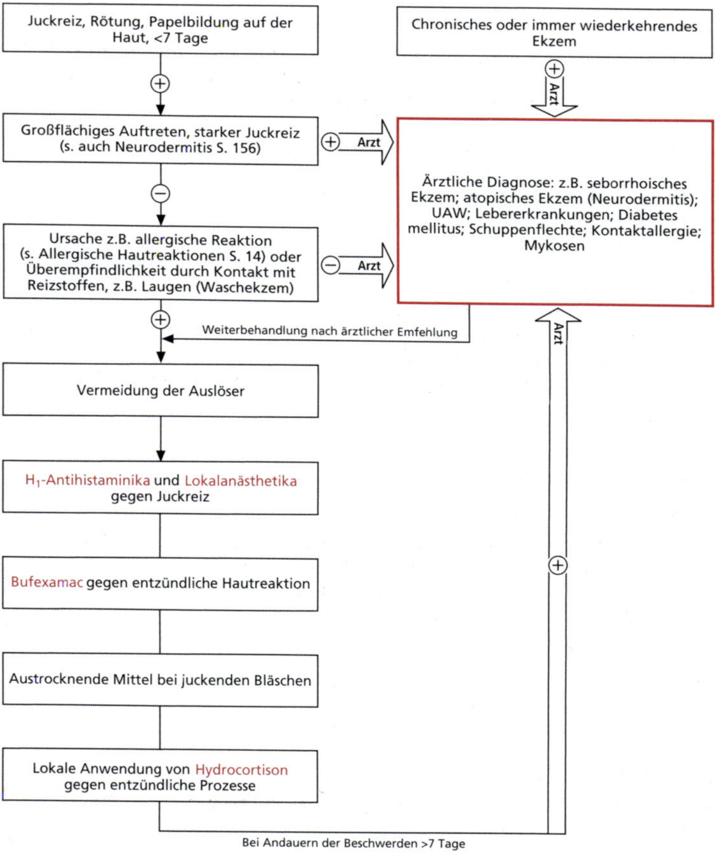

Ekzem

Sammelbegriff für juckende, flächenhafte, entzündliche Erkrankungen der Oberhaut. Symptome: Juckreiz, Rötung, Papeln, Nässen. Mögliche Ursachen nicht allergisch: Veränderung des Säureschutzmantels der Haut durch Entfettung, dadurch gesteigerte Empfindlichkeit (Hausfrauen- oder Waschekzem). Allergisch: spezifische Sensibilisierung durch Hautkontakt, z. B. Nickelallergie.

H_1-Antihistaminika

Gegen die Histaminwirkung im Gewebe, gegen Juckreiz. Bei großflächigem Auftreten evtl. systemische Behandlung. Bei Einnahme Müdigkeit und Konzentrationsschwäche möglich, eingeschränkte Fahrtüchtigkeit; WW mit zentral wirksamen Arzneimitteln, Alkohol.

Dimetinden (Fenistil® Gel, Fenistil® 24 Std.)
Bamipin (Soventol® Gel)
Chlorphenoxamin (Systral® Gel oder Creme)
Loratadin (Lorano®)
Cetirizin (Ceterifug®)

Lokalanästhetika

Symptomatische Behandlung des Juckreizes.

Benzocain (Anaesthesin® Creme)
Lidocain (in Anaesthecomp® N Gel)
Polidocanol (Anaesthesulf® Lotio, in Brand-und-Wund-Gel-Medice® N)

Bufexamac

Milderung von Entzündungssymptomen.

Bufexamac (Parfenac® Creme)

Austrocknende Mittel

Bei juckenden Bläschen an Händen und Füßen (häufig dyshidrotische Dermatitis) lokale Austrocknung durch Puder oder Zinkschüttelmixturen. Keine fettenden Salben verwenden! Milderung von Entzündungssymptomen.

Neutraler Hautpuder (Wecesin®, Fissan®)
Zinkschüttelmixtur

Hydrocortison

Gegen entzündliche und allergische Hautreaktionen.

Hydrocortison (Ebenol® 0,25 %, Linola akut 0,5 %)

Zusatzhinweise

- Geeignete Körperpflege: rückfettende Reinigung und Hautpflege, Harnstoff zur Pflege der trockenen Haut.
- Vermeidung der Ursachen. Hausfrauenekzem: Vermeidung der starken Entfettung, Tragen von Schutzhandschuhen, Schutzkleidung. Allergisches Kontaktekzem (z. B. Nickelallergie): Vermeidung der Allergene.
- Bäder mit Weizenkleiezusatz (Töpfer Kleiebad®).
- Regelmäßige leichte Sonnenbestrahlung (Urlaub am Meer, Solarium).
- Verwendung von Hautschutzcremes (Silicoderm® F).

Erbrechen

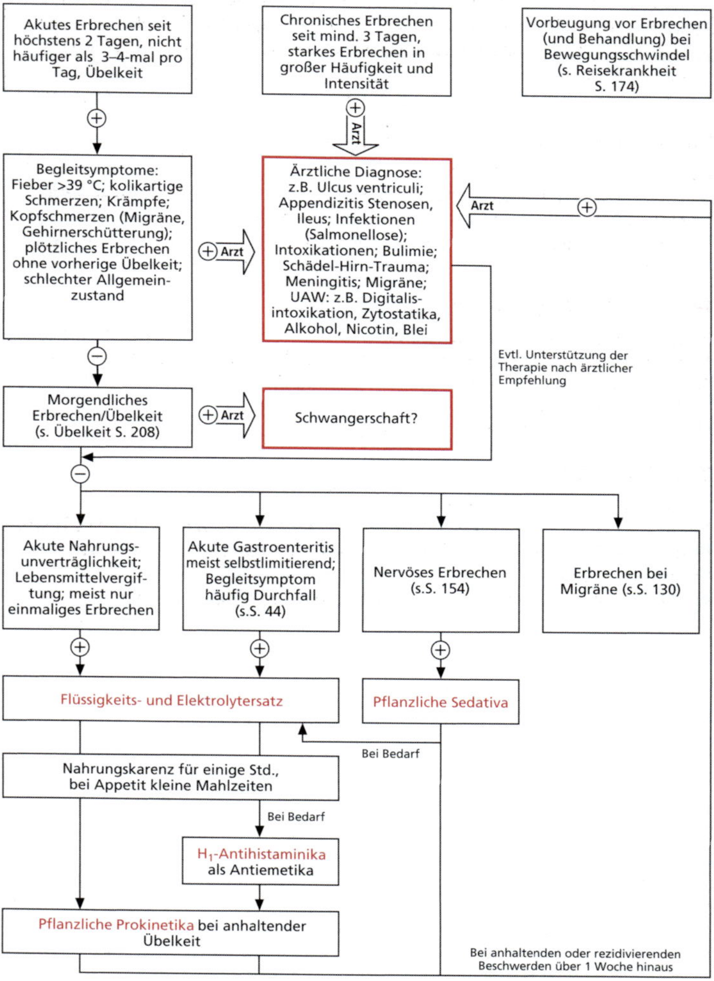

Akutes Erbrechen seit höchstens 2 Tagen, nicht häufiger als 3–4-mal pro Tag, Übelkeit
Chronisches Erbrechen seit mind. 3 Tagen, starkes Erbrechen in großer Häufigkeit und Intensität
Vorbeugung vor Erbrechen (und Behandlung) bei Bewegungsschwindel (s. Reisekrankheit S. 174)
Arzt
Begleitsymptome: Fieber >39 °C; kolikartige Schmerzen; Krämpfe; Kopfschmerzen (Migräne, Gehirnerschütterung); plötzliches Erbrechen ohne vorherige Übelkeit; schlechter Allgemeinzustand
Arzt
Ärztliche Diagnose: z.B. Ulcus ventriculi; Appendizitis Stenosen, Ileus; Infektionen (Salmonellose); Intoxikationen; Bulimie; Schädel-Hirn-Trauma; Meningitis; Migräne; UAW: z.B. Digitalisintoxikation, Zytostatika, Alkohol, Nicotin, Blei
Arzt
Evtl. Unterstützung der Therapie nach ärztlicher Empfehlung
Morgendliches Erbrechen/Übelkeit (s. Übelkeit S. 208)
Arzt
Schwangerschaft?
Akute Nahrungsunverträglichkeit; Lebensmittelvergiftung; meist nur einmaliges Erbrechen
Akute Gastroenteritis meist selbstlimitierend; Begleitsymptom häufig Durchfall (s.S. 44)
Nervöses Erbrechen (s.S. 154)
Erbrechen bei Migräne (s.S. 130)
Flüssigkeits- und Elektrolytersatz
Pflanzliche Sedativa
Bei Bedarf
Nahrungskarenz für einige Std., bei Appetit kleine Mahlzeiten
Bei Bedarf
H1-Antihistaminika als Antiemetika
Pflanzliche Prokinetika bei anhaltender Übelkeit
Bei anhaltenden oder rezidivierenden Beschwerden über 1 Woche hinaus

Lebensmittelvergiftung, Nahrungsmittelunverträglichkeit

Starke Übelkeit (Nausea) und Erbrechen (Vomitus) nach Zufuhr verdorbener, unverträglicher Nahrung oder einem Übermaß an Speisen oder (alkoholischen) Getränken, Auslöser meist bekannt. Erbrechen innerhalb weniger Stunden nach Nahrungszufuhr.

Flüssigkeits- und Elektrolytersatz

Zur Vorbeugung und Behandlung des Flüssigkeits- und Salzverlustes. Durch rechtzeitigen Einsatz kann nachfolgende Schwäche vermieden werden. Anwendung mehrmals täglich abhängig von der Häufigkeit und Intensität des Erbrechens.

Glucose-Natrium- und Kaliumchlorid-Kombinationen (Oralpädon® 240 Pulver, Elotrans® Pulver)

Pflanzliche Prokinetika

Gegen die Übelkeit. Zur Wiederanregung der Magenfunktion, Beschleunigung der Magenentleerung. Einnahme nach Bedarf. KI: Gallensteinleiden, mechanische Stenosen, Lebererkrankungen.

Pfefferminzöl (Medacalm®, in Enteroplant®)
Iberis amaris und Schöllkraut (in Iberogast®)

Zusatzhinweise

- Unverträgliche Kost meiden.
- Nahrungskarenz oder leicht verdauliche Kost nach individueller Verträglichkeit.
- Bei leichten Formen Flüssigkeits- und Elektrolytersatz durch verdünnte Obstsäfte, stille Mineralwässer, salzreiche Kost.
- Alternative Heilverfahren: Nux vomica, Ipecacuanha, Colchicum.

Akute Gastroenteritis

Infektionserkrankung des Magen-Darm-Trakts mit plötzlich einsetzender Übelkeit (Nausea) und Erbrechen (Vomitus), häufig in Kombination mit Darmkoliken und Durchfall, evtl. Fieber. Selbstlimitierend, Dauer wenige Tage. Anschließend häufig große Schwäche durch Wasser- und Elektrolytverlust.

Flüssigkeits- und Elektrolytersatz

Zur Vorbeugung und Behandlung des Flüssigkeits- und Salzverlustes. Durch rechtzeitigen Einsatz kann nachfolgende Schwäche vermieden werden. Anwendung mehrmals täglich abhängig von der Häufigkeit und Intensität des Erbrechens.

Glucose-Natrium- und Kaliumchlorid-Kombinationen (Oralpädon® 240 Pulver, Elotrans® Pulver)

H_1-Antihistaminika als Antiemetika

Unterdrückung des Brechreizes durch starke zentrale Dämpfung. Bei starkem Erbrechen Suppositorien bevorzugen. NW: Sedierung, eingeschränkte Fahrtauglichkeit, Mundtrockenheit. WW: Alkohol u. zentral dämpfende Arzneimittel. KI: Prostataadenom, Engwinkelglaukom.

Dimenhydrinat (Vomex A® Dragées)
Diphenhydramin (Emesan® Tabletten)

Pflanzliche Prokinetika

Gegen die Übelkeit. Zur Wiederanregung der Magenfunktion, Beschleunigung der Magenentleerung. Einnahme nach Bedarf. KI: Gallensteinleiden, mechanische Stenosen, Lebererkrankungen.

Pfefferminzöl (Medacalm®, in Enteroplant®)
Iberis amaris und Schöllkraut (in Iberogast®)

Zusatzhinweise

- Nahrungskarenz oder leicht verdauliche Kost nach individueller Verträglichkeit.
- Behandlung zusätzlicher Symptome: Darmkoliken, Durchfall (s. S. 44).
- Alternative Heilverfahren: Nux vomica, Ipecacuanha, Colchicum.

> **Nervöses Erbrechen**
> Übelkeit und Erbrechen ausgelöst durch psychische Faktoren, wie durch großen psychischen Stress und Angst.

Pflanzliche Sedativa

Zur Begleitbehandlung gegen Übelkeit und Erbrechen durch starke Unruhezustände. Wirkung steigt bei regelmäßiger Einnahme, Wirkmaximum nach ca. 1–2 Wochen regelmäßiger Einnahme.

Baldrianwurzel (Baldrian Dispert®)
in Komb. mit Hopfenzapfen (Baldriparan® stark zur Beruhigung)
in Komb. mit Johanniskraut (Sedariston® Konzentrat)
Johanniskraut (Spilan® 425 mg)

Zusatzhinweise

- Entspannungsübungen, Yoga, autogenes Training.
- Psychotherapeutische Hilfe im Umgang mit angst- oder stressauslösenden Situationen.
- Bei Bedarf Flüssigkeits- und Elektrolytersatz.
- Regelmäßige Zufuhr kleiner Mahlzeiten.

Erkältung

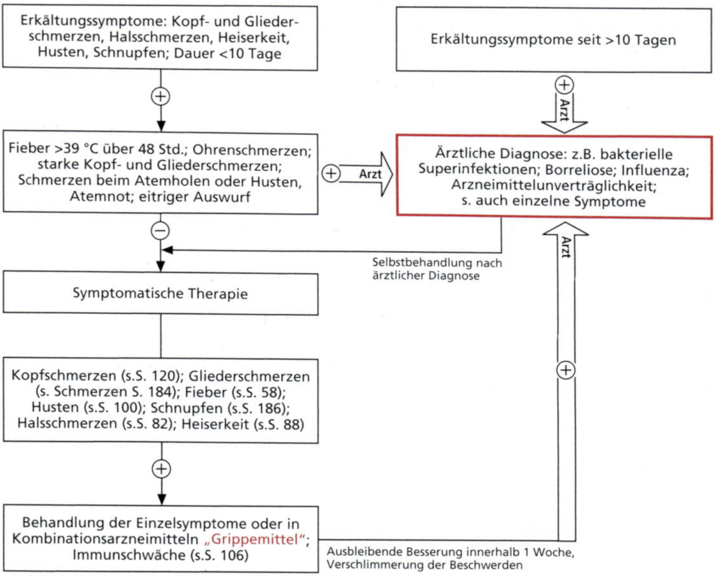

Erkältung – grippaler Infekt

Virusinfektion ausgelöst durch Rhinoviren. Beginn häufig mit Halsschmerzen oder Heiserkeit, nach 1–2 Tagen Reizhusten durch zähen Schleim, der sich nach weiteren 1–2 Tagen langsam löst. Begleitend Schnupfen. Kopf- und Gliederschmerzen verbunden mit erhöhter Temperatur oder Fieber verursachen Krankheitsgefühl. Nach 7–10 Tagen deutliche Besserung der Beschwerden.

Grippemittel

Sogenannte Grippemittel sind meist Analgetika in Kombination mit Wirkstoffen gegen andere Erkältungssymptome. Die einzelnen Bestandteile müssen auf Indikation und ausreichende Dosierung geprüft werden. Empfehlenswert ist eine Behandlung der einzelnen Symptome mit Monopräparaten.

Kopf- und Gliederschmerzen, Fieber
Paracetamol, KI: Leberfunktionsstörungen. Acetylsalicylsäure und Ibuprofen, KI: Magen-Darm-Ulzera, Blutungsneigung, Asthma, Schwangerschaft 3. Trimenon, WW mit Blutgerinnungshemmern. ASS nicht für Kinder < 14 J.

Paracetamol (Contac® Erkältungstrunk, Grippostad® Heißgetränk)
Ibuprofen (Dolormin®)
Acetylsalicylsäure (Aspirin® plus C)

Reizhusten + Kopf- und Gliederschmerzen, Fieber
Antitussiva: Beeinträchtigung der Fahrtauglichkeit. KI: Leberfunktionsstörungen, Kinder < 14 J., Schwangerschaft, Stillzeit, Epilepsie. WW: Alkohol, zentraldämpfende Stoffe. Spezielle KI u. WW s. Husten S. 100.

Paracetamol + Dextromethorphan (in Contac® Erkältungstrunk forte)
Paracetamol (z. B. Benuron®) + ~~Clobutinol~~ (Silomat®)

Husten mit zähem Sekret + Kopf- und Gliederschmerzen, Fieber
Paracetamol (Benuron®) + Ambroxol (Mucosolvan®)

Schnupfen + Kopf- und Gliederschmerzen, Fieber
Systemische Sympathomimetika, KI: schwere Herz-Kreislauferkrankungen, Engwinkelglaukom, Blasenentleerungsstörungen, Leberfunktionsstörungen, Behandlung mit β-Blockern.

Paracetamol + Phenylephrin (Doregrippin®)
Paracetamol (Benuron®) + pflanzl. Sekretolytika (Sinupret®) + Xylometazolin (Otriven®)
ASS + Pseudoephedrin (Aspirin® complex)

Zusatzhinweise

- Ausreichend trinken.
- Befeuchtung der Atemwege: kochsalzhaltige Nasentropfen, Inhalation mit Kochsalz.
- Körperliche Schonung.
- Wärmeanwendung, Wärmewickel, Erkältungsbäder.
- Angemessene Hygiene zur Vermeidung von Ansteckung: Begrüßung mit Händedruck möglichst vermeiden, häufiges Händewaschen, korrektes Naseputzen.
- Gesunde Lebensführung: vitaminreiche Nahrung, Alkohol und Rauchen vermeiden.
- Einnahme von Zink, lokale antivirale Wirkung von Zink an Schleimhäuten.
- Alternative Heilmethoden: Meditonsin®, Toxi-loges®, Esberitox® N, Contramutan®.

Fettstoffwechselstörungen

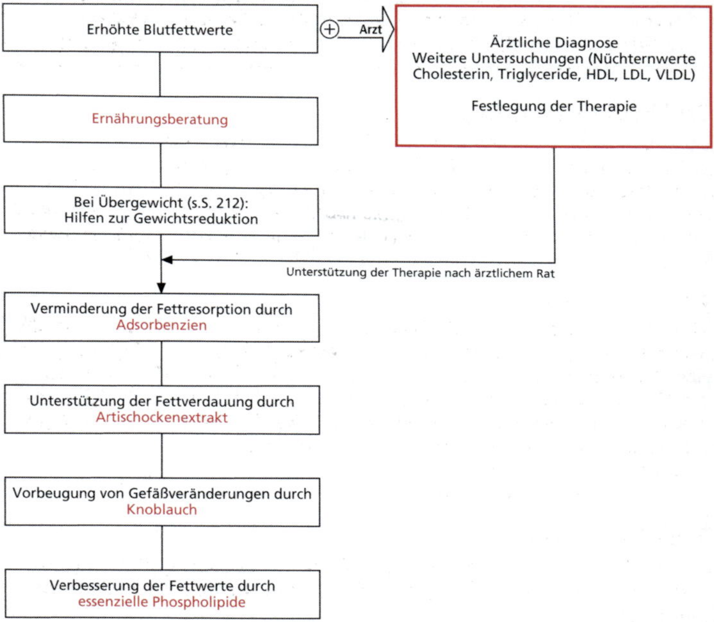

Fettstoffwechselstörungen

Erworbene oder vererbte Erhöhung der Cholesterol- und/oder Triglyceridwerte. Ursachen: meist falsche Ernährung, Adipositas, Diabetes, metabolisches Syndrom, UAW Glucocorticoide. Als Normwerte gelten Gesamtcholesterol < 185 mg/dl, HDL > 40 mg/dl, LDL < 150 mg/dl, Triglyceride < 150 mg/dl.

Ernährungsberatung

Empfehlenswert ist eine gemüsereiche, fettarme Kost. Ersatz tierischer Fette mit gesättigten Fettsäuren durch pflanzliche Öle mit ungesättigten Fettsäuren. Erhöhung der Ballaststoffzufuhr, lösliche Ballaststoffe (Pektine) reduzieren Cholesterinspiegel. Cholesterinzufuhr auf 300 mg/Tag beschränken. Einschränkung bzw. Verzicht auf Alkohol. Bei Übergewicht Gewichtsnormalisierung anstreben (s. Übergewicht S. 212)

Adsorbenzien

Nicht resorbierbare Quellmittel adsorbieren Wasser und Nährstoffe und setzen die Nährstoffe verzögert wieder frei. Dadurch werden Nahrungsfette schlechter resorbiert. Anwendung zur Unterstützung diätetischer Maßnahmen NW: häufig Blähungen, Übelkeit, Völlegefühl (wie bei der Einnahme von Ballaststoffen). WW: verzögerte oder verhinderte Resorption anderer Arzneistoffe. Über den Tag verteilt einzunehmen, einschleichend dosieren, ausreichend trinken.

Guarkernmehl (Guar Verlan®)
Haferkleie (Haferkleie Resana®)

Artischockenextrakt

Choleretische Wirkung. Unterstützung der Fettverdauung, mäßige Senkung des Triglycerid- und Cholesterinspiegels möglich. KI: mechanischer Verschluss der Gallenwege.

Artischockenextrakt (Hepar-SL® forte)

Knoblauch

Unterstützung der diätetischen Behandlung. Verbesserung des Blutfettspiegels und der Fließeigenschaften des Blutes. KI: Stillzeit.

Knoblauch (Kwai® forte 300 mg)

Essenzielle Phospholipide

Phospholipide können bei leichten Formen der Hypercholesterinämie eingesetzt werden. Fettes Öl von Hochseefisch wird unterstützend eingesetzt zur Senkung des Triglyceridspiegels. KI: erhöhter Cholesterinspiegel.

Essenzielle Phospholipide (Lipostabil®)

Zusatzhinweise

- Regelmäßige Kontrollen der Blutfettwerte in Arztpraxis oder Apotheke.

Fieber

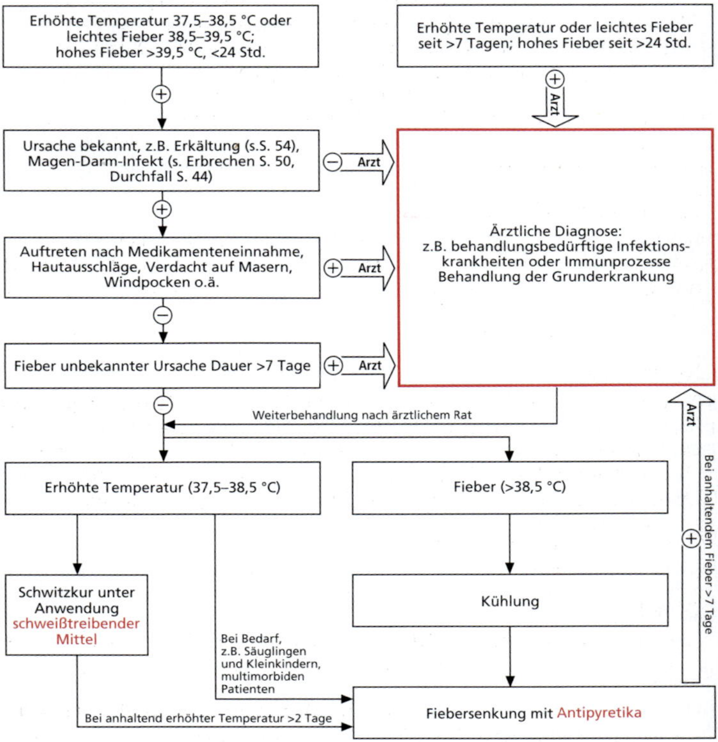

Erhöhte Temperatur 37,5–38,5 °C oder leichtes Fieber 38,5–39,5 °C; hohes Fieber >39,5 °C, <24 Std.
Erhöhte Temperatur oder leichtes Fieber seit >7 Tagen; hohes Fieber seit >24 Std.
Arzt
Ursache bekannt, z.B. Erkältung (s.S. 54), Magen-Darm-Infekt (s. Erbrechen S. 50, Durchfall S. 44)
Arzt
Auftreten nach Medikamenteneinnahme, Hautausschläge, Verdacht auf Masern, Windpocken o.ä.
Arzt
Ärztliche Diagnose: z.B. behandlungsbedürftige Infektionskrankheiten oder Immunprozesse Behandlung der Grunderkrankung
Fieber unbekannter Ursache Dauer >7 Tage
Arzt
Weiterbehandlung nach ärztlichem Rat
Arzt
Erhöhte Temperatur (37,5–38,5 °C)
Fieber (>38,5 °C)
Bei anhaltendem Fieber >7 Tage
Schwitzkur unter Anwendung schweißtreibender Mittel
Kühlung
Bei Bedarf, z.B. Säuglingen und Kleinkindern, multimorbiden Patienten
Bei anhaltend erhöhter Temperatur >2 Tage
Fiebersenkung mit Antipyretika

Fieber
Erhöhung der Körpertemperatur als Folge einer unspezifischen Abwehrreaktion des Körpers (Akute-Phase-Reaktion verschiedener Erkrankungen). Auslöser: Infektionen, Gewebeschädigung, Injektion von körperfremdem Protein. Beschleunigung von biochemischen Prozessen, dadurch Unterstützung der Abwehrvorgänge des Körpers. Begleitsymptome meist Krankheitsgefühl, Schwäche, Appetitlosigkeit. Problem: katabole Stoffwechsellage, Abbau von Muskeleiweiß. Behandlung oder Auskurieren der Grunderkankung im Vordergrund.

schweißtreibende Mittel

Weitere Erhöhung der Körpertemperatur bei leicht erhöhter Temperatur (37,5–38,5 °C) zur Steigerung der Immunabwehr. Wirkung lässt sich hauptsächlich auf physikalische Effekte zurückführen: Zufuhr von heißer Flüssigkeit in Form von Tee.

Lindenblüten, Holunderblüten

Antipyretika

Fiebersenkung zur Vermeidung von Folgen (z. B. Tachykardie, Fieberkrampf) durch zu starke oder zu langfristige Überhitzung. Mittel der Wahl Paracetamol, KI: Leberfunktionsstörungen. Acetylsalicylsäure u. Ibuprofen, KI: Magen-Darm-Ulzera, Blutungsneigung, Asthma, Schwangerschaft 3. Trimenon, WW mit blutgerinnungssenkenden Arzneimitteln. ASS nicht für Kinder < 14 J. (Reye-Syndrom).

Paracetamol (Benuron®)
Acetylsalicylsäure (Aspirin®)
Ibuprofen (Aktren®)

Zusatzhinweise

- Ausreichende Flüssigkeitszufuhr: 3–4 Liter Flüssigkeit/Tag je nach gewünschtem Effekt in Form von heißen oder lauwarmen Getränken.
- Körperliche Schonung.
- Zur Unterstützung der schweißtreibenden Wirkung: heiße Fußbäder oder Vollbäder, warme Kleidung, Wärmflasche, heiße Brustwickel. Je nach Temperaturentwicklung leichte Kleidung, leichte Decke notwendig, um Wärmeabstrahlung zu ermöglichen.
- Zur Unterstützung der kühlenden, fiebersenkenden Wirkung: kühle Fußbäder, Wadenwickel, kühle Auflagen z. B. auf der Stirn.
- Behandlung der Ursache bzw. zusätzlicher Symptome: z. B. Erkältungssymptome, Magen-Darm-Infekt, Erbrechen, Durchfall (s. Einzelindikationen).
- Stärkung der Immunabwehr mit Hilfe von Immunstimulanzien (s. Immunschwäche S. 106.
- Alternative Heilmittel: Viburcol® N, Chamomilla, Aconitum, Belladonna, Ferrum phosphoricum.

Fingernägel, brüchige

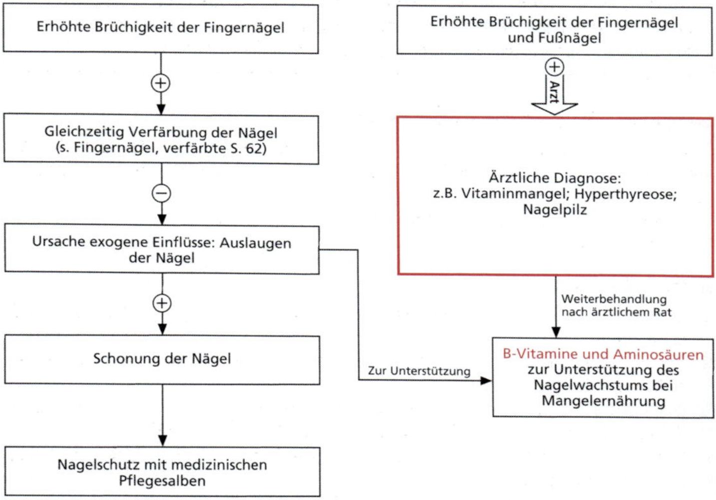

Brüchige Fingernägel (Onychorrhexis)

Abnorme Brüchigkeit der Nägel mit Einreißen, Splittern, Spaltung. Ursache meist exogene Einflüsse wie starke Reinigungsmittel, Waschpulver, Säuren. Dabei meist nur die Nägel der Hände betroffen. Wenn auch Nägel der Füße betroffen sind: evtl. Hyperthyreose, Vitaminmangel als Ursache.

B-Vitamine und Aminosäuren

Zur Unterstützung des Nagelwachstums bei Vitaminmangelzuständen. Zur Bereitstellung der Ausgangsstoffe zur Nagelsynthese, Wirksamkeit nur zur Behandlung von Vitaminmangel belegt.

Pantothensäure, L-Cystin (in Priorin® neu, in Pantovigar® N)
Biotin (Gabunat®)

Zusatzhinweise

- Umgang mit scharfen Reinigungsmitteln vermeiden, Tragen von Haushaltshandschuhen.
- Verwendung von Schutzcremes, die einen hydrophoben Film auf der Haut hinterlassen (Silicoderm® F).
- Medizinische Nagelschutzcremes, Pflege durch hydratisierende, rückfettende Zusätze (Gehwol® Nagelschutz Stift, Allgamed® Nagelbalsam)
- Häufiges Auftragen und vor allem häufiges Entfernen von Nagellack vermeiden.
- Medizinische Fußpflege.
- Alternative Therapie zur Nagelhärtung: Flügge® Kieselerde, Silicea.

Fingernägel, verfärbte

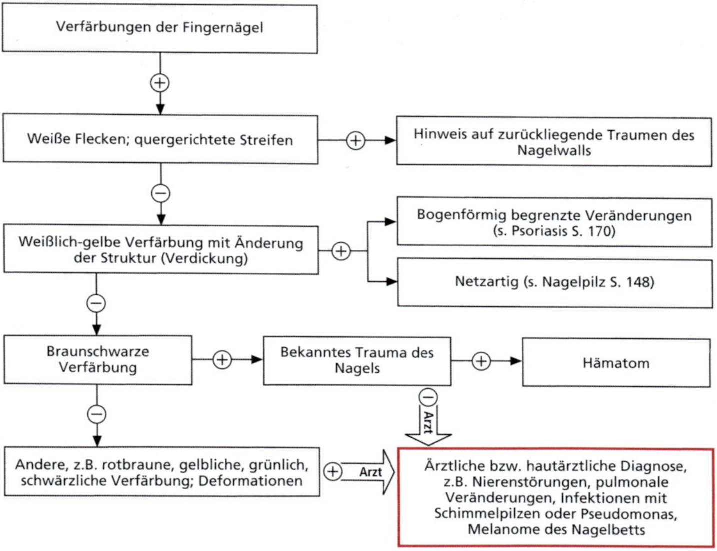

Verfärbungen der Fingernägel

Häufige Ursache sind zurückliegende Traumen. Bei unklarer Ursache ärztliche oder hautärztliche Diagnose notwendig: Differenzialdiagnosen systemischer Erkrankungen, lokale Infektionen, Melanome des Nagelbetts.

Furunkel

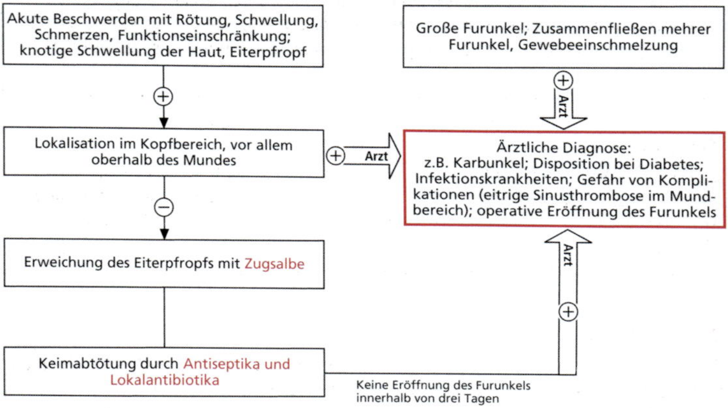

Akute Beschwerden mit Rötung, Schwellung, Schmerzen, Funktionseinschränkung; knotige Schwellung der Haut, Eiterpfropf
+
Lokalisation im Kopfbereich, vor allem oberhalb des Mundes
–
Erweichung des Eiterpfropfs mit Zugsalbe
Keimabtötung durch Antiseptika und Lokalantibiotika
Keine Eröffnung des Furunkels innerhalb von drei Tagen
Große Furunkel; Zusammenfließen mehrer Furunkel, Gewebeeinschmelzung
+
Arzt
Ärztliche Diagnose: z.B. Karbunkel; Disposition bei Diabetes; Infektionskrankheiten; Gefahr von Komplikationen (eitrige Sinusthrombose im Mundbereich); operative Eröffnung des Furunkels

Furunkel

Akute eitrige Entzündung eines Haarfollikels und seiner Talgdrüse. Erreger: Staphylokokken, meist Staphylococcus aureus, oft mit starkem Ödem in der Umgebung. Symptome: Schmerzhafter, geröteter Knoten, der bis zu einigen cm groß werden kann; zentraler Eiterpfropf sichtbar. Die regionalen Lymphknoten können geschwollen sein.

Zugsalbe

Erweichung des Eiterpfropfes. Der Eiter fließt nach erfolgter Erweichung oft spontan ab. Anwendung: dicker Salbenverband mit der Zugsalbe, nur 1x täglich, bzw. alle zwei Tage wechseln. Terpentinöle, KI: Überempfindlichkeit gegen ätherische Öle.

Ammoniumbituminosulfonat (Ichtholan® 10 %, 20 %)
Lärchenterpentin, Terpentinöl (Ilon® Abszess-Salbe)

Antiseptika

Zur Keimabtötung auf geschädigter Haut. Nachbehandlung des eröffneten Furunkels. KI Povidon-Iod: Schilddrüsenüberfunktion, Kinder < 6 Monaten.

Povidon-Iod (Betaisodona®)
Clioquinol (Linola-sept®)
Ethacridinlactat (Rivanol® als Lösung 0,05–0,1 %ig)

Lokalantibiotika

Zur Bakterienabtötung auf geschädigter Haut. Nachbehandlung des eröffneten Furunkels. Tyrothricin als einziges Lokalantibiotikum in der Selbstmedikation.

Tyrothricinlactat (in Tyrosur® Gel)

Zusatzhinweise

- Baden des Furunkels in warmer Seifenlauge zur Unterstützung der Erweichung.
- Rotlicht oder andere Wärme zum Erweichen des Furunkels.
- Abdeckung der Haut mit Verbandmull oder Kompressen.
- Auf ausreichende Körperhygiene achten, um die Erreger nicht zu verschleppen, milde Syndets benutzen (z. B. Sebamed® Syndet).
- Im Bereich des Gesichts besondere Vorsicht: Eiterbakterien können beim Eröffnen des Furunkels über Gesichtsvenen ins Gehirn gespült werden.
- Bei immer wiederkehrenden Beschwerden kann die Ursache in einer Immunschwäche liegen (s. Immunschwäche S. 106)

Fußpilz

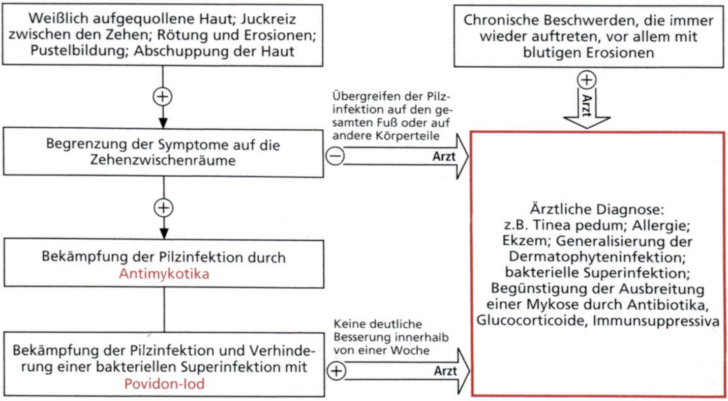

Fußpilz (Tinea pedum)

Durch Dermatophyten (Fadenpilze) hervorgerufene Erkrankung der Haut mit weißlich aussehender, aufgequollener Epidermis. Ausbreitung des Pilzes in der Hornschicht. Weitere Symptome sind Rötung und Erosionen, Hauteinrisse, Abschuppung der Haut und starker Juckreiz. Häufige Lokalisation in den Zehenzwischenräumen. Unbehandelt kann die Erkrankung auf den gesamten Fuß und auf die Fußnägel übergreifen (s. Nagelpilz S. 148). Hohe Infektionsgefahr in Schwimmbädern, Gemeinschaftsduschen und Saunen. Immunsuppression fördert die Entwicklung einer Mykose.

Antimykotika

Azol-Derivate

Gute antimykotische Wirksamkeit (Breitbandantimykotika) durch Angriff an der Zellmembran der Pilze. Topische Anwendung gut verträglich, die Azolderivate zur systemischen Anwendung sind rezeptpflichtig. Puder wirken gleichzeitig feuchtigkeitsaufsaugend. Therapiedauer 2 Wochen über die sichtbare Erkrankungsphase hinaus.

Clotrimazol (Canesten®)
Miconazol (Daktar®)
Bifonazol (Mycospor®)
Ketoconazol (Nizoral®)

Squalenepoxidasehemmer

Terbinafin, Tolnaftat und Naftifin haben ein schmaleres Wirkungsspektrum als die Azole. Wirksam gegen Dermatophyten, für Fußpilz geeignet. Die systemische Anwendung von Terbinafin ist verschreibungspflichtig.

Terbinafin (Lamisil®)
Naftifin (Exoderil®)
Tolnaftat (Tonoftal®)

Amorolfin

Antimykotische Wirksamkeit durch Angriff an der Pilzzellmembran. Gute Wirksamkeit gegen Dermatophyten. Nur topische Anwendung möglich.

Amorolfin (Loceryl®)

Ciclopirox

Breitspektrum-Antimykotikum, gutes Eindringen auch in tiefere Schichten der Hornhaut. Topische Anwendung.

Ciclopirox (Batrafen®)

Povidon-Iod

Fungizid wirksames Desinfektionsmittel. Wirkt pilzabtötend und antibakteriell bei Superinfektionen der geschädigten Haut. KI: Hyperthyreose.

Povidon-Iod (Betaisodona®)

Zusatzhinweise

- Schuhe behandeln mit Desinfektionsspray.
- Trocknen der Haut mit einem Föhn oder Rotlicht, Vorsicht bei Diabetikern: nur lauwarm föhnen.
- Keine synthetischen Stümpfe tragen, möglichst keine Turnschuhe tragen, um ein feucht-warmes Hautklima zu vermeiden.
- Lange Bäder vermeiden, um die Haut nicht noch mehr aufzuweichen.
- Schonende Reinigung der betroffenen Bezirke, um eine übermäßige Aufquellung der Haut zu vermeiden.
- Täglicher Socken- und Handtuchwechsel, möglichst kochbare Baumwollsocken tragen, evtl. Einmalhandtücher verwenden. Nicht kochbare Fußkleidung: Canesten® Hygiene Wäschespüler.
- Tragen von Badeschuhen in Schwimmbädern oder Gemeinschaftsduschen.
- Mittel zur Immunstärkung, da eine Pilzinfektion der Haut sich bei immungeschwächten Menschen leichter ausbreitet.
- Auf eine gute Durchblutung der Füße ist zu achten, v. a. bei Diabetikern.
- Zur Hautreinigung nur milde, rückfettende Waschlotionen verwenden, um die Haut nicht noch zusätzlich zu reizen.
- Pflege der Füße mit speziellen Fußcremes, da sich Pilze vor allem in Hauteinrissen einnisten.
- Bei Therapieresistenz gegen Externa: systemische Behandlung mit Antimykotika unter ärztlicher Kontrolle.

Gallenbeschwerden

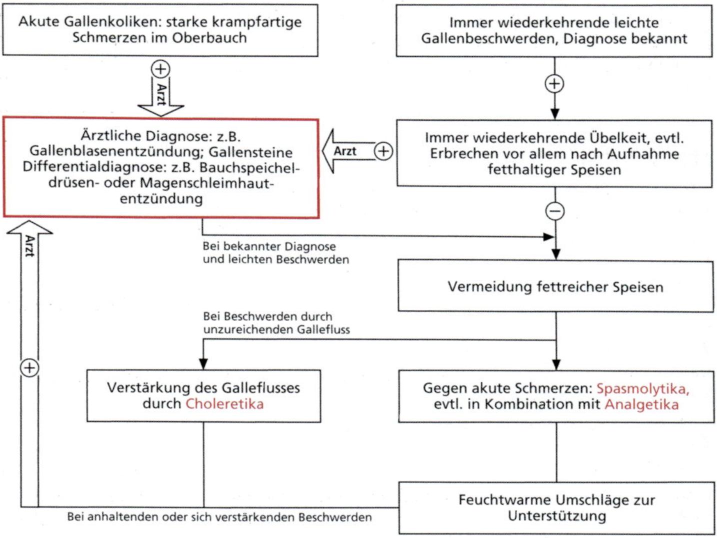

Gallenbeschwerden

Gallenblasenentzündung (Cholezystitis) ist eine akute oder chronische Entzündung der Gallenblasenwand. Symptome: Schmerzen im rechten Oberbauch, Ausstrahlung in die rechte Schulter, Übelkeit, Erbrechen, Fieber möglich. Ursache > 90 % Gallensteine, Steineinklemmung im Gallengang oder bakterielle Infektion. Nur leichte Beschwerden können in der Selbstmedikation behandelt werden.

Spasmolytika

Gegen kolikartige Schmerzen nach Berücksichtigung der Kontraindikationen. Beeinträchtigung der Fahrtauglichkeit. KI: Stillzeit, Engwinkelglaukom, Prostataadenom, mechanische Stenosen im Magen-Darm-Trakt (Gallensteine), Tachyarrhythmien.

Butylscopolamin (Buscopan®)
Schöllkraut (in Aristochol® Konzentrat, in Chol® Kugeletten, in Choleodoron®)

Analgetika

Symptomatische Behandlung der Schmerzen und der Entzündung. Paracetamol, KI: Leberschädigung.

Paracetamol (Benuron®, in Buscopan® plus)

Choleretika

Anregung des Gallenflusses und Verhinderung eines Gallenstaus. Hymecromon wirkt spasmolytisch und choleretisch. Empfehlenswert beim Vorliegen von Gallensteingrieß, KI: mechanischer Verschluss der Gallenwege (Gallensteine).

Hymecromon (Cholspasmin® forte 400 mg)
Curcumawurzelstock (in Choleodoron®, Curcu Truw®)
Artischockenblätter (Hepar SL forte®,)
Löwenzahnwurzel, Schöllkraut, Schafgarbenkraut, Wermutkraut, Angelikawurzel u. a. in Mischungen

Zusatzhinweise

- Vermeidung von fetthaltigen Speisen, nur leicht verdauliche Fette zur Nahrungszubereitung einsetzen, wie z. B. kaltgepresste Öle.
- Reizstoffe, wie z. B. Kaffee, Alkohol und Nicotin meiden.
- Warme bzw. heiße Auflagen nur bei leichten, chronischen Beschwerden, bei akuter Entzündung kalte Umschläge und Empfehlung zum Arztbesuch.

Gedächtnisleistung, nachlassende

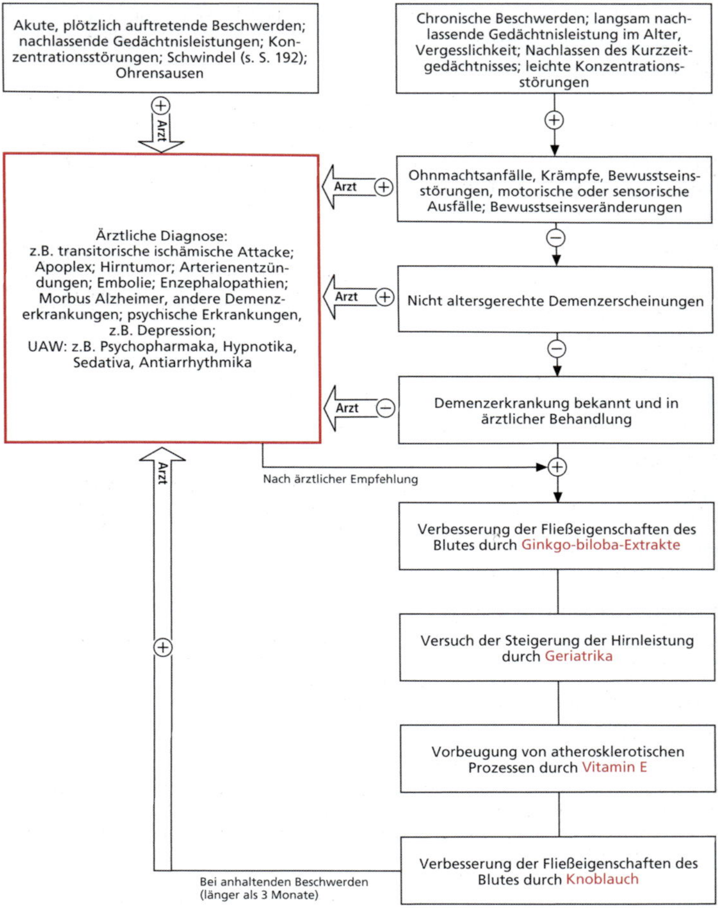

Nachlassende Gedächtnisleistung (Demenz)

Subjektiv und/oder objektiv empfundene Hirnleistungsstörung mit Verlust intellektueller Fähigkeiten, vor allem das Kurzzeitgedächtnis ist betroffen. Leitsymptome: Zerstreutheit, Reizbarkeit, Störungen der Merkfähigkeit und der Konzentration.

Ginkgo-biloba-Extrakte

Durch die vielfältigen Inhaltsstoffe wird u. a. das hinter der Verengung liegende Gewebe wieder besser mit Sauerstoff versorgt. Die Hirnleistung wird unterstützt durch eine verbesserte Sauerstoffversorgung des Gehirns. Lange Behandlungsdauer, geringe NW. Spürbare Besserung sollte nach sechs Wochen eintreten. Tagesdosis: 240 mg Extrakt. WW (Wirkungsverstärkung) mit Thrombozytenaggregationshemmern beachten!

Ginkgo-biloba-Trockenextrakt (Tebonin® spezial 120 mg)

Geriatrika

Geriatrika sind Medikamente oder Nahrungsergänzungsmittel, die eine aufbauende Wirkung haben und für ältere Menschen gut geeignet sind. Eine kritische Beurteilung des Marktes ist notwendig. Ziel ist der Versuch die Hirnleistung und somit die Konzentrationsfähigkeit zu verbessern.

DMAE (2-Dimethylaminoethanol) (in Vitagerin Geistlich®)
Procain (in Gero-H3-Aslan®, in K.H.3®)
Ginseng (Ardey®-aktiv, Pharmaton® Vitalkapseln N)
Lecithin (Buerlecithin®)

Vitamin E

Vitamin E soll im frühen Stadium v. a. der vaskulär bedingten Demenz atherosklerotischen Gefäßveränderungen vorbeugen und die Progression der Demenz verzögern. Wirksamkeit nicht sicher belegt. Einnahme zusammen mit fettreicher Nahrung verbessert die Resorption von Vitamin E.

Vitamin E (Optovit®, Eusovit®)

Knoblauchpräparate

Empirisch eingesetzt zur Vorbeugung von Atherosklerose. Auch um fortschreitende atherosklerotische Prozesse zu verlangsamen. Knoblauch verbessert die Fließeigenschaften des Blutes. Tagesdosis: 500–1000 mg Trockenpulver.

Knoblauchzwiebelpulver (Kwai® forte 300 mg)

Zusatzhinweise

- Gedächtnistraining („Gehirnjogging").
- Viel Bewegung an frischer Luft zur Verbesserung der Sauerstoffversorgung des Gehirns
- Viel Trinken! (Blutverflüssigung).
- Minimierung der Risikofaktoren wie Hypertonie, Diabetes mellitus, Fettstoffwechselstörungen, Übergewicht.
- Nicotinverzicht (s. Raucherentwöhnung S. 172).
- Einnahme von Vitamin- und Mineralstoffpräparaten zur Verbesserung des Allgemeinzustandes.
- Kontakte zu anderen Menschen pflegen, um der Vereinsamung zu entgehen.
- Strukturierung des Tagesablaufs hilft bei Unsicherheiten.

Gelenkschmerzen

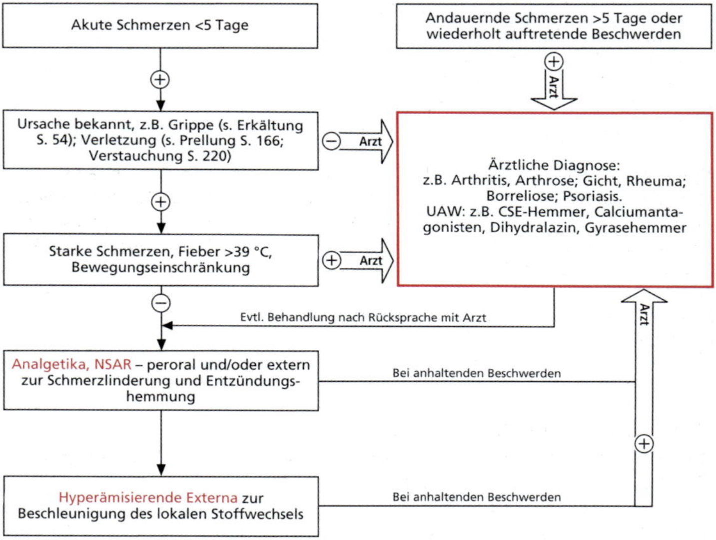

Gelenkschmerzen (Arthralgie)

Schmerzen in einem Gelenk bei Belastung aber auch im Ruhezustand. Ursachen meist Entzündung, Kapselspannung bei Erguss, Fehlbelastung bzw. Überbelastung, und mechanische Irritation, sowie periartikuläre Veränderungen (z. B. akut durch Distorion, chronisch durch Arthrose).

Analgetika, NSAR

Hemmen den Entzündungsprozess, reduzieren den Schmerz. Begrenzte Wirkung durch tief im Gewebe sitzenden Entzündungsherd.

Diclofenac (Voltaren® Schmerzgel)
Ibuprofen (Ibutop® Creme)
Ketoprofen (Effekton® Gel)
Piroxicam (Felden® top Gel)
Indometacin (Mobilat® Schmerzspray)
Felbinac (Spalt® Schmerzgel)

Systemische Anwendung stärker wirksam als externe. Bei systemischer Anwendung KI und WW beachten. Mittel der Wahl ASS u. Ibuprofen, KI: Magen-Darm-Ulzera, Blutungsneigung, Schwangerschaft 3. Trimenon, WW mit Blutgerinnungshemmern. ASS nicht für Kinder < 14 J. (Reye-Syndrom). Paracetamol, KI: Leberfunktionsstörungen, WW mit Alkohol.

Ibuprofen (Aktren®)
Diclofenac (Voltaren® dolo)
Naproxen (Dolormin® GS)
Acetylsalicylsäure (Aspirin®)
Paracetamol (Benuron®)

Hyperämisierende Externa

Regen die lokale Durchblutung an und beschleunigen u. U. den Heilungsprozess. Überdecken den eigentlichen Schmerz.

Capsaicin (in Caye® Balsam)
Nonivamid (in Finalgon® Creme)
Benzylnicotinat (in Rubriment® BN Öl)
Bienengift (in Arnica comp. Apis® Salbe)

Zusatzhinweise

- Bei akuten Beschwerden ist Kühlung (Eiswasser, Kältekompresse, z. B. Cold-Hot® Pack, Kryopin-Pak®) u. U. günstiger als Wärmebehandlung.
- Umschläge mit essigsaurer Tonerde
- Je nach Ursache sind belastungsarme Bewegungsübungen günstig.
- Zur Unterstützung bei Arthrose Chondroprotektiva, z. B. Glucosamin (Dona® 200 S), Chondroitin, Kollagen (Arthrotana®, Kombination in Orthoexpert® Gelenknahrung), Gelatine (Gerontamin® Nutriplus, Mobiforte® M Hydrolysat) als Nahrungsergänzungsmittel zum Aufbau von Gelenkknorpel, – sehnen und Bindegewebe.
- Alternativ zu schulmedizinischen Methoden kann auch eine Therapie mit Phytopharmaka versucht werden, z. B. Eschen- und Pappelextrakte (Phytodolor® Tinktur), Teufelskrallenextrakte (Rivoltan®). Homöopathische Zubereitungen mit Rhus toxicodendron, Symphytum oder Calciumsalzen.

Gerstenkorn

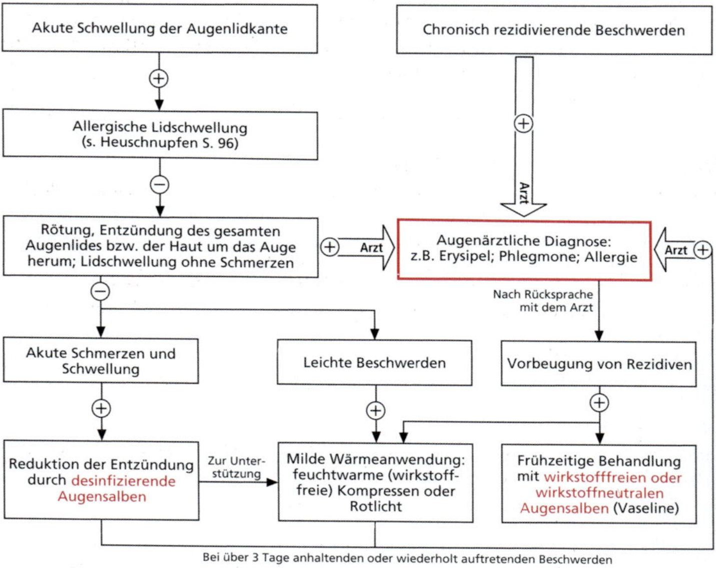

Gerstenkorn (Hordeolum)

Akute eitrige Entzündung der Liddrüsen im Lidkanten- oder Wimpernbereich (Hordeolum externum) oder an der Lidinnenseite (Hordeolum internum). Rötung, Schwellung und starke Schmerzen des betroffenen Lids, innerhalb weniger Tage Abszessbildung mit meist sichtbarer Eiterkuppe. Auslöser meist Staphylokokken. Cave: Lidschwellung mit Spannungsgefühl, aber ohne Schmerzen (Hagelkorn).

Desinfizierende Augensalben

Zur Verminderung der akuten Entzündung. Im Bereich der Selbstmedikation Wirkstoffeinsatz stark eingeschränkt.

Bibrocathol (Posiformin® Augensalbe)

Wirkstofffreie oder wirkstoffneutrale Augensalben

Zum Geschmeidighalten des Lidrands, um eine Verstopfung der Liddrüsen zu verhindern.

Vaselinum ophthalmicum

Neutrale Wirkstoffe, wie z. B. Dexpanthenol (Bepanthen® Augensalbe)

Zusatzhinweise

- Augensalben nicht länger als 4–6 Wochen (Bepanthen® Augensalbe 1 Woche) nach Öffnung verwenden.
- Bei der Anwendung von Salben im oder am Auge ist eine kurzfristige Beeinträchtigung des Sehvermögens möglich.
- Rotlicht oder warme Kompressen zur schnelleren Reifung des Abszesses Augentrostkompressen mit Verdünnung aus 20 Tropfen Euphrasia-Extern-Tinktur und einer Tasse abgekochten Wassers. Leinsamenbreikompressen: Ein Säckchen wird mit heißem Leinsamenbrei gefüllt und möglichst heiß auf das Gerstenkorn gelegt. Hygienisches Arbeiten erforderlich!
- Augenbäder oder feuchte Kompressen mit Kamille lösen oft Allergien aus und können die Augen schädigen. Sie sollten deshalb unterbleiben.

Gicht

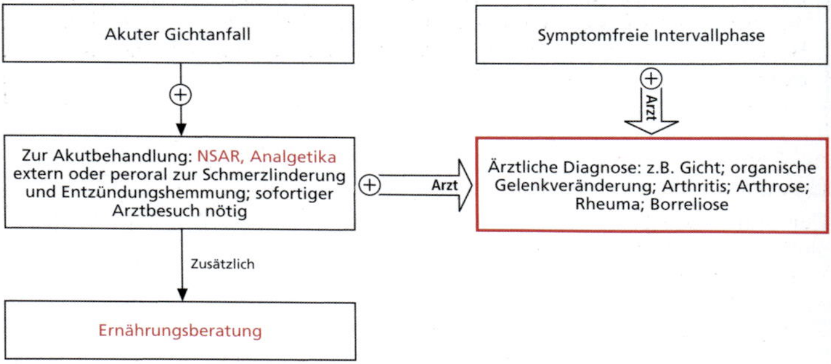
Akuter Gichtanfall
Symptomfreie Intervallphase
Arzt
Zur Akutbehandlung: NSAR, Analgetika extern oder peroral zur Schmerzlinderung und Entzündungshemmung; sofortiger Arztbesuch nötig
Arzt
Ärztliche Diagnose: z.B. Gicht; organische Gelenkveränderung; Arthritis; Arthrose; Rheuma; Borreliose
Zusätzlich
Ernährungsberatung

> **Gichtanfall (Arthritis urica)**
> Erhöhte Harnsäurekonzentrationen im Blut führen zu einer Ausfällung (Kristallisation) im Bereich der kleinen Gelenke mit der Folge einer spontan auftretenden, hochschmerzhaften Schwellung (häufig eines Zehengelenks). Ärztliche Behandlung: Colchicin im akuten Anfall, Verminderung der Harnsäurewerte durch Urikostatika und Urikosurika.

NSAR/Analgetika

Hemmen den Entzündungsprozess, reduzieren die Schwellung des betroffenen Gelenks und den Schmerz.

Diclofenac (Voltaren® Schmerzgel)
Ibuprofen (Ibutop® Creme)
Piroxicam (Felden® top Gel)
Indometacin (Mobilat® Schmerzspray)

Systemische Anwendung stärker wirksam als externe. Bei systemischer Anwendung KI und WW beachten. Mittel der 1. Wahl ASS u. Ibuprofen, KI: Magen-Darm-Ulzera, Blutungsneigung, Kinder < 14 J., Schwangerschaft 3. Trimenon, WW mit Blutgerinnungshemmern. Cave: ASS > 0,5 g/d erhöht den Harnsäurespiegel. Paracetamol, KI: Leberfunktionsstörungen, WW mit Alkohol.

Ibuprofen (Aktren® Tabletten)
Diclofenac (Voltaren® dolo)
Naproxen (Dolormin® GS)
Acetylsalicylsäure (Aspirin®)
Paracetamol (Benuron®)

Ernährungsberatung

Purinarme Ernährung. Auf purinhaltige Lebensmittel möglichst verzichten (Fleisch, Innereien, Sardinen). Verzicht auf Alkohol; v. a. Bier (auch alkoholfreies) kann Gichtanfall auslösen. Normalgewicht anstreben. Bei Übergewicht Gewichtsreduktion (s. S. 212). Ausreichende Flüssigkeitszufuhr, möglichst Wasser oder Tee, Kaffee ist erlaubt. Vorsicht bei Fruchtsäften.

Zusatzhinweise

- Rechtzeitiges Erkennen und Therapie von (Keto-)Azidose auslösenden Faktoren (Diabetes mellitus, Fettstoffwechselstörungen).
- Meiden von Arzneimitteln, die den Harnsäurespiegel erhöhen (z. B. ASS > 0,5 g/d).

Haarausfall

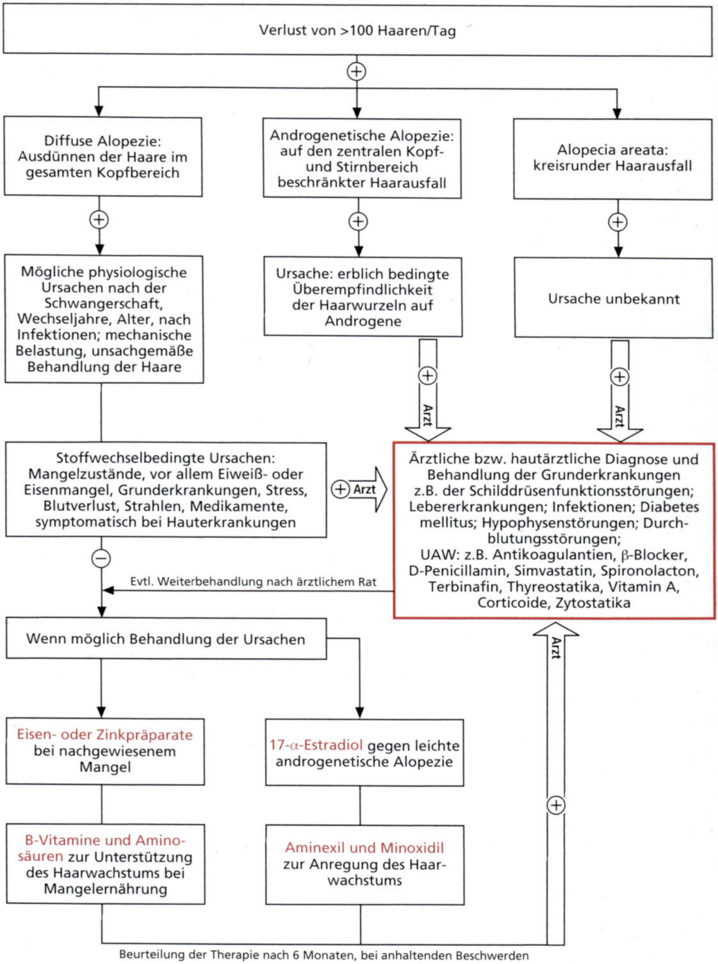

Diffuse Alopezie

Allgemeine Ausdünnung der Haare. Ursache vor allem bestimmte Grunderkrankungen, Mineralstoffmangel oder Fremdstoffeinwirkung (z. B. Arzneimittel, Zytostatika).

Eisensalze

Bei nachgewiesenem Eisenmangel. Anwendung über mindestens 3 Monate. WW mit Tetracyclinen, Antazida und Colestyramin beachten.

Eisenglycinsulfat (Ferro sanol® duodenal)

Zinksalze

Bei Zinkmangel, Anwendung über mindestens 6 Monate. WW mit Eisensalzen.

Zinkorotat (Zinkorotat® POS)
Zink-D-gluconat (Zink-Verla® 10/-20)
Zinksulfat (Zink Sandoz®)

B-Vitamine und Aminosäuren

Zur Unterstützung des Haarwachstums bei Mangelzuständen. Zur Bereitstellung der Ausgangsstoffe zur Haarsynthese.

z. B. Pantothensäure, L-Cystin (in Priorin® neu, in Pantovigar® N)
Biotin (Gabunat® forte 10 mg)

Zusatzhinweise

- Verwendung von milden Shampoos, Vermeidung von heißem Föhnen, besondere Haarbehandlungen (Dauerwelle, Färbung) durch den Friseur durchführen lassen.
- Starken Zug auf Haarwurzeln (Haarknoten, Zöpfe, Lockenwickler) vermeiden.
- Protein-, vitamin- und mineralstoffreiche Ernährung empfehlen.
- Bei starker psychischer Belastung Haarteil oder Perücke.
- Alternative Therapie: Silicea in Homöopathika.

Androgenetische Alopezie

Beim Mann typischer Haarverlust auf Hinterkopf (Tonsur) und Stirnbereich (Geheimratsecken) bis hin zur Glatze mit übrig bleibendem Haarkranz. Beginn je nach Veranlagung ab der Adoleszenz. Bei der Frau Ausdünnung der Scheitelregion.

17-α-Estradiol

Anwendung bevorzugt bei Frauen. Zur kompetitiven Verdrängung der Androgene an den Haarwurzeln. Nicht bei Kindern < 18 J. Nicht in Schwangerschaft und Stillzeit. Anwendung in der Selbstmedikation max. 1 J.

17-α-Estradiol (Ell-Cranell® alpha)

Aminexil und Minoxidil

Zur Anregung des Haarwuchses. Cave: bei Minoxidil Blutdruckabfall möglich.

Aminexil (Dercap® Aminexil für Frauen und Männer)
Minoxidil (Regaine® für Frauen bzw. für Männer)

Zusatzhinweise

- Wie bei diffuser Alopezie.
- Bei Frauen: Umstellung auf ein antiandrogenhaltiges Kontrazeptivum.

Hämorrhoiden

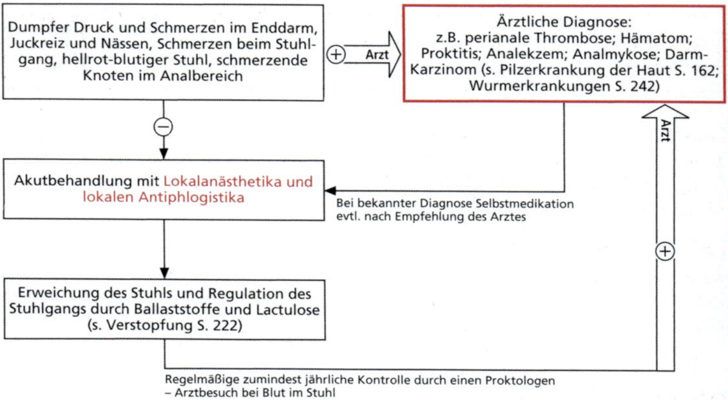

> **Hämorrhoiden**
> Knotenförmige Erweiterungen der Blutgefäße des Rektums. Beschwerden: Juckreiz, Brennen und Nässen der Analgegend, dumpfer Druck und Schmerzen im Enddarm, schmerzende Knoten im äußeren Analbereich (äußere Hämorrhoiden), Schmerzen beim Stuhlgang, evtl. hellrot-blutiger Stuhl. Auslöser: Bindegewebsschwäche, starke Bauchpresse z. B. beim Stuhlgang.

Lokale Anwendung in Form von Salben, Suppositorien oder Sitzbädern. Anwendung 3 × täglich, möglichst nach dem Stuhlgang und vor dem Schlafengehen. Fertigarzneimittel enthalten häufig Wirkstoffkombinationen unterschiedlicher Wirkprinzipien.

Lokalanästhetika

Akutbehandlung gegen Schmerzen und Juckreiz.
Benzocain (Anaesthesin® Salbe oder Zäpfchen)
Lidocain (LidoPosterine®, in Faktu® akut)
Polidocanol (in Hexamon®)

Lokale Antiphlogistika

Zur Behandlung oder Vorbeugung einer perianalen Entzündung. Wirkung entzündungshemmend und granulationsfördernd.

Salben und Suppositorien
Bufexamac (in Faktu® akut, in Hexamon®)
Hamamelisrinde, -blätter (Posterine® Salbe, in Eulatin® NN, Hametun®)
Bismutgallat (in Mastu® S, in Eulatin®NN)

Sitzbäder
Kamillenblüten (Kamillosan® Konzentrat)
Eichenrinde (Tannolact® Badezusatz)

Zusatzhinweise

- Verwendung von weichem Toilettenpapier, gründliche Reinigung der Analgegend nach jedem Stuhlgang, in beschwerdefreien Phasen Verwendung von feuchten Tüchern möglich.
- Regulation des Stuhlgangs, Erweichung des Stuhls mit Hilfe von Ballaststoffen und Lactulose, s. Verstopfung S. 222.
- Ausreichende Flüssigkeitsaufnahme (2–3 Liter/Tag).
- Regelmäßige Bewegung, sitzende Tätigkeit regelmäßig unterbrechen.
- Vermeidung oder Abbau von Übergewicht, s. Übergewicht S. 212.
- Nach Hämorrhoidaloperationen Anwendung von heparinhaltigen Salben.

Halsschmerzen

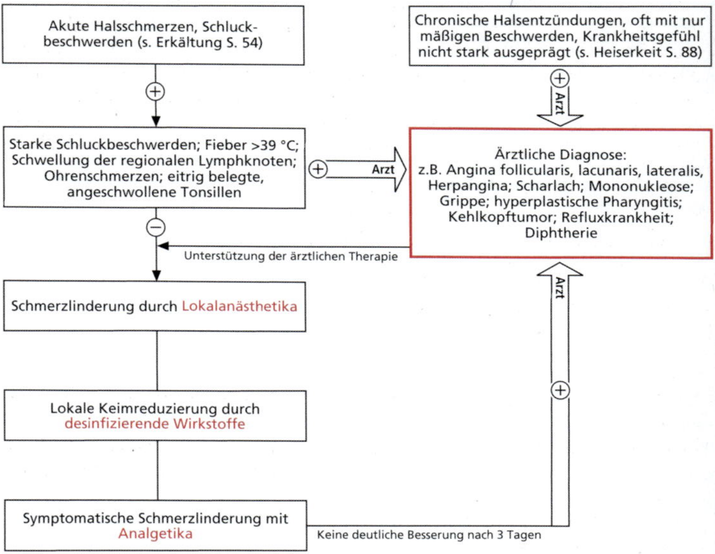

Halsschmerzen

Akute Entzündung im Rachenraum mit Schluckbeschwerden, Rötung, Brennen im Mund- Rachenraum, Heiserkeit sowie leichtem Krankheitsgefühl. Häufig viral bedingt. Oft als Begleitsymptom bei Erkältungen, kann auch durch Überbeanspruchung der Stimme und durch Reizung der Atemwege ausgelöst werden.

Lokalanästhetika

Zur lokalen Schmerzlinderung. Anwendung meist als Lutschtabletten in Kombination mit desinfizierenden Wirkstoffen. Ambroxol hochdosiert besitzt lokalanästhesierende und gleichzeitig schleimlösende Eigenschaften.

Benzocain (in Dolo Dobendan®, in Dorithricin®)
Lidocain (in Lemocin®)
Ambroxol (Frubizin® akut, Mucoangin®)

Desinfizierende Wirkstoffe

Zur lokalen Keimreduktion im Mund-Rachenraum. Anwendung als Lutschtablette z. T. in Kombination mit Lokalanästhetika und Lokalantibiotika, als Gurgellösung oder als Halsspray. Zuckerfreie Lutschtabletten (zum Schutz der Zähne vor Karies) bevorzugen. Die quartären Ammoniumbasen, Chlorhexidin, Hexetidin wirken gut gegen Bakterien, die Wirksamkeit gegen Viren ist gering. Povidon-Iod wirkt gegen Bakterien, Viren und Pilze und wird verdünnt als Gurgellösung eingesetzt. Der Zusatz von Lokalantibiotika (Tyrothricin) bei Hals- und Rachentherapeutika ist umstritten. Das bakteriostatische Antibiotikum Fusafungin wird zur Therapie bei Laryngitis eingesetzt. NW: Reizungen im Mundraum, bronchospastische Reaktionen möglich.

Cetylpyridiniumchlorid (Dobendan®, in Dolo Dobendan®)
Cetrimoniumbromid (in Lemocin® Lutschtabletten)
Benzalkoniumchlorid (in Dorithricin® Halstabletten)
Chlorhexidin (Chlorhexamed®-Fluid Lösung)
Hexetidin (Hexoral® Lösung, Spray)
Povidon-Iod (Betaisodona® Mundantiseptikum), KI: Hyperthyreose
Fusafungin (Locabiosol®)

Analgetika

Zur Behandlung der Schmerzen bei Halsentzündungen (bei Bedarf). Acetylsalicylsäure ist wegen seiner antiphlogistischen Wirkung zu bevorzugen. Acetylsalicylsäure, KI: Magen-Darm-Ulzera, Kinder < 14 J., Asthma, Blutungsneigung. WW mit blutgerinnenden Arzneimitteln. Paracetamol, KI: Leberfunktionsstörungen, WW mit Alkohol.

Acetylsalicylsäure (Aspirin®)
Paracetamol (Benuron®)
Flurbiprofen (Dobendan® direkt)

Zusatzhinweise

- Viel trinken und (zuckerfreie) Bonbons lutschen (Salbeibonbons) zum Befeuchten der Schleimhäute. Lutschtabletten mit Dexpanthenol (z. B. von Jenapharm®) werden als angenehm empfunden.
- Raumluft befeuchten.
- Gurgellösungen und Halssprays: ausreichend lange gurgeln (eine Minute), Mund hinterher nicht ausspülen (Kontaktzeit erhöhen). Chlorhexidinhaltige Lösungen nur bis zu 10 Tage anwenden wegen reversibler Zahn- und Zungenverfärbungen.
- Tees mit reizlindernden Schleimstoffen (Eibischwurzel, Primelwurzel, Wollblume, Isländisch Moos).
- Wärme am Hals (Tuch oder Medivital® Wärmeschal).
- Nicotin, Alkohol, reizende Speisen meiden.
- Weiches Essen bei Schluckbeschwerden.
- Gurgeln mit Kamillen-, Salbeiextrakten oder Myrrhe.
- Alternative Heilmethoden: Meditonsin®, Tonsiotren® H;
  Weleda®: Bolus eucalypti comp. Pulver.

Hautentzündungen

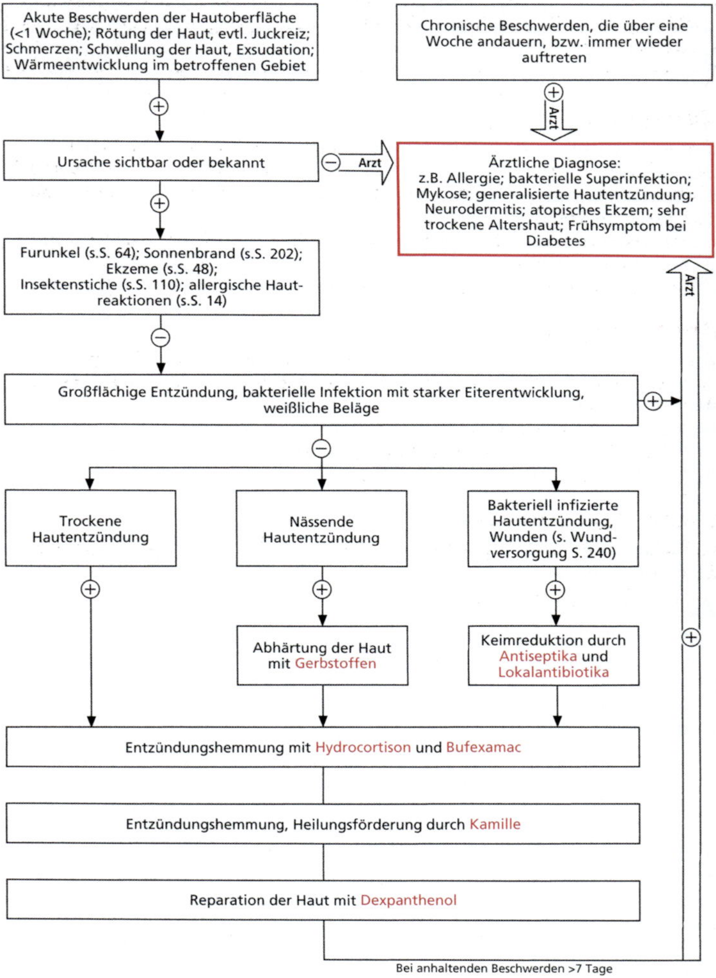

Hautentzündung (u. a. atopische Dermatitis)

Durch vielfältige Ursachen hervorgerufene Hautschädigung. Oft bakterielle Infektion auf schon vorgeschädigter Haut. Die klassischen Entzündungszeichen (Rötung, Schwellung, Schmerz, Wärmeentwicklung, eingeschränkte Hautfunktion) sind vorhanden.

Gerbstoffe

Zur oberflächlichen Gerbung der Haut, adstringierende Wirkung. Die Haut wird unempfindlicher gegen die reizenden Stoffe. Anwendung als Creme oder Salbe bei trockenen Entzündungen, als Creme oder Schüttelmixtur bei nässenden Dermatitiden und als Bad möglich.

Synthetischer Gerbstoff (Tannolact® Creme, Tannolact® Lotio Schüttelmixtur, Tannosynt® Flüssigkeit)
Hamamelisextrakt (Hametum® Salbe, Creme)

Antiseptika

Zur Keimabtötung auf geschädigter Haut. Iodhaltige Antiseptika, KI: Hyperthyreose, Iod-Überempfindlichkeit, Kinder < 6 Monate. Chlorhexidin, KI: tiefe Wunden, Säuglinge.

Povidon-Iod (Betaisodona®)
Chlorhexidin (Hansaplast med® Wunddesinfektionsspray)
Octenidin (Octenisept® Wunddesinfektion)

Lokalantibiotika

Zur Bakterienabtötung auf geschädigter Haut. Tyrothricin als einziges Lokalantibiotikum in der Selbstmedikation.

Tyrothricin (Tyrosur® Gel)

Hydrocortison

Analgetische und antiphlogistische Wirkung. Zur kurzfristigen Anwendung, nicht länger als eine Woche. KI: Kinder unter sechs Jahren, Schwangerschaft 1. Trimenon.

Hydrocortison 0,25–0,5 % (Soventol® HC Creme, Linola akut 0,5 %)

Bufexamac

Analgetische und antiphlogistische Wirkung, wirkt juckreizlindernd. KI: Schwangerschaft nach Risikoabwägung, Kinder < 6 Jahren. NW: Kontaktekzem. Bufexamac selbst hat eine hohe Sensibilisierungsrate, es wirkt in diesen Fällen als Kontaktallergen. Ein kritisch abzuwägender Einsatz ist anzustreben.

Bufexamac (Parfenac®)

Kamille

Verbesserte Abheilung durch antiphlogistische und leicht antibakterielle Wirkung der Kamille. Am besten standardisierten Kamillenextrakt verwenden. Anwendung als Lösung oder Creme. KI: Allergie gegen Korbblütler.

Kamillenblütenauszug (Kamillosan® Konzentrat Lösung, Kamillosan® Creme, Salbe)

Dexpanthenol

Zur Förderung der Heilung bei geröteter, gereizter Haut. Bei nässenden Entzündungen erst nach Abtrocknen des Exsudats im Anschluss an die akute Phase.

Dexpanthenol (Bepanthen® Wund- und Heilsalbe)

Zusatzhinweise

- Kühlung mit feuchten Tüchern wird oft als angenehm empfunden.
- Wirkstofffreie Cremes und Salben als Anschlusstherapie an die akute Phase, evtl. mit Harnstoffzusatz.
- Ein Versuch mit Nachtkerzenöl (Efamol® 500) kann bei Neurodermitis gemacht werden.
- Ölbäder bzw. Duschen mit einem Duschöl bringen oft Linderung (z. B. Eucerin® pH5 Creme Duschöl).
- Nach der akuten Phase Cremes mit bis zu 5% Harnstoff zur Rehydratation der Haut (Eucerin® TH 5% Urea).
- Abdeckung der Haut mit Verbandmull oder Kompressen, wenn nötig
- Alternative Heilmethoden: Halicar® Creme, Salbe; Calendula Wundsalbe von Weleda®.

Heiserkeit

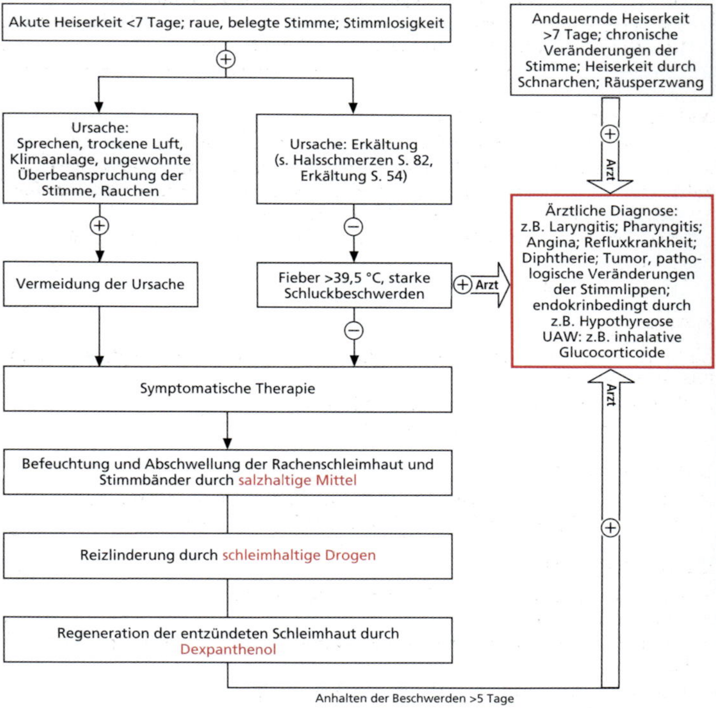
Akute Heiserkeit <7 Tage; raue, belegte Stimme; Stimmlosigkeit
Ursache: Sprechen, trockene Luft, Klimaanlage, ungewohnte Überbeanspruchung der Stimme, Rauchen
Ursache: Erkältung (s. Halsschmerzen S. 82, Erkältung S. 54)
Vermeidung der Ursache
Fieber >39,5 °C, starke Schluckbeschwerden
Arzt
Andauernde Heiserkeit >7 Tage; chronische Veränderungen der Stimme; Heiserkeit durch Schnarchen; Räusperzwang
Arzt
Ärztliche Diagnose: z.B. Laryngitis; Pharyngitis; Angina; Refluxkrankheit; Diphtherie; Tumor, pathologische Veränderungen der Stimmlippen; endokrinbedingt durch z.B. Hypothyreose UAW: z.B. inhalative Glucocorticoide
Arzt
Symptomatische Therapie
Befeuchtung und Abschwellung der Rachenschleimhaut und Stimmbänder durch salzhaltige Mittel
Reizlinderung durch schleimhaltige Drogen
Regeneration der entzündeten Schleimhaut durch Dexpanthenol
Anhalten der Beschwerden >5 Tage

Heiserkeit (Dysphonie)

Stimmstörung mit Veränderung des Stimmklangs und Einschränkung der Stimmleistung. Symptome: Klanglosigkeit, belegte, raue Stimme bis hin zur Stimmlosigkeit (Aphonie). Häufige Ursachen: Entzündungen des Rachenraums (z. B. bei Erkältung), Überbeanspruchung der Stimmbänder.

Salzhaltige Arzneimittel

Zur Befeuchtung der Mund- und Rachenschleimhaut, bewirken eine Reizlinderung. Anwendung isotonischer Salzlösungen in der Regel als Inhalation mit Verneblern. Salzhaltige Lutschpastillen sollen durch eine leichte hypertone Konzentration eine Straffung und Entquellung der Stimmbänder bewirken.

Inhalationen mit Kochsalz (Pariboy®-Vernebler mit isotonischer Kochsalzlösung)
Mineralsalze (Emser® Pastillen)

Schleimdrogen

Linderung des Kratzgefühls im Hals durch Überziehen der Rachenschleimhaut mit Pflanzenschleimen.

Primelwurzelextrakt (Ipalat® Halspastillen)
Isländisch Moos (Isla Moos® Pastillen)

Dexpanthenol

Dexpanthenol baut als Hautvitamin die entzündete Schleimhaut wieder auf.

Dexpanthenol (Panthenol 100 mg Jenapharm® Lutschtabletten)

Zusatzhinweise

- Viel trinken zum Befeuchten der Rachenschleimhäute.
- Raumluft befeuchten.
- Tees mit reizlindernden Schleimstoffen (Eibischwurzel, Primelwurzel, Wollblume, Isländisch Moos).
- Wärme am Hals (Tuch oder Medivital® Wärmeschal).
- Schonung der Stimme, wenig sprechen.
- Lutschen wirkstofffreier Bonbons zur Erhöhung des Speichelflusses.
- Rauchen einstellen, Rauch meiden.
- Vermeidung der Ursache, die die Heiserkeit ausgelöst hat.
- Bei häufig auftretender Dysphonie logopädische Behandlung.
- Oral einzunehmendes Medikament: Laryngsan® (Campher, Pfefferminzöl).

Herpes, Lippen-

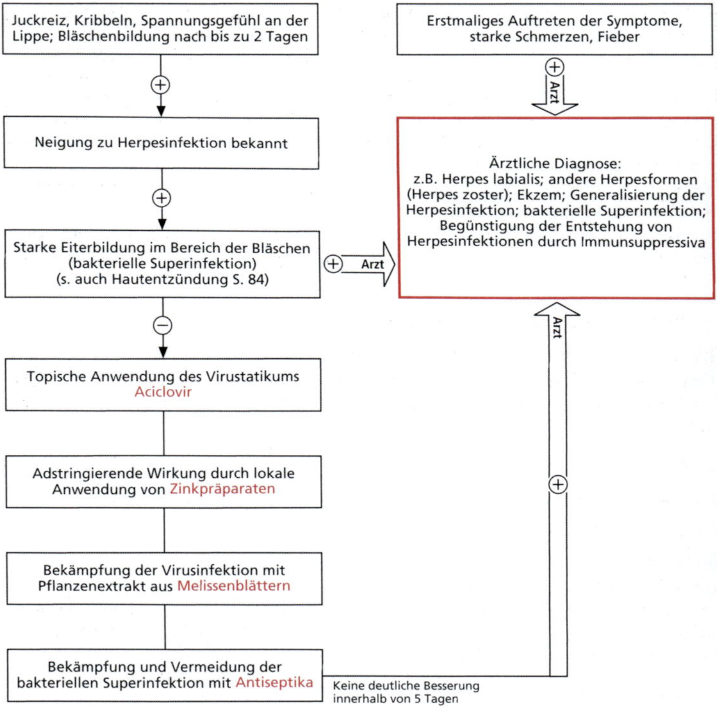

Lippenherpes (Herpes labialis)

Virusinfektion, verursacht durch Herpes simplex. Lokale Bläschenbildung auf Haut und Schleimhäuten, beginnend mit Juckreiz, Kribbeln und Spannungsgefühl der Haut. Die Bläschen mit gerötetem Umfeld öffnen sich, verkrusten im Verlauf und heilen dann ab. Die Erkrankung kann mit starken Nervenschmerzen und Fieber einhergehen. Da das Virus in den Trigeminus-Ganglien persistiert, hohe Neigung zu Rezidiven, die z. B. ausgelöst werden können durch Fieber, Stress, starke Sonneneinstrahlung oder Immunschwäche z. B. bei Erkältungskrankheiten. Übertragung durch Mensch-zu-Mensch-Kontakt. Eine Lippenherpesinfektion ist fast immer ein Zeichen für eine Sekundärinfektion durch das Herpes-simplex-Virus und Ausdruck eines geschwächten Immunsystems.

Aciclovir

Virustatikum, wirkt selektiv gegen humanpathogene Herpesviren. Resistenzen sind selten. Anwendungsdauer nicht länger als zehn Tage. KI der Lippencreme: Anwendung auf Schleimhäuten, am Auge. NW: vorübergehendes Brennen.

Aciclovir (Zovirax® Lippenherpescreme)
Penciclovir (Fenistil® Pencivir bei Lippenherpes)

Zinkpräparate zur topischen Anwendung

Virustatikum mit adstringierender Wirkung durch den Wirkstoff Zinksulfat. Durch Zusatz von Heparin soll die Wirkung noch verstärkt werden. Anwendung insbesondere im Frühstadium.

Zinksulfat (Virudermin® Gel)
Zinksulfat mit Heparin (Widmer Lipactin® Gel)

Melissenblätterextrakt

Pflanzliches Virustatikum.

Melissenblättertrockenextrakt (Lomaherpan® Creme)

Antiseptika

Antibakteriell wirksam bei Superinfektionen der geschädigten Haut. Zur Vermeidung und Bekämpfung der bakteriellen Superinfektion bei durch die offenen Bläschen entstandenen Erosionen. Povidon-Iod, KI: Hyperthyreose.

Povidon-Iod (Betaisodona® Salbe)
Clioquinol (Linola-sept®)
Tyrothricin (Tyrosur® Gel)

Zusatzhinweise

- Konsequentes Auftragen der Topika nach Verspüren der ersten Symptome.
- Vermeidung der Auslöser, wenn möglich, Stress reduzieren.
- Sonnenschutzpräparate für die Lippen, vor allem bei intensiver Sonneneinstrahlung (Skifahren, südliche Länder).
- Immunstärkung in den Remissionsphasen (s. Immunschwäche S. 106).
- Multivitaminpräparate (Vitamine A, C, E) helfen, dass die Krankheit schneller abklingt.
- Perorale Zinkpräparate, da Zinkionen auch virustatische Eigenschaften besitzen sollen (Zinkorotat POS®).
- Alternative Heilmethoden: Echinacin® Madaus Salbe in der Abheilungsphase, Echinacin® Lippenbalsam, LomaProtect® Lippenpflege.

Herzschwäche

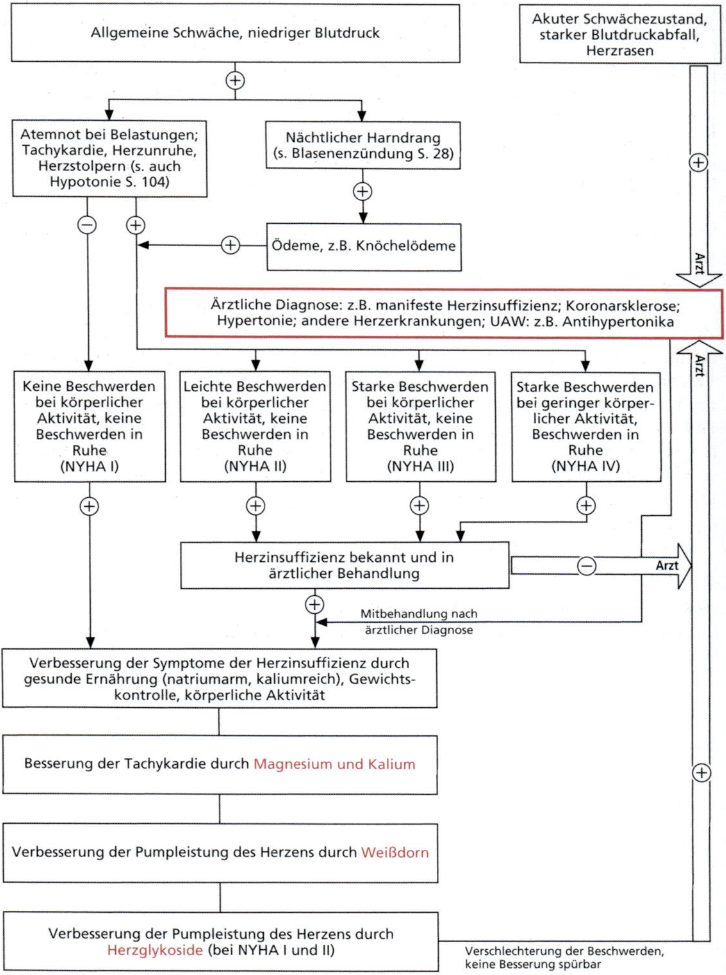

Herzschwäche (Herzinsuffizienz)

Der Herzmuskel ist nicht mehr in der Lage, das von den Venen kommende Blut kräftig genug in den Körperkreislauf zu pumpen. Die Kontraktilität des Herzens ist vermindert. Folgen sind Rückstau des Blutes mit Ödembildung in der Peripherie bzw. in der Lunge, Mangeldurchblutung und Sauerstoffunterversorgung der Gewebe. Typische Symptome sind z. B. Schwäche, Schwindel, Zyanose, Müdigkeit, Atembeschwerden, Nykturie, Tachykardie, Herzrhythmusstörungen, zerebrale Insuffizienz bei älteren Patienten. Leitsymptom bei Rechtsherzinsuffizienz: Stauungsödem, bei Linksherzinsuffizienz: Atemnot (Asthma cardiale). Ursachen sind z. B. Koronarsklerose, Herzmuskelerkrankungen, Hypertonie, Herzklappendefekte, nachlassende Leistungsfähigkeit des Herzens im Alter.

Magnesium, Kalium

Magnesium senkt die kardiale Erregbarkeit und lindert die Symptome der Herzrhythmusstörungen und der Tachykardie. KI: Eingeschränkte Nierenfunktion. Kalium ist notwendig für die Erregbarkeit der Herzmuskelzelle (Natrium-Kalium-Pumpe). Bei Kalium sollte auf die natürlichen Kaliumspender verwiesen werden (z. B. Trockenfrüchte, Spinat, Bananen), da Überdosierungen schwere Störungen an Herz und Muskulatur verursachen können. Hochdosierte Kaliumpräparate sollten in der Selbstmedikation nicht empfohlen werden (WW mit Herzglykosiden). Mineralstoffpräparate, die beide Stoffe in Kombination enthalten, können zur Prophylaxe und zur Unterstützung der ärztlichen Therapie empfohlen werden.

Magnesiumcitrat (Magnesium-Diasporal®)
Magnesiumaspartat (Magnesiocard®)
Magnesiumorotat (Magnerot® CLASSIC)

Kombination von Magnesium und Kalium

Kalium- und Magnesiumhydrogenaspartat (Tromcardin®, Magium® K)

Weißdorn

Positiv inotrope Wirkung auf das Herz, die Pumpleistung wird verbessert. Weißdorn hat eine antiarrhythmische Wirkung und kann die Koronarien erweitern. Ein hochdosierter Trockenextrakt aus Weißdornblättern mit Blüten (standardisiert auf Procyanidine (Epicatechin) oder Flavonoide (Hyperosid)) kann in den Stadien NYHA I und II angewendet werden. Weißdorn, KI: Kinder < 12 J.

Weißdorn (Crataegutt® novo 450, Crataegutt® 80 mg, Crataegutt Tropfen, Koro-Nyhadin®)

Weißdorn und Campher (Korodin® Herz-Kreislauf-Tropfen)

Tee aus Weißdornblättern mit Blüten (2–5 Min. ziehen lassen, dann sofort trinken, Tee reich an oligomeren Procyanidinen)

Herzglykoside

Positiv inotrope Wirkung auf das Herz. Die Glykoside aus Adonis vernalis, Convallaria majalis, Nerium oleander, Urginea maritima stehen für eine Selbstmedikation zur Verfügung. Einsatz nur bei leichten Formen. KI: Therapie mit Digitalisglykosiden, NYHA III und IV. NW bei Überdosierung: Übelkeit, Herzrhythmusstörungen.

Convallaria majalis D 1 (Convacard® H Tabletten)

Herzglykosid-Mischung aus Herba Adonidis, Herba Convallariae,
Folium Oleandri, Bulbus Scillae (Miroton® forte Dragees)

Zusatzhinweise

- Gesunde Lebensweise, Stressfaktoren vermeiden.
- Vollwertige, vitaminreiche und kochsalzarme Ernährung ohne Alkohol.
- Kaliumreiche Ernährung, z. B. mit Trockenpflaumen und Bananen.
- Bei bestehenden Wassereinlagerungen kann ein Reistag entwässernd wirken.
- Tägliches Wiegen dient der Kontrolle der Ödembildung. Bei sehr schneller Gewichtszunahme Arzt aufsuchen!
- Gewichtsreduktion auf Normalgewicht zur Herzschonung (s. auch Übergewicht S. 212).
- Rauchen einstellen.
- Zur Vorbeugung ist ein Knoblauchpräparat mit seinen vielfältigen Wirkungen empfehlenswert (z. B. Kwai® N)
- Eine der Leistungsfähigkeit des Patienten angepasste leichte sportliche Aktivität trainiert das Herz und verbessert die bestehende Atemnot (Spazieren gehen, Radfahren).
- Alternative Heilmethoden: Diacard®.
- Allgemeine zusätzliche Maßnahmen nach Rücksprache mit dem Arzt: Lokale Herztherapeutika mit Reizwirkung auf die Haut. Sie werden auf die Herzregion aufgetragen. Die lipophilen Bestandteile werden gut resorbiert und stimulieren nervale Reflexe: Campher, Levomenthol, Fichtennadelöl, Rosmarinöl (Cor-Vel Truw® Herzsalbe); Aurum met. Praep. D 4, Lavendelöl, Rosenöl (Aurum/Lavandula comp. Salbe Weleda®)

Heuschnupfen

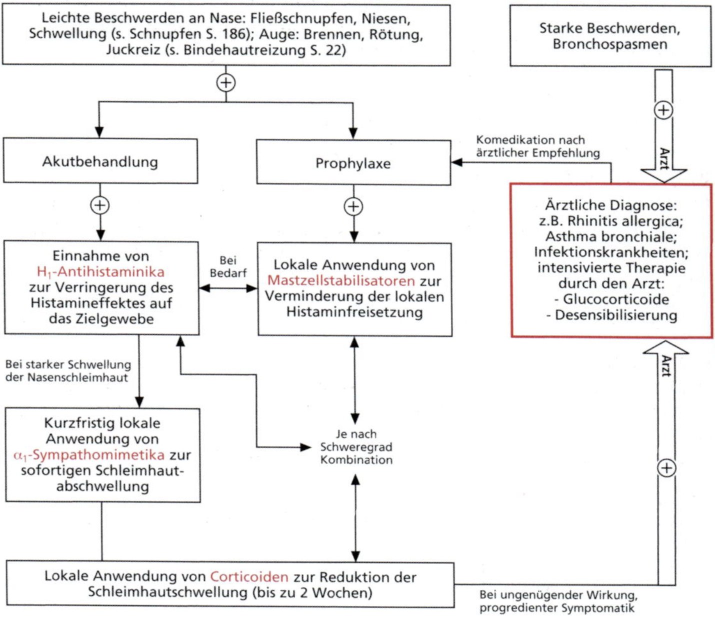

Heuschnupfen (Allergische Rhinitis/Konjunktivitis)

Überempfindlichkeitsreaktion auf Blüten- und Gräserpollen oder andere Allergene (Hausstaubmilbenkot, Tierhaare). Symptomatik ähnelt primär der eines Schnupfens, häufig mit begleitender Konjunktivitis. In verstärkter Form bzw. fortgeschrittenen Stadien auch Beteiligung der Atemwege (Bronchospasmus). Selten anaphylaktoide Reaktion auf Allergene.

H_1-Antihistaminika

Kompetitive Hemmung des Histamins im Zielgewebe. Reduktion der Histaminreaktion. Anwendung lokal oder systemisch. KI: Prostatahyperplasie, Tachykardie, Engwinkelglaukom, Loratadin Kinder < 6 J., Cetirizin Niereninsuffizienz. NW: ZNS-gängige Antihistaminika setzen die Reaktionsfähigkeit herab.

Dimetinden (Fenistil® 24 Std Tabletten)
Loratadin (Lisino® Tabletten)
Cetirizin (Zyrtec® Tabletten)
Azelastin (Allergodil® Nasenspray, Augentropfen)
Levocabastin (Livocab® direkt Nasenspray, Augentropfen)

Mastzellstabilisatoren

Stabilisieren die Membranen der Mastzellen und reduzieren so eine übermäßige Freisetzung von Histamin im Zielgewebe. Regelmäßige Applikation notwendig, Wirkeintritt erst nach Latenzzeit von bis zu 48 Stunden. Basismedikation zur Prophylaxe. Nedocromil KI: Kinder < 12 J.

Cromoglicinsäure (Lomupren® Nasenspray, Opticrom® Augentropfen)
Nedocromil (Irtan® Augentropfen)

Corticoide

Hemmung der lokalen Entzündung (Reduktion der Schwellung), Dämpfung der Immunreaktion. In der Selbstmedikation nur schwach wirksames Cortison verfügbar.

Beclometasondipropionat (Ratioallerg® Heuschnupfenspray)

α_1-Sympathomimetika

Vasokonstriktion im Zielgewebe, Rückgang der lokalen Schwellung. Cave: Rebound!

Tetryzolin (Visine® Yxin)
Oxymetazolin (Nasivin®)

Zusatzhinweise

- Allergenkontakt reduzieren.
- Pollenvorhersage nutzen (Tel.: 01 90/1 15 64 80), Pollenflugkalender.
- Pollenmaske.
- Abends Haare waschen (Reduktion der Pollenbelastung).
- Bei Hausstaubmilbenallergie milbendichte Matratzen-, Betten- und Kopfkissenbezüge verwenden (Allergocover®).
- Wohnung vor Pollen schützen (Fenster nachts schließen).
- Kühlkompressen für die Augen, Pollenschutzmaske.
- Kochsalzlösung zum Ausspülen der Pollen aus der Nase.
- Alternative Heilmethoden: Galphimia glauca, Luffa, Heuschnupfenmittel DHU®, Pollenschutzcreme (Vaseline).

Hühneraugen

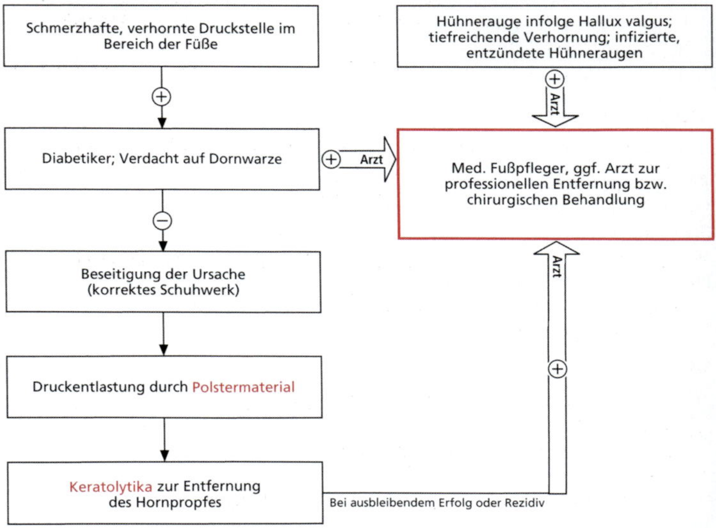

Hühnerauge (Clavus)

Reaktive Keratinisierung stark druckbelasteter Bereiche vorwiegend im Bereich der Zehen, des Fußballens oder der Ferse. Der Hornpfropf kann tiefer liegende Gewebe schädigen. Hauptsymptom ist der bei Druckbelastung auftretende stechende Schmerz.

Polstermaterial

Zur Reduktion der Druckbelastung am Clavus und ihrer Verteilung auf das umgebende Gewebe.

(Compeed®, Hansaplast® Druckschutzringe)

Keratolytika

Lösen die verhornten Hautanteile auf und ermöglichen so eine mechanische Entfernung.

Salicylsäure (Collomack® Topical)
Milchsäure (in Clabin® plus)

Zusatzhinweise

- Schuhe häufig wechseln (wechselnde Druckbereiche).
- Bequemes Schuhwerk tragen.
- Regelmäßige Fußbäder, pflegende Fußcremes.
- Langes Stehen vermeiden.
- Fußgymnastik unter krankengymnastischer Anleitung, Gangschule.

Husten

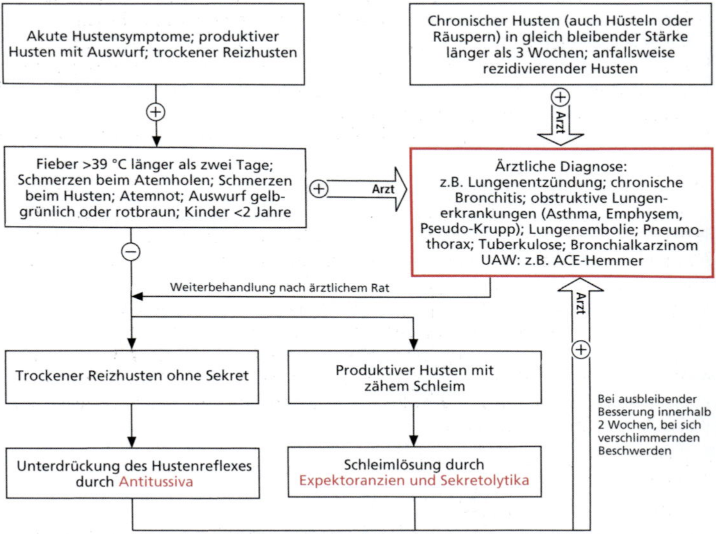
Akute Hustensymptome; produktiver Husten mit Auswurf; trockener Reizhusten
Chronischer Husten (auch Hüsteln oder Räuspern) in gleich bleibender Stärke länger als 3 Wochen; anfallsweise rezidivierender Husten
Arzt
Fieber >39 °C länger als zwei Tage; Schmerzen beim Atemholen; Schmerzen beim Husten; Atemnot; Auswurf gelb-grünlich oder rotbraun; Kinder <2 Jahre
Arzt
Ärztliche Diagnose: z.B. Lungenentzündung; chronische Bronchitis; obstruktive Lungenerkrankungen (Asthma, Emphysem, Pseudo-Krupp); Lungenembolie; Pneumothorax; Tuberkulose; Bronchialkarzinom UAW: z.B. ACE-Hemmer
Weiterbehandlung nach ärztlichem Rat
Arzt
Trockener Reizhusten ohne Sekret
Produktiver Husten mit zähem Schleim
Bei ausbleibender Besserung innerhalb 2 Wochen, bei sich verschlimmernden Beschwerden
Unterdrückung des Hustenreflexes durch Antitussiva
Schleimlösung durch Expektoranzien und Sekretolytika

Trockener Reizhusten

Meist als erstes Symptom eines banalen Virusinfekts der oberen Luftwege oder in Kombination mit anderen Erkältungssymptomen. Unproduktiver quälender Husten (manchmal nur als Hüsteln oder Räuspern) und Heiserkeit in den ersten Tagen einer Erkältung, evtl. Halsschmerzen bzw. Schluckbeschwerden, Kopf- und Gliederschmerzen. Trockener Reizhusten im Anschluss an akute Bronchitis kann bis zu 8 Wochen persistieren. Cave: trockener Reizhusten ohne Erkältungssymptome, Krampfhusten, Atemnot.

Antitussiva

Zur Unterdrückung des Hustenreizes. Anwendung für 2–3 Tage. Sobald sich der Husten löst, sollte das Antitussivum abgesetzt, bzw. bei starkem Hustenreiz zur Nacht nur noch 1 Stunde vor dem Einschlafen eingenommen werden. Bei Kombination mit Sekretolytika Gefahr des Sekretstaus. Besondere Anwendungseinschränkungen bei Kindern beachten. KI: Schwangerschaft, Stillzeit, Epilepsie.
WW: Alkohol, zentraldämpfende Stoffe. Sedierung; Beeinträchtigung der Fahrtüchtigkeit. Ausnahme: pflanzliche Antitussiva. Besondere KI und WW der Wirkstoffe beachten, z. B. Pentoxyverin, KI: Säuglinge und Kleinkinder mit Krampfneigung; Dextromethorphan, KI: Kinder < 1 J., Asthma, Leberfunktionsstörungen, Behandlung mit MAO-Hemmern.

Chemische Antitussiva

~~Clobutinol (Silomat®)~~ a. H.
Pentoxyverin (in Sedotussin® Hustenstiller)
Dextromethorphan (in Silomat® DMP, Hustenstiller-ratiopharm®, Neotussan® Hustensaft)
Natriumdibunat (Ephepect-Blocker N-Pastillen®)

Pflanzliche Antitussiva

Bei pflanzlichen Antitussiva sind keine KI bekannt.
Sonnentaukraut (in Drosithym® N Bürger)

Zusatzhinweise

- Reizlindernde, schleimhaltige Drogen (Mucilaginosa): Huflattichblätter, Eibischwurzel (Kaltmazerat), Spitzwegerichkraut, Isländisch Moos, Malvenblüten.
- Lutschtabletten zur Milderung des Hustenreizes, z. B. mit Salz (Emser® Pastillen), pflanzlichen Wirkstoffen (Isla-Moos® Pastillen, Bronchicum® Pastillen) oder Lokalanästhetika (Dorithricin®).
- Umckaloabo® (Kapland-Pelargonienwurzelextrakt) verstärkt nach Angaben der Hersteller die Virenabwehr, hemmt die Bakterienvermehrung und löst zähen Schleim. Cave: Wirkungsverstärkung von Phenprocoumon.
- Nicht Rauchen bzw. Rauch vermeiden!
- Für ausreichende Luftfeuchtigkeit sorgen.
- Körperliche Schonung bis hin zur Bettruhe.
- Wärmeanwendung: Hals- und Brustwickel, Rotlicht, Erkältungsbad.
- Behandlung der zusätzlichen Symptome: Halsschmerzen, Kopf- und Gliederschmerzen, Fieber, Schnupfen (s. Einzelindikationen).

Produktiver Husten

Abhusten von Schleim (Auswurf, Sputum) im Laufe einer Erkältung, evtl. gleichzeitig Schnupfen, Hals- bzw. Schluckbeschwerden, Kopf- und Gliederschmerzen. Cave: Gelblich-grünliches Sputum (bakterielle Infektion); rötlichbrauner Auswurf (Blutbeimengungen).

Expektoranzien und Sekretolytika

Zum Lösen des Bronchialsekrets, zur Unterstützung des Abhustens. Zusätzlich krampflösende Wirkung von Thymiankraut und Efeublättern. Regelmäßige Einnahme für ca. 7 Tage, bis der Husten abklingt. Ausreichende Flüssigkeitszufuhr (3–4 Liter/Tag) durch Trinken und Inhalation ist für die Wirkung notwendig. Zur Anwendung bei Kindern und in Schwangerschaft und Stillzeit spezielle Angaben zu den Wirkstoffen beachten. Cave Acetylcystein: Inaktivierung von Penicillinen, Cefalosporinen u. Tetracyclinen (außer Doxycyclin), 2 Std. Einnahmeabstand einhalten.

Chemische Expektoranzien:

Ambroxol (Mucosolvan®)
Bromhexin (Bisolvon® Hustentabletten, -tropfen)
Acetylcystein (Acemuc® 200 bzw. 600 akut)

Pflanzliche Expektoranzien:

Thymiankraut (Aspecton®, Thymipin® N Tropfen, in Bronchipret®, in Bronchicum)
Efeublätter (Hedelix® SA, Prospan® Hustentropfen, in Bronchipret®)
Myrtol (Gelomyrtol® forte)

Zusatzhinweise

- Antitussiva bei wenig produktivem Husten.
- Saponinhaltige Drogen zum Schleimlösen: Primelwurzel, Königskerze, Efeublätter, Spitzwegerichkraut. Krampflösende Wirkung von Thymiankraut und Efeublättern.
- Lutschtabletten zur Milderung des Hustenreizes, z. B. mit Salz (Emser® Pastillen), pflanzlichen Wirkstoffen (Isla-Moos® Pastillen, Bronchicum® Pastillen) oder Lokalanästhetika (Dolo-Dobendan®).
- Umckaloabo® (Kapland-Pelargonienwurzelextrakt) verstärkt nach Angaben der Hersteller die Virenabwehr, hemmt die Bakterienvermehrung und löst zähen Schleim. Cave: Wirkungsverstärkung von Phenprocoumon.
- Nicht Rauchen bzw. Rauch vermeiden!
- Für ausreichende Luftfeuchtigkeit sorgen.
- Körperliche Schonung bis hin zur Bettruhe.
- Wärmeanwendung: Hals- und Brustwickel, Rotlicht, Erkältungsbad.
- Inhalationen ohne Wirkstoffzusatz oder mit ätherischen Ölen (Bronchoforton®, Pinimenthol®, Transpulmin® Balsam). Einreibung des Oberkörpers mit ätherischen Ölen. Vorsicht bei Säuglingen und Kleinkindern! Cave: Patienten mit obstruktiven Lungenerkrankungen.
- Behandlung der zusätzlichen Symptome: Halsschmerzen, Kopf- und Gliederschmerzen, Fieber, Schnupfen (s. Einzelindikationen).
- Bei wiederholt auftretenden Bronchialinfektionen Immunstärkung nach ärztlicher Verordnung empfehlen, evtl. Broncho-Vaxom®, s. auch Immunschwäche S. 106.
- Alternative Therapie: Kalium jodatum in Homöopathika.

Hypotonie

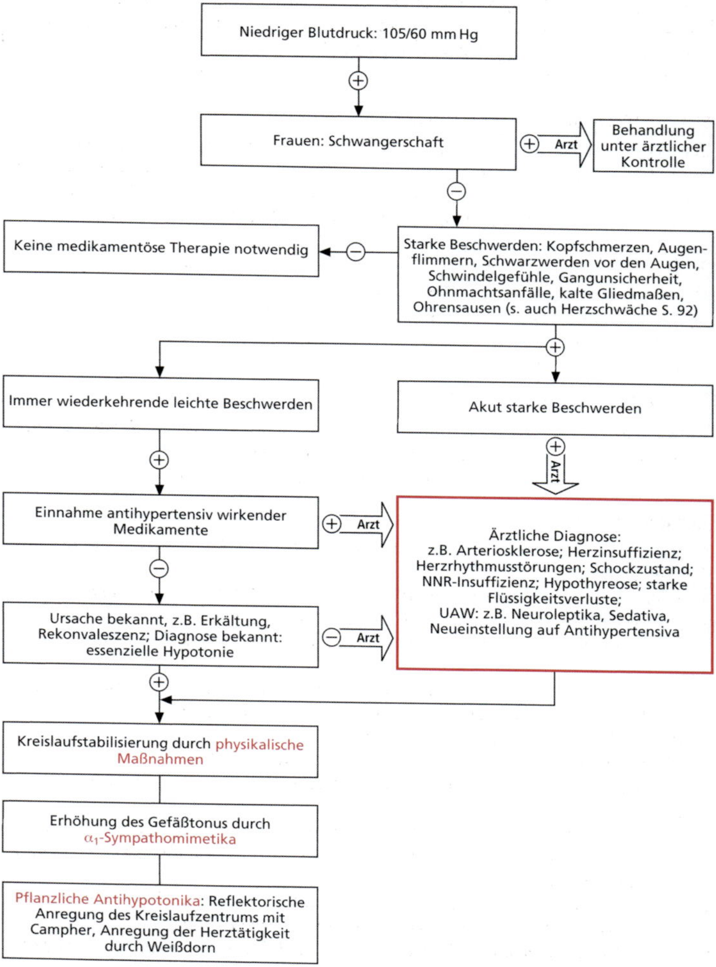
Niedriger Blutdruck: 105/60 mm Hg
Frauen: Schwangerschaft
Arzt
Behandlung unter ärztlicher Kontrolle
Keine medikamentöse Therapie notwendig
Starke Beschwerden: Kopfschmerzen, Augenflimmern, Schwarzwerden vor den Augen, Schwindelgefühle, Gangunsicherheit, Ohnmachtsanfälle, kalte Gliedmaßen, Ohrensausen (s. auch Herzschwäche S. 92)
Immer wiederkehrende leichte Beschwerden
Akut starke Beschwerden
Arzt
Einnahme antihypertensiv wirkender Medikamente
Arzt
Ärztliche Diagnose: z.B. Arteriosklerose; Herzinsuffizienz; Herzrhythmusstörungen; Schockzustand; NNR-Insuffizienz; Hypothyreose; starke Flüssigkeitsverluste; UAW: z.B. Neuroleptika, Sedativa, Neueinstellung auf Antihypertensiva
Ursache bekannt, z.B. Erkältung, Rekonvaleszenz; Diagnose bekannt: essenzielle Hypotonie
Arzt
Kreislaufstabilisierung durch physikalische Maßnahmen
Erhöhung des Gefäßtonus durch α1-Sympathomimetika
Pflanzliche Antihypotonika: Reflektorische Anregung des Kreislaufzentrums mit Campher, Anregung der Herztätigkeit durch Weißdorn

Hypotonie
Symptom orthostatische Dysregulation verursacht durch leichte Mangeldurchblutung im Gehirn, Schwindelgefühle, Schwarzwerden vor den Augen bei Lageveränderungen, Blässe, Antriebslosigkeit, kalte Hände und Füße, Ohrensausen, herabgesetzte Leistungsfähigkeit.

Physikalische Maßnahmen

Stabilisierung des Kreislaufs durch leichte Ausdauersportarten (Radfahren, Jogging, Walking) und Anregung der Kreislauftätigkeit durch mehr Bewegung im Alltag (Treppensteigen, Wechsel zwischen sitzender Tätigkeit und Bewegung, Betätigung der Wadenmuskelpumpe) oder Wechselbäder (z. B. Kneippen).

α_1-Sympathomimetika

Vasokonstriktion peripherer Gefäße durch Stimulation der α_1-Rezeptoren. Einnahme vor 16 Uhr zur Vermeidung von Schlafstörungen.

Etilefrin (Effortil®)
Oxilofrin (Carnigen®)

Pflanzliche Antihypotonika

Reflektorische Stimulation des Kreislaufzentrums durch Campher. Steigerung der Herzleistung durch Weißdorn, Wirkung als Adaptogen.

Campher und Weißdorn (Korodin® Herz-Kreislauf-Tropfen)

Zusatzhinweise

- Bäder und Waschungen mit anregenden Zusätzen (z. B. Rosmarin) wirken belebend.
- Stützstrümpfe unterstützen den Blutfluss aus den Beinvenen Richtung Herz.
- Viel Trinken (Mineralwasser) hält das Blutvolumen konstant.
- Alkohol meiden. Vorsicht bei traditionell angewendeten alkoholhaltigen Hausmitteln.
- Reize für das vegetative Nervensystem: Wechselduschen (mit kaltem Wasser abschließen), Bürstenmassagen zum Herzen hin, Wassertreten.
- Regelmäßige leichte sportliche Betätigung.
- Einsatz der Muskelpumpe unterstützt den Blutfluss Richtung Herz.
- Sich Zeit lassen beim morgendlichen Aufstehen, evtl. Kaffee oder schwarzen Tee trinken.
- Auf eine ausgewogene, viatminreiche und eher salzreiche Ernährung achten.
- Empfehlung von herzstärkenden Salben möglich, z. B. Cor-Vel Truw® Herzsalbe (s. Herzschwäche S. 92).
- Bei den Anzeichen für einen drohenden Blutdruckabfall: Hinlegen, Beine im rechten Winkel hochlagern, bis die Symptome sich bessern.
- Alternative Heilverfahren: Haplopappus, Weleda® Rosmarin Aktivierungsbad.

Immunschwäche

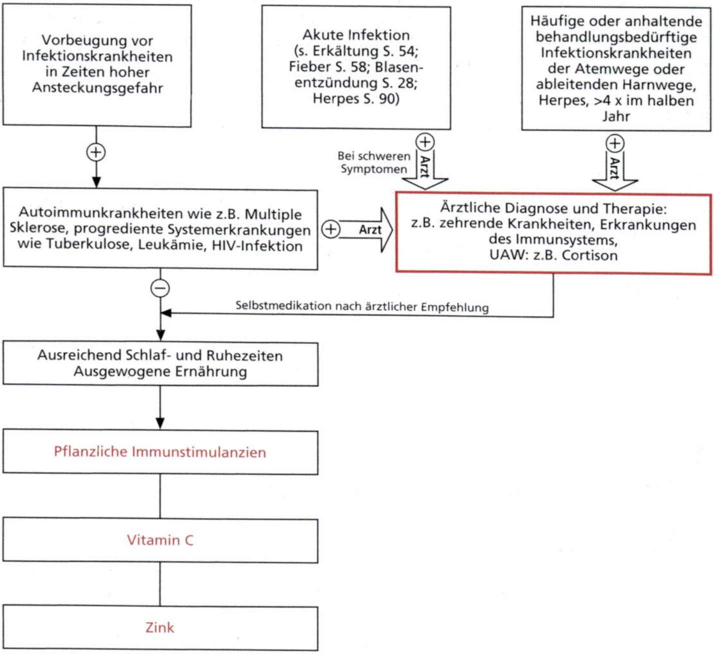

Immunschwäche

Gehäuftes Durchlaufen von Infektionskrankheiten, chronischen Rezidiven. Ursache: nicht voll ausgebildetes Immunsystem bei Kleinkindern, vermehrter Kontakt mit Erregern von Infektionskrankheiten (bei Eintritt in neue Kindergruppen, Kindergarten, Schule, bei Beginn eines Berufs mit häufigem Menschenkontakt, bei Kontakt mit erkrankten Personen), geschwächtes Immunsystem z. B. in der Rekonvaleszenz, durch Ernährungsdefizite, bei Autoimmunkrankheiten, durch andere Grunderkrankungen.

Pflanzliche Immunstimulanzien

Abwehrsteigerung zur unterstützenden Behandlung bei rezidivierenden Infekten der Atemwege und der ableitenden Harnwege. KI: Autoimmunerkrankungen (Multiple Sklerose), Tuberkulose, Leukämie.

Echinacea purpurea-Kraut (Echinacin®, Esberitox® mono)
Echinacea pallida-Wurzel (in Lymphozil® Lutschtabletten)
Eleutherokokkwurzel (Eleu-Kokk®)
Thuja-Kraut (in Esberitox® N)

Vitamin C

Steigerung des Immunsystems, wahrscheinlich durch Hemmung der oxidativen Selbstzerstörung der Phagozyten.

Ascorbinsäure (Cetebe® Vitamin C retard 500, in Cetebe® Abwehrplus)

Zink

Unterstützende Wirkung zur Abwehr von viralen Infektionen.

Zink (Zinkorotat-POS®, Zinkit® 10, in Cetebe® Abwehrplus)

Zusatzhinweise

- Bei über Tröpfcheninfektion übertragenen Krankheiten zusätzliche Befeuchtung der Raumluft bzw. der Nasenschleimhäute durch Nasentropfen, Inhalation, Raumbefeuchtung.
- Angemessene Hygiene zur Verhinderung der Ansteckung, z. B. häufiges Händewaschen, kein Händedruck, richtiges Naseputzen.
- Gesunde Lebensführung: vitaminreiche Nahrung, Bewegung an frischer Lust, nicht Rauchen.
- Ausreichend Schlaf- und Ruhezeiten.
- Vermeiden seelischer Belastung, evtl. Entspannungstraining (Yoga, autogenes Training), pflanzliche Sedativa (Baldrian, Johanniskraut). Die Bedeutung psychischer Faktoren für den Krankheitsverlauf ist gut belegt.
- Physikalische Verfahren zur Abwehrsteigerung (Abhärtung): Hydrotherapie (Wassertreten nach Kneipp), Heliotherapie, Wärmeanwendung, Sauna.
- Empfehlung spezifischer Immunisierung bei abwehrgeschwächten Patienten: Impfungen, z. B. Grippeimpfung, Broncho-Vaxom®, Uro-Vaxom® durch den Arzt.
- Alternative Heilverfahren: pflanzliche Immunstimulanzien, z. B. Resistan® mono, z. T. in homöopathischen Zubereitungen (z. B. toxi-loges®, Contramutan®). Probiotische Kulturen zur Sanierung des Magen-Darm-Trakts.

Insektenschutz

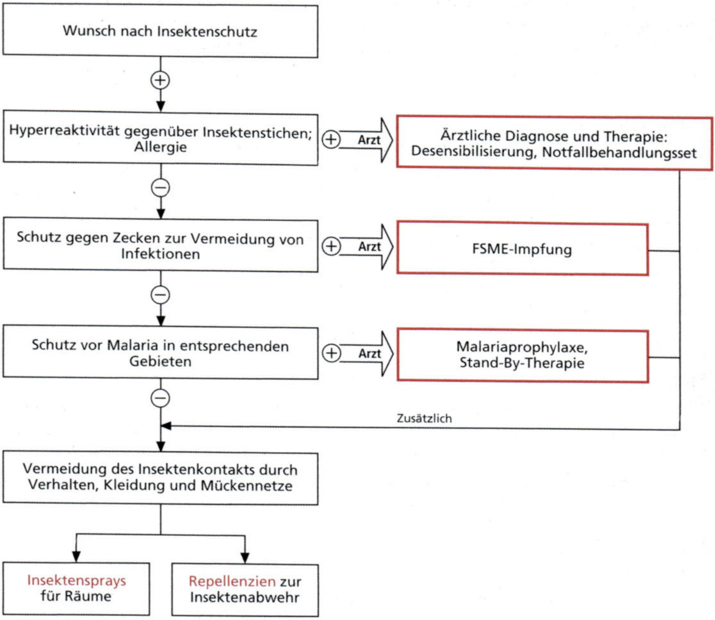

Insektenschutz
Vernichtung oder Abwehr von Insekten zur Verhinderung von Stichen und Bissen und damit verbundenen allergischen und entzündlichen Reaktionen, zur Prophylaxe von Krankheiten, die durch Insekten übertragen werden, z. B. FSME oder Borreliose durch Zecken, Malaria durch Mücken.

Insektensprays

Gegen fliegende und kriechende Insekten in geschlossenen Räumen. Anwendungshinweise beachten: Einatmen des Sprühnebels, Benetzen der Haut und Schleimhäute vermeiden, besonders bei Säuglingen, Kleinkindern und Kranken. Tiere und Lebensmittel aus dem entsprechenden Raum entfernen. Nach dem Sprühen den Raum verlassen, ausreichend lange einwirken lassen (10–20 Min.), anschießend ausreichend lange lüften (20 Min.).

Pyrethrumextrakte, Piperonylbutoxid (Paral® Insekten-Spray, Mepha Insektenkiller®, Wekomed®)
Tetramethrin, Piperonylbutoxid (Psy 9 Raid®)

Repellenzien

Zur Insektenabwehr. Gleichmäßig auf alle Hautpartien auftragen, bei Nachlassen der Wirkung wiederholen. Nicht in die Augen, auf Schleimhäute oder offene Wunden bringen. Keine großflächige Anwendung bei Säuglingen und Kleinkindern.

Ethyl-3-(butylacetylamino)propionat (Perysan®)
Hydroxyethylisobutylpiperidincarboxylat (Autan® Family Lotion/Active)

Zusatzhinweise

- Haut möglichst mit ausreichend dicker Kleidung bedecken.
- Gebiete mit hohem Insektenrisiko vermeiden (für Mücken z. B. Sumpfgebiete).
- Wirksamkeit von ätherischen Ölen zur Insektenabwehr (Citronell-, Pfefferminz-, Nelkenöl) individuell unterschiedlich: geringe Reichweite, enges Wirkspektrum, kurze Wirkdauer.
- Einnahme von Vitamin B_1 (z. B. Betabion®) zur Insektenabwehr umstritten. Empfohlene Dosierung 75–600 mg/Tag. Wirkungseintritt frühestens nach drei Tagen.

Insektenstiche

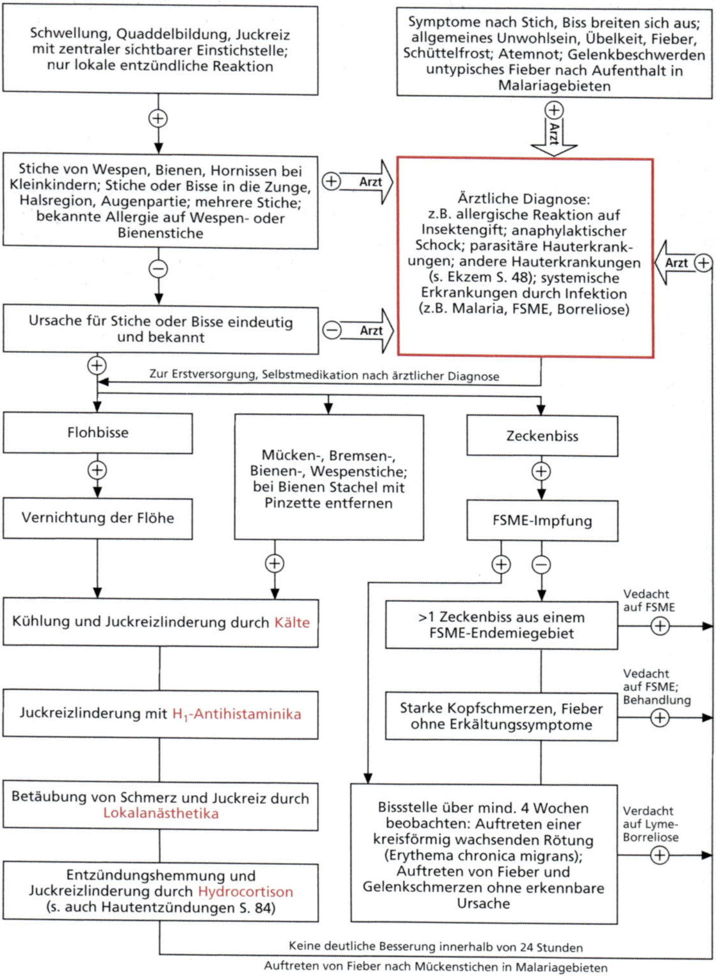

Insektenstiche

Durch eine Vielzahl von Parasiten (z. B. Mücken, Bremsen, Bienen Wespen, Hornissen, Zecken, Flöhe) hervorgerufene Hauterscheinung. Vorausgegangen ist immer ein Stich oder ein Biss. Symptome sind Schwellung der Einstichstelle und der Umgebung, Rötung, Juckreiz und Wärmeentwicklung. Zusätzlich können bei systemischer Reaktion Allgemeinsymptome auftreten, wie Fieber, Übelkeit, Herz-Kreislaufbeschwerden.

Kälte

Linderung des Juckreizes und der Entzündungsreaktion durch Kältereize, z. B. in Form von kalten Gelkompressen oder Präparaten die kühlend wirken. Cold-Packs nicht direkt (Einschlagen in ein Tuch) und nicht zu lange anwenden, sonst Gefahr lokaler Erfrierungen. Essigsaure-Tonerde-Lösung als Umschlag wirkt kühlend und leicht adstringierend. Alternativen: Umschläge mit Alkoholika oder Quark, Gefahr der Wundinfektion.

- Kältepacks (ColdHot® Pack, Mobilat® Kältepack) für die Sofortanwendung
- Zinkoxid-Schüttelmixtur
- Liquor Aluminii acetico-tartarici (Essitol® Tabletten zur Herstellung einer Lösung)

H_1-Antihistaminika

Juckreizstillende Wirkung durch Unterdrückung der Histaminwirkung. Die Gelgrundlage hat kühlende Wirkung. Als NW kann Müdigkeit auftreten. Bei großflächiger Anwendung und stärkeren Beschwerden sind orale Formen besser, da Hautsensibilisierungen der Topika möglich. Die WW mit Alkohol und zentral dämpfenden Medikamenten sind bei oraler Gabe zu beachten.

Dimetinden (Fenistil®)
Bamipin (Soventol®)
Chlorphenoxamin (Systral®)
Loratadin (Lorano® Tabletten)
Cetirizin (Zyrtec® Tabletten)

Lokalanästhetika

Betäubung von Schmerz und Juckreiz durch Rezeptorblockade. Keine großflächige Anwendung, Sensibilisierungen möglich.

Polidocanol (in Brand- und Wundgel-Medice® N)
Benzocain (Anaesthesin® Creme)

Hydrocortison

Analgetische, juckreizstillende und antiphlogistische Wirkung. KI: Kinder < 6 J.

Hydrocortison 0,25–0,5 % (Soventol® HC, Ebenol®)

Zusatzhinweise

- Prophylaktische Anwendung von Repellenzien (s. auch Insektenschutz S. 108).
- Sinnvoller Einsatz von Mückenschutzgittern, Moskitonetzen.
- Ätherische Öle (z. B. Zitronenöl) in die Duftlampe als natürliche Repellentien.
- Langärmelige, helle Schutzkleidung bei Exposition.
- Keine Parfums oder stark riechende Körperpflegemittel verwenden, um Anlockung von Insekten zu verhindern.
- Menschen mit bekannter Allergie auf Bienen- oder Wespenstiche sollten immer ein Notfallset mit sich führen. Bei Stichen ist sofort der Notarzt zu rufen. Langfristig ist eine Hyposensibilisierung sinnvoll (spezifische Immuntherapie, SIT).
- Bei Zeckenbissen auf die korrekte Entfernung der Zecke hinweisen (Zeckenzange), Gefahr von FSME und Lyme-Borreliose.
- Alternative Heilmethoden: Combudoron® Gelee oder Flüssigkeit. Homöopathika: Apis bei Bienen- oder Wespenstichen, Ledum bei anderen Insektenstichen, verwendete Potenzen in der Selbstmedikation bis D30.

Ischiasschmerzen

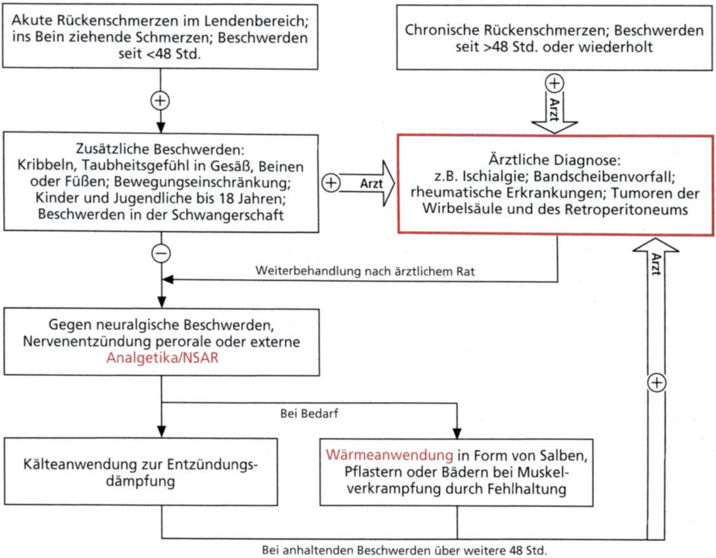

Ischiasschmerzen (Ischias-Syndrom)

Schmerzen im Bereich des Ischiasnervs, die ins Bein bis zum Fußaußenrand strahlen und sich ggf. beim Husten oder Niesen verstärken. Ursache: Reizung der Nervenwurzeln des Nervus ischiadicus, z. B. durch Bandscheibenvorfall. Nur leichte Beschwerden können in der Selbstmedikation therapiert werden, wiederholt auftretende Beschwerden müssen durch eine ärztliche Diagnose (CT, MRT) abgeklärt werden. Notwendig ist eine effektive Schmerztherapie, um eine Chronifizierung zu vermeiden.

Analgetika/NSAR

Symptomatische Behandlung, um Schonhaltungen und daraus folgende Verspannung und Chronifizierung der Schmerzen zu vermeiden. Lösung der Verspannung. Einnahme von Ibuprofen als Mittel der Wahl in der Selbstmedikation. Externe

Anwendung nur bedingt wirksam, Gele wegen Kühleffekt bevorzugen. Ibuprofen und Acetylsalicylsäure, KI: Magen-Darm-Ulzera, Blutungsneigung, Asthma, Kinder < 14 J., Schwangerschaft 3. Trimenon, WW mit Blutgerinnungshemmern. Cave Paracetamol, KI: Leberschädigung, WW mit Alkohol.

Interne Anwendung

Ibuprofen (Aktren® forte spezial)
Diclofenac (Voltaren® dolo)
Naproxen (Dolormin® GS)
Acetylsalicylsäure (Aspirin®)
Paracetamol (Benuron®)

Externe Anwendung

Ibuprofen (Ibutop® Creme)
Ketoprofen (Effekton®-Gel)
Diclofenac (Voltaren® Schmerzgel/Wirkstoffpflaster)
Indometacin (Mobilat® Schmerzspray)
Etofenamat (Rheumon® Creme)
Hydroxyethylsalicylat (Kytta® Creme, Etrat® Sportgel HES)
Piroxicam (Felden®-top Creme/Gel)
Felbinac (Spalt® Schmerzgel)

Hyperämisierende Externa

Lösen der Verspannung durch Wärme. Anwendung in Form von Salben, Pflastern oder Bädern. Wärmende, durchblutungsfördernde Wirkstoffe in Salben meist in Kombination mit externen Antiphlogistika.

Salben

Benzylnicotinat (Phlogont® Thermal Salbe)
Nonivamid (in Finalgon® Creme)

Pflaster

Capsaicin (Rheumaplast®, in Hansaplast® med ABC-Wärme-Pflaster)
Nonivamid (Hansaplast® med ABC-Wärme-Pflaster Sensitiv)

Bäder

Benzylnicotinat (Pernionin® Thermo-Teilbad)

Zusatzhinweise

- Kühlung mit Hilfe von essigsaurer Tonerde, Franzbranntwein, kühle Kompressen (Kalt-Warm-Kompressen).
- Einnahme von Magnesium gegen Muskelkrämpfe, verursacht durch Magnesiummangel; zur Senkung der Krampfbereitschaft der Muskulatur.
- Rückenschmerzen vorbeugen durch regelmäßige Kräftigung der Rückenmuskulatur mit Hilfe abgestimmter Gymnastik, Rückenschulen.
- Alternative Heilmethoden: Pestwurzwurzelstock (Petadolex®, Rhus toxicodendron), Arnica.

Juckreiz

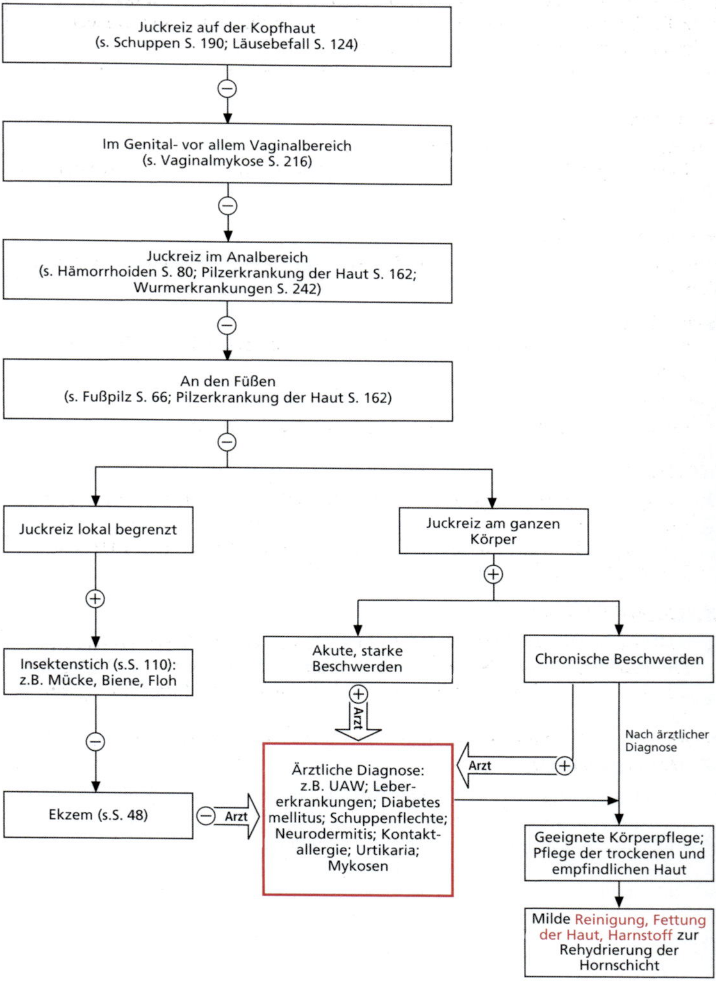

Juckreiz auf der Kopfhaut
(s. Schuppen S. 190; Läusebefall S. 124)
Im Genital- vor allem Vaginalbereich
(s. Vaginalmykose S. 216)
Juckreiz im Analbereich
(s. Hämorrhoiden S. 80; Pilzerkrankung der Haut S. 162;
Wurmerkrankungen S. 242)
An den Füßen
(s. Fußpilz S. 66; Pilzerkrankung der Haut S. 162)
Juckreiz lokal begrenzt
Juckreiz am ganzen Körper
Insektenstich (s.S. 110):
z.B. Mücke, Biene, Floh
Akute, starke Beschwerden
Chronische Beschwerden
Arzt
Nach ärztlicher Diagnose
Arzt
Ärztliche Diagnose:
z.B. UAW; Lebererkrankungen; Diabetes mellitus; Schuppenflechte; Neurodermitis; Kontaktallergie; Urtikaria; Mykosen
Ekzem (s.S. 48)
Arzt
Geeignete Körperpflege; Pflege der trockenen und empfindlichen Haut
Milde Reinigung, Fettung der Haut, Harnstoff zur Rehydrierung der Hornschicht

Juckreiz (Pruritus)

Hautjucken mit zwanghaftem Kratzen. Begleiterscheinung von Hauterkrankungen (z. B. Neurodermitis, Pilzerkrankungen), Erkrankungen der inneren Organe (z. B. Cholestasesyndrom, Diabetes mellitus) oder ohne nachweisbare auslösende Faktoren (z. B. bei trockener Haut).

Reinigung

Milde, pH-neutale, evtl. rückfettende Reinigung der Haut.

Eucerin® pH 5 Creme Duschöl, Balneum Hermal® zum Duschen, Oleobal® Dusch- und Badeöl

Fettung der Haut

Zur intensiven Pflege der Haut. Die Verträglichkeit muss individuell getestet werden.

Fettsalben

Unguentum emulsificans (aquosum), Linola®-fett Creme, Excipial® Mandelölsalbe

Ölbäder

Balneum Hermal® F, Linola®-fett N Ölbad, Ölbad Cordes®

Harnstoff

Zur Rehydrierung der Hornschicht. Cave: evtl. starke Reizwirkung auf die entzündete Haut.

5 % Harnstoff in Unguentum emulsificans aquosum, Remederm® Creme Widmer, Eucerin® TH Salbe 10 % Urea, Optiderm®

Zusatzhinweise

- Zufuhr ungesättigter Fettsäuren zur Verbesserung der Lipidzusammensetzung der Haut z. B. Nachtkerzenöl (2 × 2000–3000 mg/Tag = 2 × 160–240 mg γ-Linolensäure, Epogam® Kapseln, Efamol® 500-Kapseln) oder Borretschöl (Glandol®).
- Alternative Heilmethode: Sulfur, Silicea, Konstitutionsmittel, Cardiospermum (Halicar®), Dolichos.

Kontaktlinsenpflege

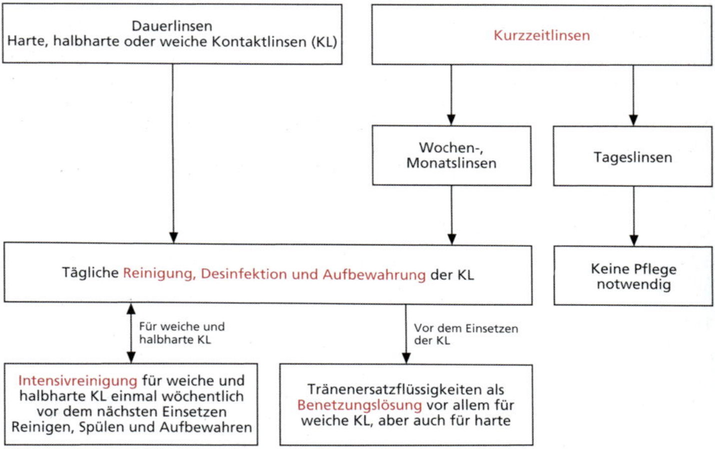

Kontaktlinsen, Kontaktschalen, Haftschalen

Der Hornhaut oder dem vorderen Augapfel angepasste, durchsichtige Schalen aus hartem oder weichem Kunststoff zur Behandlung von Sehfehlern.
Im Gegensatz zur Brille erhöhter Pflegebedarf, bei mangelnder Pflege mechanische Irritationen, allergisch-toxische Reaktionen, Infektionen.

Kurzzeitlinsen

Tages-, Wochen- oder Monatslinsen mit individueller Dioptrie. Durch zeitlich begrenzte Anwendung der Linse reduzieren sich das Kontaminationsrisiko und der Pflegeaufwand. Kombinationslösungen zur Reinigung, Desinfektion und Aufbewahrung sind ausreichend.

Lenscare® Seeone

Reinigung

Entfernen von Staub- und Schmutzpartikeln, von Schleim- und Lipidablagerungen aus dem Tränenfilm, von Kosmetika. Inhaltsstoffe meist Tenside, Chelatbildner (EDTA). Für die Reinigung Linse in die Handfläche legen, mit ca. 10 Trofen Reinigungsflüssigkeit beträufeln und mit einem Finger für ca. 30 Sekunden reiben.

Kombilösungen zur Reinigung, Desinfektion und Aufbewahrung für weiche Dauerlinsen und für Kurzzeitlinsen (Wochen- bzw. Monatslinsen) geeignet.

Alltotal®, Total Care®, Aqua touch®, Miraflow®

Kombilösungen: Alltotal®, Lenscare®

Intensivreinigung

Enzymatische Reinigung von Protein-, Lipid- oder Kohlenhydratresten. Anwendung bei weichen oder halbharten (atmungsaktiven) Kontaktlinsen einmal pro Woche. Intensivreiniger häufig in Form von Tabletten oder Pulvern, aufzulösen in vorgegebener Lösung (isotonische Kochsalzlösung oder Wasserstoffperoxidlösung). Einwirkzeiten einhalten, meist reichen 10–15 Min.

Aqua touch® Proteinentfernung, Totalcare® Proteinentfernung, Lenscare® Proteinentfernung

Desinfektion und Aufbewahrung

Nach jeder Reinigung Desinfektion in der Aufbewahrungslösung zur Vorbeugung vor Infektionen.

Aqua touch® Aufbewahrungslösung, Totalcare® Desinfektions- und Aufbewahrungslösung, Lenscare® Aufbewahrung für harte Linsen,
Kombilösungen (Alltotal® Kombilösung, Lenscare® Kombilösung)

Desinfektion mit H_2O_2 vor allem für weiche Dauer-KL optimal geeignet. Verwendung von 3 %iger Wasserstoffperoxidlösung, Einwirkzeit 20 Min. Für harte KL längere Einwirkzeiten notwendig. Im Anschluss Spülen der KL mit Neutralisationslösungen, um H_2O_2 aus der Linse (enzymatisch) zu entfernen. Häufig auch Platinkatalysatoren in der Aufbewahrungsdose. Neutralisationslösung als Aufbewahrungslösung für die Nacht.

H_2O_2 (AO-Sept plus, Oxysept 1 und 2, Lenscare Lösung 1 und 2)

Benetzungslösung

Zur Bildung eines Gleitfilms, auf dem die Linse auf dem Auge schwimmt. Künstliche Tränenflüssigkeit. Benetzung der weichen KL vor dem Einsetzen, während des Tragens bei Fremdkörpergefühl, trockenem Auge, vor dem Herausnehmen zum Schutz der Linse. Benetzung der harten KL zur Verminderung des Fremdkörpergefühls.

Vislube®, Vidisept® EDO, Blink® Contacts, Lenscare® Drops

Zusatzhinweise

- Während der Behandlung des Auges mit Augentropfen, sollten die Linsen möglichst nicht getragen werden: Einlagerung von Arzneistoffen ins Linsenmaterial.
- Haltbarkeit von Kontaktlinsen: harte Linsen ca. 4 Jahre, weiche Linsen ca. 1–2 Jahre. Haltbarkeit abhängig von Pflege.
- Bei der Einnahme von z. B. β-Blockern und oralen Kontrazeptiva kommt es zu einem verminderten Tränenfluss und zu einer schlechteren Verträglichkeit von Kontaktlinsen.
- Bei der Abgabe von Augentropfen auf Kontaktlinsenverträglichkeit achten, Adhäsion des Konservierungsmittels der Augentropfen an KL. In der Zeit der Behandlung auf weiche KL verzichten. Harte KL vor der Anwendung herausnehmen, 10–15 Minuten später wieder einsetzen.

Kopfschmerzen

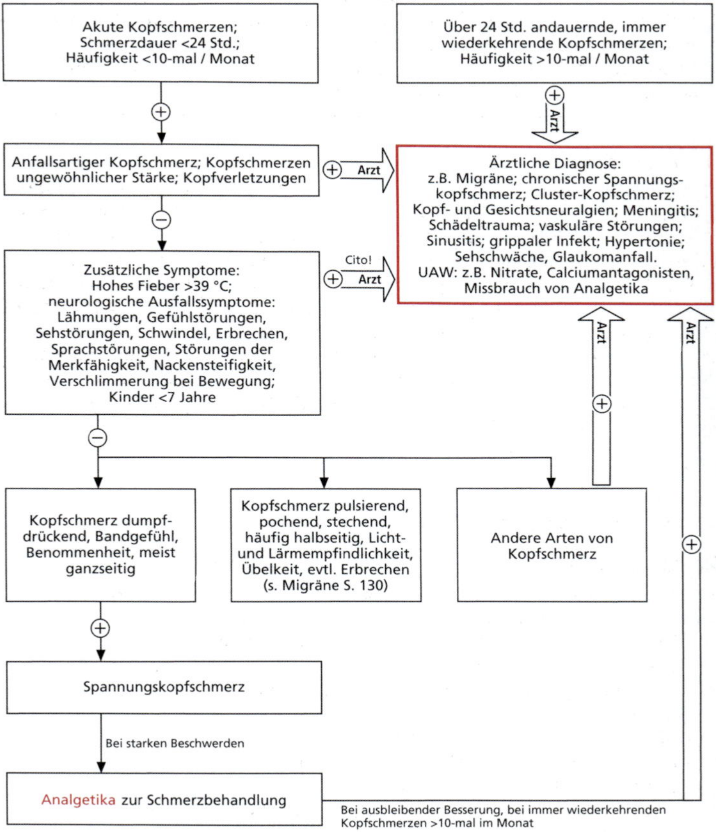

Spannungskopfschmerz
Episodischer oder chronischer Kopfschmerz von dumpf-drückendem Charakter, meist ganzseitig, manchmal in Begleitung von Licht- und Lärmempfindlichkeit, meist aber ohne Begleiterscheinungen. Auslöser ist gelegentlich Stress, Fehlhaltungen, muskuläre Verspannungen im Nackenbereich. Etwa 90 % aller Menschen mit Kopfschmerzen leiden entweder an Migräne, an Spannungskopfschmerz oder einem Kombinationskopfschmerz.

Analgetika

Symptomatisch gegen Schmerzen. Ausreichende Dosierung anwenden. Ibuprofen (400 mg) u. Acetylsalicylsäure (1000 mg), KI: Magen-Darm-Ulzera, Blutungsneigung, Asthma, Schwangerschaft 3. Trimenon, WW mit Blutgerinnungshemmern. Acetylsalicylsäure nicht für Kinder < 14 J. Paracetamol (1000 mg, Mittel der 2. Wahl), KI: Leberschädigung, WW mit Alkohol. Kombination von ASS, Paracetamol u. Coffein zur kurzfristigen Behandlung empfehlenswert, Coffein verstärkt die Wirkung der Arzneistoffe, NW von Coffein: Einschlafstörungen. Cave: Analgetikainduzierter Kopfschmerz durch regelmäßige Anwendung > 10-mal im Monat. Andere Schmerzmittel (z. B. Naproxen, Phenazon, Propyphenazon oder andere Kombinationen) werden wegen nicht ausreichender Studienlage von den Fachgesellschaften nicht empfohlen.

Acetylsalicylsäure (Aspirin®)
Ibuprofen (Dolormin®)
Paracetamol (Benuron®)
ASS, Paracetamol, Coffein (Thomapyrin® intensiv)

Zusatzhinweise

- Bekannte Auslöser vermeiden, z. B. Alkohol, Nicotin, Coffeinentzug.
- Ausreichende Ruhezeiten, Schlafdauer.
- Methoden zur Muskelentspannung: progressive Entspannung nach Jacobsen, Yoga, autogenes Training.
- Rückentraining, Muskelaufbautraining im Nackenbereich zur Entlastung der Halswirbelsäule.
- Auftragen von Minzöl auf Schläfen oder Stirn (z. B. Euminz®, JHP® Roedler).
- Hausmittel: Schwarzer Kaffee mit Zitronensaft.
- Sportliche Betätigung mit Ausdauersportarten.
- Bei häufigeren Kopfschmerzen: Führen eines Kopfschmerz-Tagebuchs zur Selbstkontrolle.

Lactoseintoleranz

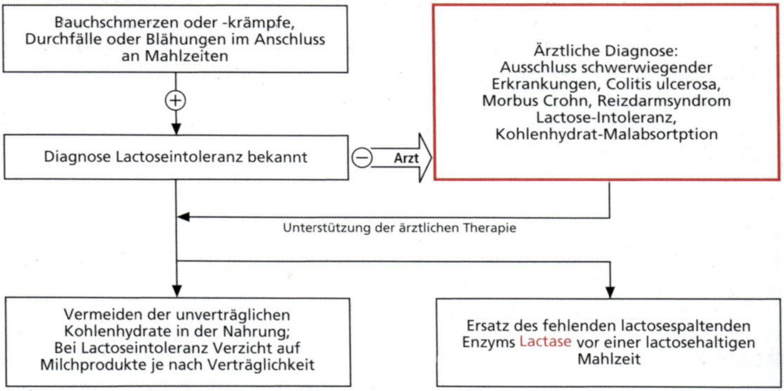

Lactoseintoleranz

Angeborene oder erworbene Störung des Abbaus von Lactose, Lactasemangel. Die bekannteste Form der Kohlenhydratmalabsortionsstörungen, andere Formen: Glucose-Galactose-Malabsortion als Monosaccharid-Malabsorption, Saccharoseintoleranz, Maltoseintoleranz als Beispiele für weitere Disaccharid-Malabsorptionen. Leitsymptome sind in kurzem Abstand nach kohlenhydrathaltigen Mahlzeiten Durchfälle und Darmkrämpfe, die osmotisch bedingt bzw. Folge der unvollständigen Verdauung und Vergärung der Kohlenhydrate durch Darmbakterien sind.

Lactase

Ersatz des lactosespaltenden Enzyms Lactase bei Bedarf und Zufuhr einer lactosehaltigen Mahlzeit. Dosierung individuell.

Lactase (Allergolact®, Laluk® plus, Kerutabs®)

Zusatzhinweise

- Beachtung der individuellen Verträglichkeit: Milchprodukte in kleinen Mengen werden oft gut vertragen, größere Mengen nicht. Joghurt wird oft besser vertragen als Frischmilch oder Sahne.
- Durch Vermeidung von Milchprodukten ist das Osteoporoserisiko erhöht. Deshalb Substitution von Calcium zur Osteoporoseprophylaxe besonders bei Frauen (z. B. Calcium Sandoz® forte) empfehlenswert.

Läusebefall

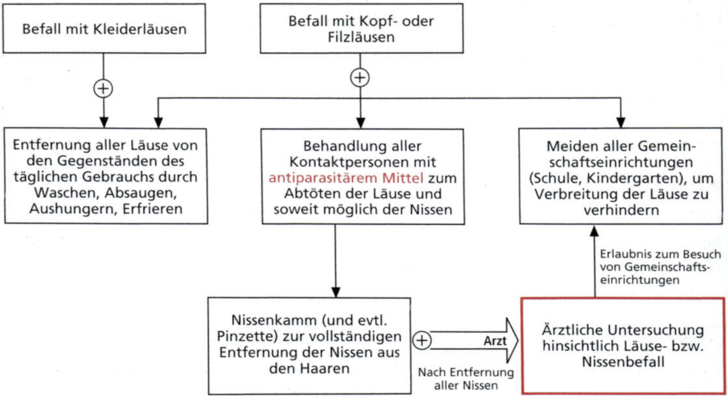

Läusebefall (Pedikulose)

Kopfläuse: Befall der Kopfhaare mit Läusen, starker Juckreiz im Haaransatz und im Nacken, oft aufgekratzte, infizierte Kratzstellen, Nissen vor allem am Haaransatz, im Nacken und über den Ohren.

Filzläuse: Befall der Schamhaare.

Kleiderläuse: Einstichstellen am ganzen Körper mit Aussparung der Kopf- und Genitalregion.

Antiparasitäre Mittel

Haare mit der notwendigen Menge des verwendeten Mittels tränken, ausreichend lange einwirken lassen. Zur Beseitigung von in der Zwischenzeit geschlüpften Läusen Anwendung nach 1 Woche wiederholen.

Permethrin (Infectopedicul®)
Pyrethrumextrakt (Goldgeist® forte)
Allethrin (in Jacutin® N)

Angebot von ölhaltigen Sprays bzw. Haarshampoos zur leichteren Läuse- und Nissenentfernung. Zur Vorbeugung nicht sicher wirksam.

Kokos- oder Jojobaöl (Aesculo® Gel, Nyda® L)

Zusatzhinweise

- Alle Kontaktpersonen auf Läusebefall untersuchen und evtl. vorbeugend mit antiparasitärem Mittel behandeln.
- Zur Behandlung ohne antiparasitäre Mittel Haare mit einem handelsüblichen Conditioner einschäumen, mit einem geeigneten Nissenkamm (z.B. Nisska®) auskämmen und herausgekämmten Schaum auf Läuse untersuchen. Bei täglicher Durchführung keine weitere Behandlung notwendig.
- Bei Nissenbefall Haare mit Essigwasser (2 Essl. Essigessenz in 1 Liter Wasser) spülen zum Anlösen der Kittsubstanz der Nissen.
- Vollständige Entfernung aller Nissen mit Hilfe eines engmaschigen Kamms (Nisska®) oder einer Pinzette.
- Alle Kleidungsstücke (auch Mütze, Schal, Jacke, Handschuhe), Bettwäsche, Handtücher, zu denen der Betroffene Kontakt hatte wenn möglich waschen (60 °C).
- Kissen, Polstermöbel, Autositze, Teppiche intensiv reinigen, mit der schmalen Düse des Staubsaugers gründlich absaugen.
- Stofftiere entweder waschen, für 14 Tage in luftdichte Plastiktüten verpacken oder 48 Std. ins Tiefkühlfach des Kühlschranks.

Magenschmerzen

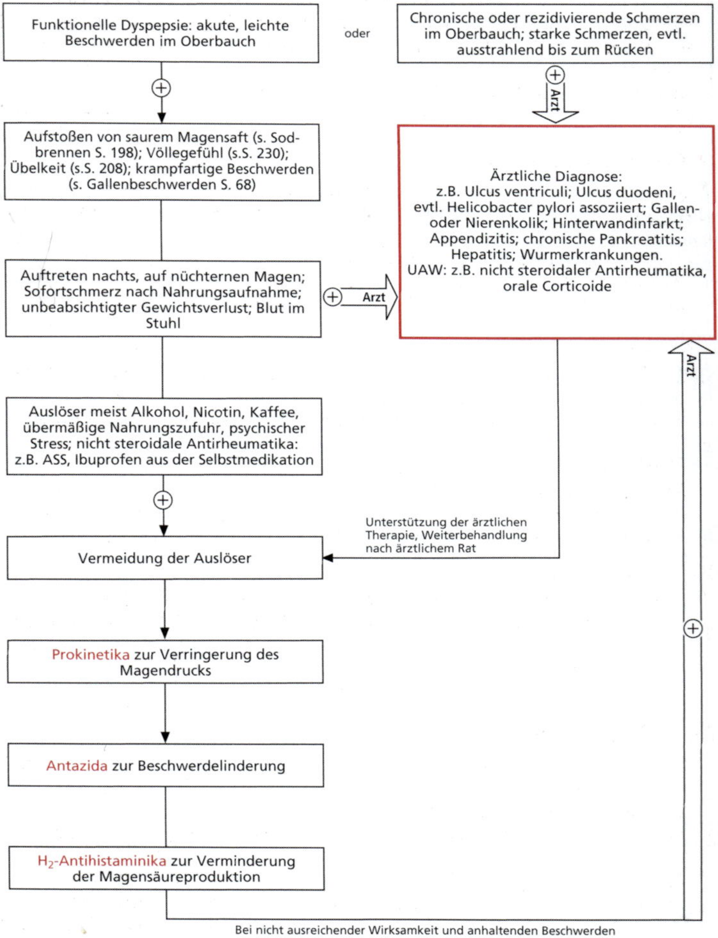

Funktionelle Dyspepsie

Beschwerden: Druckgefühl in der Magengegend, Magenschmerzen, Magenbrennen, Appetitlosigkeit, Übelkeit, Erbrechen. Je nach vorherrschenden Symptomen wird nach Motilitätsstörungen (Hypo-, selten Hypermotilität), Perzeptionsstörungen, säureinduzierten Störungen und helicobacterinduzierter Gastritis unterschieden. Motilitätsstörunugen häufig durch Viren oder Bakterien. Säureinduzierte Störungen häufig durch Alkohol, Salicylate oder Stress.

Pflanzliche Prokinetika

Zur Regulation der Magenmotilität und Verringerung des Magendrucks. Einnahme jeweils 30 Min. vor den Mahlzeiten. KI: Mechanische Stenosen der Gallenwege, Gallensteinleiden.

Pfefferminzöl (Mentacur®, in Enteroplant®)
Iberis amaris, Schöllkraut u. a. (Iberogast® Tinktur)
Melissenblättertrockenextrakt (Gastrovegetalin® Kapseln)

Antazida

Beschwerdelinderung durch Neutralisation des Magensaftes. Einnahme jeweils 1 Std nach den Mahlzeiten und vor dem Schlafengehen. Verzögerung oder Verminderung der Resorption anderer Arzneimittel, 2 Std. Einnahmeabstand einhalten. KI: Nierenfunktionsstörungen, Dialysepatienten.

Magaldrat (Riopan® Magentabletten)
Algeldrat (Maaloxan® 25 mval)
Hydrotalcit (Talcid®)
Aluminium/Magnesium-Silicat (Gelusil® lac)

H_2-Antihistaminika

Säuresuppression zur Beschwerdelinderung und Verhinderung von säurebedingten Schleimhautschäden. Einnahme bei Bedarf maximal 2 Tabletten/Tag. KI: Kinder < 10 J., Schwangerschaft.

Famotidin (Pepcid® akut, in Pepciddual®)
Ranitidin (Zantic® 75 mg Magentabletten)

Zusatzhinweise

- Über 24 Std. Nahrungskarenz oder Beschränkung auf gut magenverträgliche Kost (Zwieback, Haferschleim, Tee)
- Verzicht auf Alkohol und Coffein.
- Kamillentee, Kamillenextrakt (Kamillosan®) gegen leichte Magenschleimhautentzündungen.
- Raucherentwöhnung (s. S. 172).
- Änderung der Lebensführung zur Vermeidung von psychischem Stress, evtl. pflanzliche Sedativa, Antidepressiva, Entspannungsübungen, autogenes Training, Yoga (s. Nervosität, Unruhe S. 154, depressive Verstimmungen S. 34).
- Alternative Heilmethoden: Natrium phosphoricum, Gastricumeel®.

Menstruationsbeschwerden

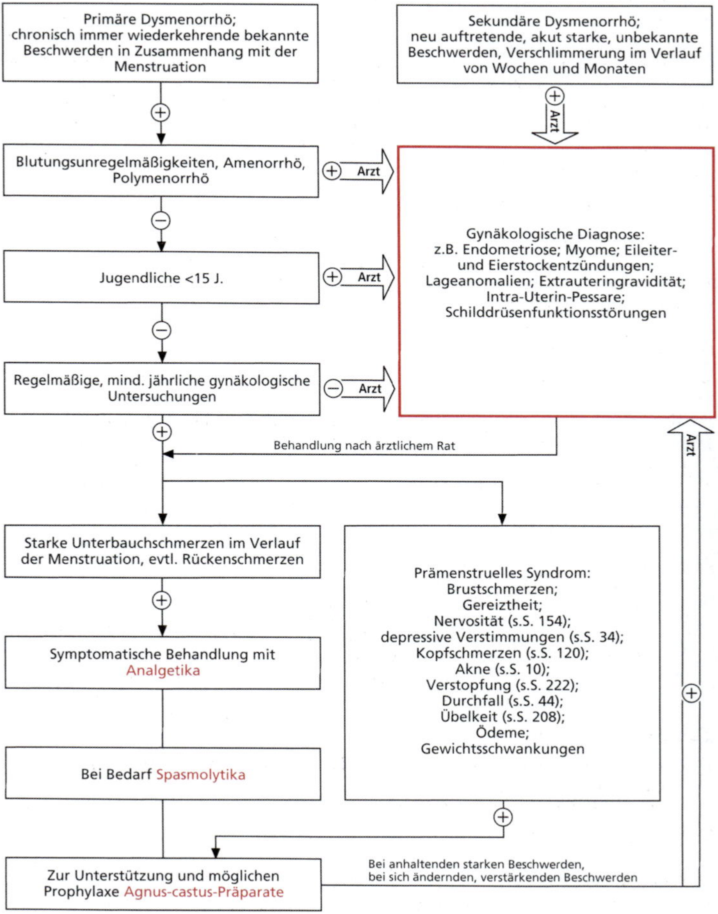

Primäre Dysmenorrhö

Schmerzhafte Menstruation seit der Menarche (ersten Regelblutung), Schmerzen kurz vor und in den ersten Tagen der Periode, bei jeder Periode gleichartig

Analgetika

Zur symptomatischen Behandlung der Schmerzen, Ibuprofen und Naproxen wegen spasmolytischer Wirkkomponente bevorzugen. Ibuprofen, Naproxen und Acetylsalicylsäure, KI: Magen-Darm-Ulzera, Blutungsneigung, Jugendliche < 14 J., Asthma, WW mit Blutgerinnungshemmern. Paracetamol, KI: Leberfunktionsstörungen, WW mit Alkohol.

Ibuprofen (Aktren®, Dismenol®, Gyno-Neuralgin®)
Naproxen (Dolormin® für Frauen)
Acetylsalicylsäure (Aspirin®)
Paracetamol (Benuron®, in Buscopan® plus)

Spasmolytika

Bei starken krampfartigen Schmerzen. KI: Blasenentleerungsstörungen, Engwinkelglaukom, Stenosen des Magen-Darm-Trakts, Muskelschwäche, Herzrhythmusstörungen. Beeinträchtigung der Reaktionsfähigkeit: Vorsicht im Straßenverkehr.

Butylscopolamin (Buscopan®)

Zusatzhinweise

- Wärmeanwendung (Wärmflasche, Kirschkernkissen oder warmes Vollbad) unterstützt krampflösenden Effekt.
- Verminderung der Beschwerden in Ruhe oder durch leichte körperliche Bewegung
- Wahl des Verhütungsmittel beeinflusst Dysmenorrhö: orale Kontrazeptiva führen meist zu einer Verbesserung, IUP zu einer Verstärkung der Beschwerden.
- Zur Verminderung der Beschwerden wird eine regelmäßige Einnahme von Agnus-castus-Präparaten empfohlen, diskutiert wird eine hormonähnliche Wirkung.
- Regelmäßige, mind. jährliche gynäkologische Untersuchung.

Prämenstruelles Syndrom (PMS)

Körperliche und psychische Veränderungen, die meist einige Tage nach Zyklusmitte beginnen und mit Beginn der Menstruation nachlassen. Symptome: Nervosität, Affektlabilität, schmerzhafte Spannung und Schwellung der Brust, Verdauungsbeschwerden, Kopf- und Rückenschmerzen, Hautveränderungen, Gewichtszunahme durch Flüssigkeitseinlagerung, Gelenkschwellung. Ursache: ungeklärt, psychovegetative Faktoren.

Agnus castus-Präparate

Können bei regelmäßiger Einnahme über mind. 3 Monate Beschwerden normalisieren. Diskutiert wird eine hormonähnliche Wirkung.

Mönchspfefferfrüchte (Agnucaston®, Agnolyt®)

Zusatzhinweise

- Abschirmung vor äußeren Belastungen.
- Orale Kontrazeptiva verbessern meist die Beschwerden.
- Regelmäßige, mind. jährliche gynäkologische Untersuchung.
- Nahrungsergänzung mit ungesättigten Fettsäuren, z. B. Nachtkerzenöl (Efamol® 500) soll bei kurmäßiger Anwendung prämenstruelle Brustschmerzen vermindern.
- Alternative Heilmethoden: Homöopathika mit Agnus castus, Pulsatilla oder Cimicifuga.

Migräne

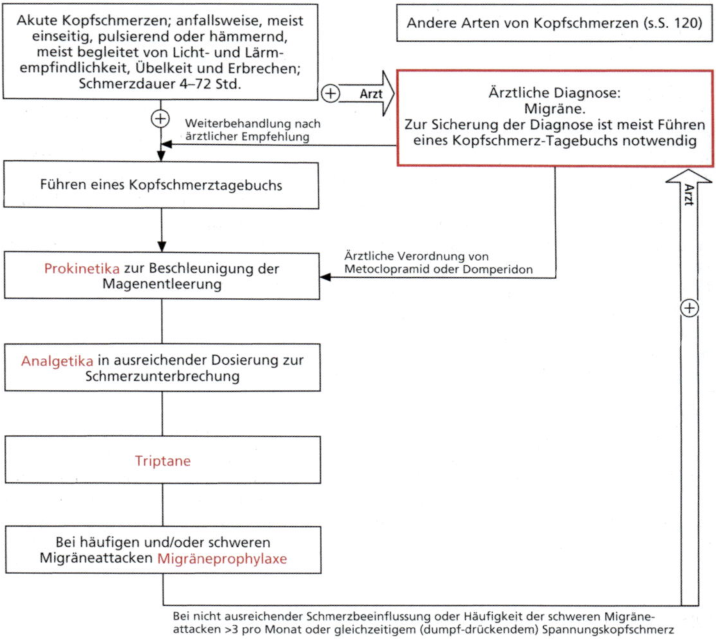

Migräne

Episodisch auftretender Kopfschmerz von pulsierend-pochendem Charakter, häufig halbseitig auftretend, begleitet von Übelkeit, Erbrechen, Lärm- und Lichtempfindlichkeit, Dauer der Schmerzattacken 4–72 Std. Ursache: unbekannt. Mögliche Auslöser: unregelmäßiger Schlaf-Wachrhythmus, Nahrungs- und Genussmittel (z. B. Rotwein, Käse, salzhaltige Speisen), Menstruation, Wetterwechsel, Stress.

Prokinetika

Zur Beschleunigung der Magenentleerung, um die Resorption von Analgetika zu ermöglichen. Gegen die begleitende Übelkeit. Bei den ersten Anzeichen einer Migräneattacke anwenden. Für die Selbstmedikation stehen nur begrenzt wirksame Prokinetika zur Verfügung. Bevorzugte Anwendung als Suppositorien oder Tropfen. Monopräparate bevorzugen, in Kombinationsarzneimitteln ist das Prokinetikum meist zu niedrig dosiert. Dimenhydrinat, Diphenhydramin beeinträchtigen das Reaktionsvermögen, Vorsicht im Straßenverkehr. KI: Epilepsie.

Dimenhydrinat (Vomex A® Supp.)
Diphenhydramin (Emesan® E Supp.)
Pflanzliche Prokinetika, z. B. Iberis amaris (in Iberogast®)

Analgetika

Zur Schmerzunterbrechung. Bei den ersten Anzeichen einer Migräneattacke anwenden. Ausreichende Einzeldosierung: Acetylsalicylsäure 1000 mg, Paracetamol 1000 mg, Ibuprofen 400 mg oder in Kombination (ASS 500 mg, Paracetamol 500 mg und Coffein 100 mg). Bevorzugte Anwendung als Brausetabletten oder evtl. Suppositorien. Meist einmalige Anwendung ausreichend, evtl. zweite Einzeldosis nach Abklingen der Analgesie. ASS und Ibuprofen, KI: Magen-Darm-Ulzera, Blutungsneigung, Asthma, Schwangerschaft 3. Trimenon, WW mit Blutgerinnungshemmern. ASS nicht für Kinder < 14 J. Paracetamol, KI: Leberschädigung, WW mit Alkohol. Cave: Analgetikainduzierter Kopfschmerz durch regelmäßige Anwendung > 10-mal im Monat möglich.

Acetylsalicylsäure (Aspirin® Migräne)
Ibuprofen (Dolormin® Migräne)
Paracetamol (Sinpro® N)
ASS, Paracetamol plus Coffein (Thomapyrin® intensiv)

Triptane

Zur Kupierung des Migränekopfschmerzes. Einnahme einer Filmtablette bei Beginn einer Migräneattacke. Wenn nach der ersten Filmtablette eine Besserung der Beschwerden eingetreten ist, die Migräneschmerzen aber wiederkommen, kann eine 2. Tablette eingenommen werden, Abstand zur ersten Einnahme mind. 4 Std. Höchstmenge in der Selbstmedikation 2 Tabl. (5 mg Naratriptan) in 24 Std. KI: Herz-Kreislauferkrankungen, Schlaganfall, Schwangerschaft und Stillzeit, Migräne mit Aura. WW mit Ergotamin und Sibutramin.

Naratriptan (Formigran®)

Migräneprophylaxe

Bei häufigen (> 3 Migräneattacken/Monat) oder sehr schweren Migräneattacken kann eine Migräneprophylaxe empfohlen werden, evtl. nach ärztlicher Verordnung. In der Selbstmedikation stehen schwach potente Mittel der 2. Wahl zur Verfügung. Magnesium (2 × 300 mg), NW: Durchfall bei zu schneller Aufdosierung. Pestwurz (2 × 75 mg) NW: Magenschmerzen, Aufstoßen, KI Leberfunktionsstörungen.

Magnesium (Magnetrans® forte, Magnesium diasporal®)
Pestwurz (Petadolex®)

Zusatzhinweise

- Wenn möglich bekannte Auslöser vermeiden, z. B. Nahrungs- und Genussmittel.
- Regelmäßigen Schlafrhythmus einhalten.
- Stressreduktion, evtl. Erlernen von Entspannungsmethoden (Yoga, autogenes Training).
- Auftragen von Minzöl auf Schläfen oder Stirn (z. B. Euminz®, JHP® Roedler).
- Alternative Heilmethoden: Akupunktur, Akupressur, Kephalodoron®.

Mineralstoffmangel

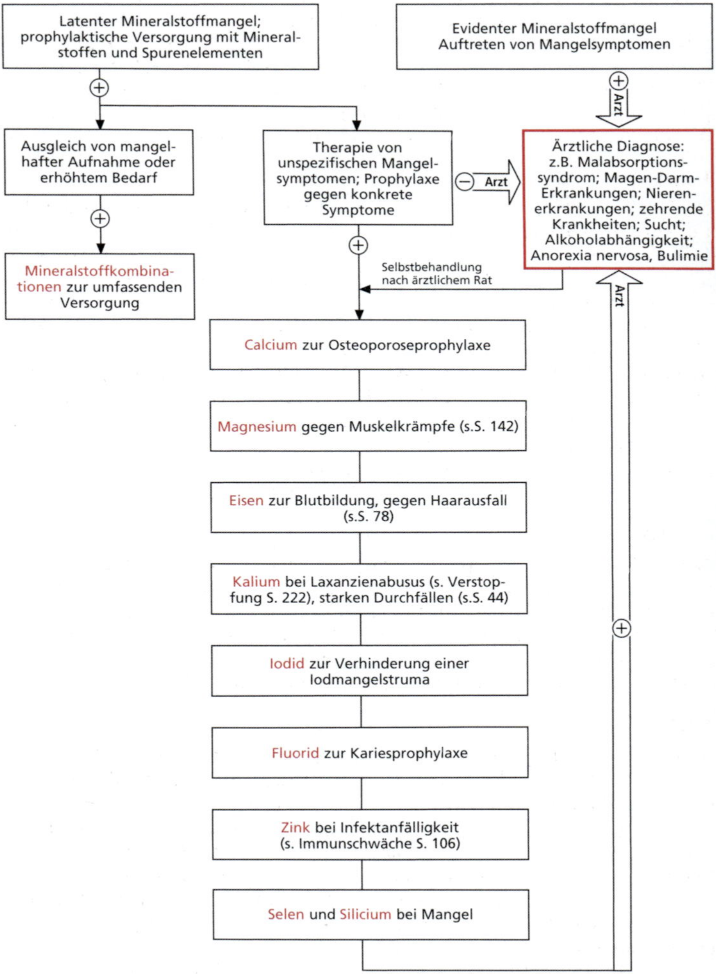

Mineralstoffmangel (Mangel an Elektrolyten und Spurenelementen)
Trotz guter Ernährungssituation Mangelversorgung möglich: Calcium, Eisen bei Frauen, Iodid in Iodmangelgebieten. Ursache: zu geringe Zufuhr durch unangemessene Nahrung oder Malabsorptionssyndrom, erhöhter Verbrauch durch Belastungssituationen (Grundkrankheiten, Schwangerschaft, Stillzeit, Leistungssport, Kontakt mit Genussgiften, wie Alkohol, Nicotin). Latenter Mangel führt zu verzögerten Beschwerden.

Calcium

Mangel durch unausgewogene Ernährung, hoher Bedarf in Schwangerschaft und Stillzeit, bei Nebenschilddrüsenunterfunktion, Vitamin-D-Mangel, phosphatreiche Ernährung. Mangelerscheinungen: gesteigerte Erregbarkeit des Nervensystems, Muskelkrämpfe, Gefühlsstörungen, bei chronischem Mangel Störungen des Knochenstoffwechsels, Osteoporose. Zur Vorbeugung von Mangelzuständen und Folgeerkrankungen, auch schon in jungen Jahren, Knochenaufbau erfolgt bis zum 30. Lebensjahr. Zur Osteoporoseprophylaxe und -therapie in Kombination mit Vitamin D. WW mit Antibiotika (Doxycyclin, Gyrasehemmer), Biphosphonaten und L-Thyroxin: Komplexbildung, 2 Std. Einnahmeabstand einhalten; Diuretika (HCT): Gefahr der Hypercalcämie; mit anderen zweiwertigen Ionen (außer Magnesium) gegenseitige Behinderung der Aufnahme.

Calciumsalze (Calcium Sandoz® forte, Biolectra® Calcium 500) Calciumcarbonat + Colecalciferol (Calcimagon® D 3, Ideos®)

Magnesium

Mangel durch chronische Darmerkrankungen, chronischen Alkoholkonsum, Diuretikabehandlung. Mangelerscheinungen: gesteigerte Erregbarkeit des Nervensystems, Muskel- (Waden)krämpfe, muskuläre Verspannungen, Tachykardien. WW mit Antibiotika (Doxycyclin, Gyrasehemmer), Biphosphonaten und L-Thyroxin: Komplexbildung, 2 Std. Einnahmeabstand einhalten.

Magnesiumsalze (Magnesiocard®, Magnesium Diasporal® 100)

Eisen

Mangel durch verminderte Eisenaufnahme oder Blutverluste, z. B. nach Operationen oder bei Blutungen des Magen- und Darmtrakts, bei starken Menstruationsblutungen. Mangelerscheinungen: Blutarmut, Eisenmangelanämie, Müdigkeit, Leistungsschwäche. Einnahme zur Behandlung und Vorbeugung von Mangelerscheinungen. Zur Verringerung von Nebenwirkungen (Magen-Darm-Beschwerden) Einnahme mit den Mahlzeiten empfehlen, zur Verbesserung der Resorption Einnahme mit kleinen Mengen Vitamin C, z. B. mit einem Glas Orangensaft. WW mit Antazida und anderen zweiwertigen Ionen, mit Tetracyclinen und Gyrasehemmern (Komplexbildung).

Eisensalze (Loesferron®, Ferro-sanol duodenal®, in Kräuterblut®)

Kalium

Mangel bei unzureichender Kaliumzufuhr, durch Kaliumverluste bei übermäßiger Aldosteronproduktion, beim Cushing-Syndrom, bei Behandlung mit Diuretika (Thiaziddiuretika), bei chronischem Missbrauch von Abführmitteln. Mangelerscheinungen: Muskelschwäche, Magen-Darm-Störungen, Nierenfunktionsstörungen, EKG-Veränderungen, Herzinsuffizienz. Akute Störungen des Kaliumstoffwechsels gehören in ärztliche Behandlung. Einnahme zur Vorbeugung und Behandlung von Mangelerscheinungen nach ärztlicher Empfehlung.

Kaliumsalze (Kalinor®, Kalium-Duriles®)

Iodid

Iodmangel häufig in sog. Iodmangelgebieten durch zu geringen Iodgehalt des Trinkwassers. Mangelerscheinungen: Wachstumsstörungen, verzögerte geistige Entwicklung, Grundumsatzerniedrigung, Iodmangelstruma, Zyklusstörungen. Behandlung zur Vorbeugung und Behandlung von Mangelerscheinungen. Empfehlung für Frauen mit Kinderwunsch zur Verhinderung von Entwicklungsstörungen des Feten durch Iodmangel.

Kaliumiodid (Jodid® 100, Jodetten® depot)

Fluorid

Mangelversorgung durch zu geringe Aufnahme. Mangelerscheinungen: erhöhte Kariesanfälligkeit. Einnahme zur verstärkten Mineralisierung des Zahnschmelzes in der Zeit der Zahnentwicklung (bis ca. 12. Lj.). Nach Abschluss des Zahnwachstums lokale Fluoridanwendung empfehlenswert.

Natriumfluorid in Tabletten (Fluoretten®, Zymafluor®)
Aminfluoride (Elmex® Gelée)

Zink

Zinkmangel bei chronischen Darmerkrankungen, Diabetes mellitus, während des Wachstums, bei Alkoholikern und Nierenerkrankungen. Erniedrigter Serumzinkgehalt bei Infektionen. Lokale antivirale Wirkung an Schleimhäuten, Stärkung der Immunabwehr, Verkürzung von Erkältungskrankheiten. Unterstützende Wirkung der Aknetherapie. Beteiligt am Aufbau von Haut, Haaren und Nägeln. WW mit Antazida und anderen zweiwertigen Ionen, mit Tetracyclinen und Gyrasehemmern (Komplexbildung).

Zinksalze (Unizink® 50, Zinkit®, Zinkorotat-POS®)

Selen

Essenzielles Spurenelement in Zähnen und Knochen. Anwendung als Antioxidans zur Unterstützung enzymatischer Systeme. Häufig empfohlen in der adjuvanten Krebstherapie.

Selen (z.B. in Selen plus ACE®)

Silicium

Kieselsäure als Spurenelement v. a. in Lipoiden gebunden. Siliciummangel führt zu Wachstumstörungen und Hauterkrankungen (chronische Ekzeme, Pruritus). Traditionell als Nahrungsergänzungsmittel für Haut, Haare und Nägel.

Silicium (Flügge® Kieselerde)

Mineralstoffkombinationen

Je nach Zusammensetzung und Dosierung entweder zur gezielten Behandlung von Mangelsyndromen oder zur allgemeinen Prophylaxe.

Kalium- und Magnesiumsalze (Tromcardin® forte, in Zentramin Bastian®)
Mineralstoffkombinationen (Inzelloval®, Neukönigsförder Mineral® Tabletten, Basica® vital, Isostar® Mineral plus)
in Kombination mit Multivitaminen (Frubiase® Vitamineral, Centrum®, Multibionta® plus Mineral)

Zusatzhinweise

- Empfehlung einer ausgewogenen Mischkost mit ausreichenden Mengen Obst und Gemüse.
- Vermeidung von phosphathaltigen Getränken und Lebensmitteln (z. B. Cola): Phosphat verdrängt Calcium aus der Knochenbindung. Gefahr der erhöhten Knochenbrüchigkeit schon bei Jugendlichen und jungen Frauen.

Müdigkeit/Leistungsschwäche

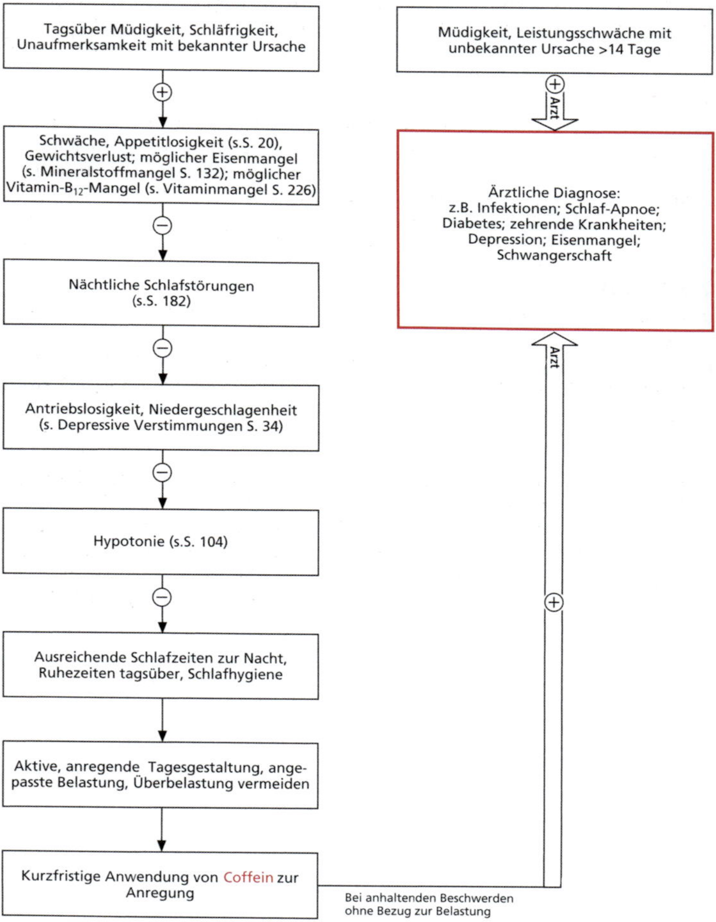

Müdigkeit, Leistungsschwäche

Nach physischer und psychischer Überlastung physiologische Erholungsreaktion. Erhöhter Schlafbedarf > 8 Stunden. Bei anhaltenden Beschwerden ohne erkennbare Ursache über > 14 Tagen ist eine ärztliche Diagnose erforderlich.

Coffein

Zur kurzfristigen Anwendung gegen Ermüdungserscheinungen. Entgegengesetzte Wirkung möglich. Einnahme spätestens am Nachmittag (ca. 16 Uhr), um den Nachtschlaf nicht zu stören. Keine regelmäßige Einnahme, um Gewöhnung zu verhindern. Vorsicht bei Tachyarrhythmien, Hyperthyreose, Angstzuständen. WW mit Theophyllin und Sympathomimetika.

Coffein (Coffeinum N® 0,2 g, Percoffedrinol® N)

Zusatzhinweise

- Coffeinhaltige Getränke (Kaffee, schwarzer Tee) können coffeinhaltige Arzneimittel ersetzen.
- Regelmäßige Einnahme von Coffein vermeiden, bei Absetzen Entzugssymptomatik: Kopfschmerzen, Müdigkeit, Muskelschmerzen, Nervosität, vegetative Symptome.
- Auf ausreichende Ruhezeiten achten, regelmäßige Schlafenszeiten einhalten, individuelles Schlafbedürfnis beachten.
- Körperliches Training, regelmäßige Bewegung an der frischen Luft und physiologische Lichtverhältnisse regulieren Schlaf-Wach-Rhythmus.
- Hochdosierte Multivitamin- und Mineralstoffpräparate zur Rehabilitation bei Erschöpfung nach Krankheiten, psychischer oder physischer Überanstrengung empfehlenswert (Orthomol® vital, Zell Oxygen® plus). Häufig Eisenmangel oder Vitamin-B_{12}-Mangel (s. Mineralstoffmangel S. 132, Vitaminmangel S. 226).

Mundgeruch

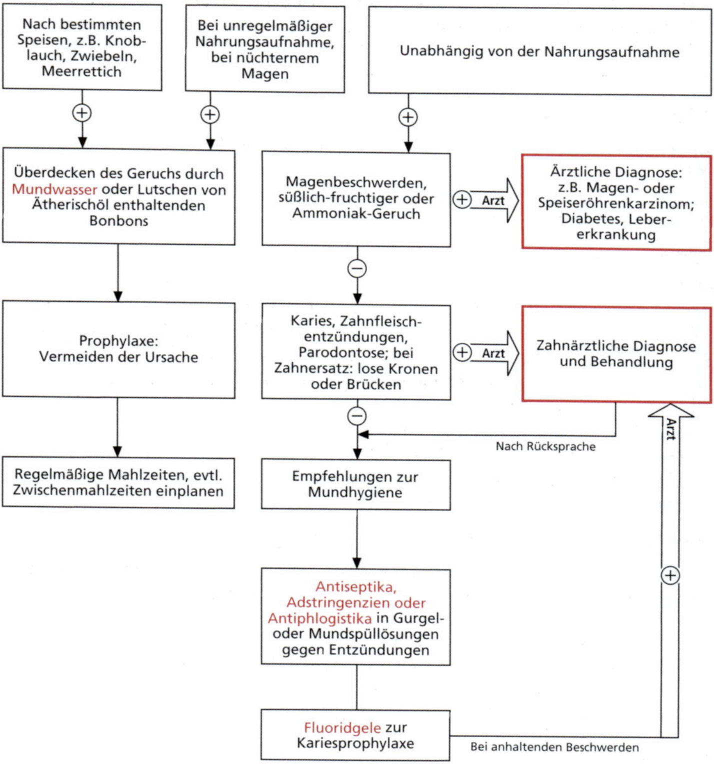

Nach bestimmten Speisen, z.B. Knoblauch, Zwiebeln, Meerrettich
Bei unregelmäßiger Nahrungsaufnahme, bei nüchternem Magen
Unabhängig von der Nahrungsaufnahme
Überdecken des Geruchs durch Mundwasser oder Lutschen von Ätherischöl enthaltenden Bonbons
Magenbeschwerden, süßlich-fruchtiger oder Ammoniak-Geruch
Arzt
Ärztliche Diagnose: z.B. Magen- oder Speiseröhrenkarzinom; Diabetes, Lebererkrankung
Prophylaxe: Vermeiden der Ursache
Karies, Zahnfleischentzündungen, Parodontose; bei Zahnersatz: lose Kronen oder Brücken
Arzt
Zahnärztliche Diagnose und Behandlung
Nach Rücksprache
Arzt
Regelmäßige Mahlzeiten, evtl. Zwischenmahlzeiten einplanen
Empfehlungen zur Mundhygiene
Antiseptika, Adstringenzien oder Antiphlogistika in Gurgel- oder Mundspüllösungen gegen Entzündungen
Fluoridgele zur Kariesprophylaxe
Bei anhaltenden Beschwerden

Mundgeruch (Foetor ex ore)

Ursache meist bakterieller Abbau von Nahrungsresten oder Gewebeteilen bei schlecht gereinigten oder kariösen Zähnen, Mundschleimhautentzündungen, Erkrankungen der Speiseröhre oder des Magens. Ketongeruch nach langem Fasten oder bei Diabetes.

Mundwasser

Zum Gurgeln und Spülen, Überdecken des schlechten Geruchs und Geschmacks, Wirkung nur über kurze Zeit.

Pfefferminz-, Nelkenöl (in Nur 1 Tropfen® Mundwasser)
Salbei-, Eukalyptusöl (in Salviathymol®)

Antiseptika

Zur vorübergehenden Reduktion der Keimzahl im Mundraum, unterstützend zur mechanischen Zahnreinigung, zum Ausheilen von Mundschleimhaut- und Zahnfleischinfektionen. Chlorhexidin: Anwendung auf 10 Tage begrenzen, reversible Verfärbung der Zunge und Zähne, Geschmacksveränderungen, Taubheitsgefühl der Zunge. Verdünnung zur Anwendung der 3 %igen Wasserstoffperoxid-Lösung: 1 Esslöffel auf 1 Glas Wasser.

Chlorhexidin (Chlorhexamed® fluid oder Gel)
Hexetidin (Hexoral® Lösung oder Spray)
Povidon-Iod (Betaisodona® Mundantiseptikum)
Wasserstoffperoxid-Lsg. 3 %ig

Adstringenzien und Antiphlogistika

Antientzündliche Wirkung durch Abdichtung der obersten Schleimhautschichten und Hemmung der Sekretion aus dem entzündeten Gewebe.

Salbeiöl (in Salviathymol®)
Myrrhentinktur (Inspirol® P forte)
Ratanhiatinktur (ratioSept® Mund- und Rachentherapeutikum)
Kamillenblütenextrakt (in Kamillosan® Mundspray)
Aluminiumtrichlorid (Mallebrin®-Konzentrat)

Fluoridgele

Zur Härtung des Zahnschmelzes und Kariesprophylaxe. Verwendung 1x pro Woche.

Olaflur, Dectaflur, Natriumfluorid (Elmex® Gelée)

Zusatzhinweise

- Gründliche Zahnreinigung nach jedem Essen: Zahnbürste + Zahnpasta, Zahnseide, evtl. Zahnzwischenraumbürste. Zahnbürste häufig wechseln (1-mal pro Monat).
- Lutschen von zuckerfreien Bonbons.
- Regelmäßige Mahlzeiten einhalten.

Mundsoor

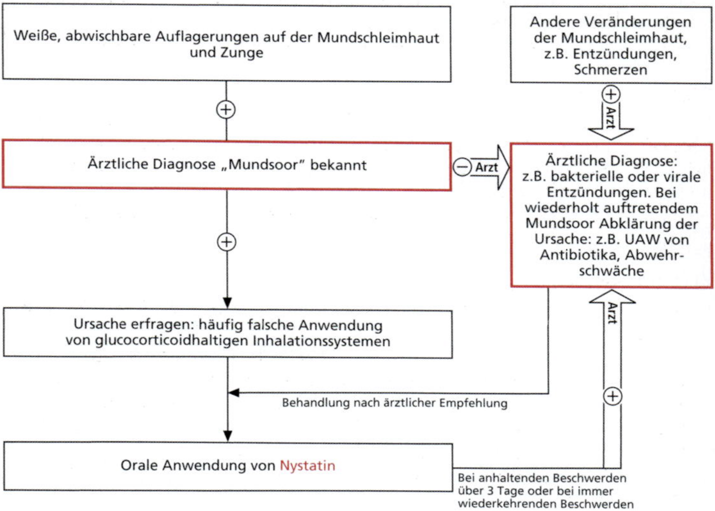

Weiße, abwischbare Auflagerungen auf der Mundschleimhaut und Zunge
Andere Veränderungen der Mundschleimhaut, z.B. Entzündungen, Schmerzen
Arzt
Ärztliche Diagnose „Mundsoor" bekannt
Arzt
Ärztliche Diagnose: z.B. bakterielle oder virale Entzündungen. Bei wiederholt auftretendem Mundsoor Abklärung der Ursache: z.B. UAW von Antibiotika, Abwehrschwäche
Arzt
Ursache erfragen: häufig falsche Anwendung von glucocorticoidhaltigen Inhalationssystemen
Behandlung nach ärztlicher Empfehlung
Orale Anwendung von Nystatin
Bei anhaltenden Beschwerden über 3 Tage oder bei immer wiederkehrenden Beschwerden

Mundsoor

Candidabefall der Mundhöhle. Auslöser lokale Verwendung von Glucocorticoiden, Antibiotika, schlechter Allgemeinzustand, krankheits- oder behandlungsbedingte Abwehrschwäche.

Nystatin

Wirkung gegen verursachende Hefepilze (Candida). Anwendung in flüssiger Form. Viermal täglich jeweils nach den Mahlzeiten Suspension in den Mund träufeln, möglichst lange im Mund bewegen, bevor sie geschluckt wird. Übliche Behandlungsdauer ca. 2 Wochen.

Nystatin (Adiclair® Suspension, Nystatin Lederle® Tropfen, Nystaderm® Mundgel)

Zusatzhinweise

- Intensive Mundhygiene. Bei Bedarf gründliche Reinigung und Desinfektion des Zahnersatzes.
- Korrekte Anwendung von glucocorticoidhaltigen Inhalationssystemen: bei Dosieraerosolen Anwendung von Spacern, nach Inhalation Mund ausspülen, etwas nachessen oder Zähne putzen, um Cortisonniederschlag im Mund-Rachenraum abzutragen.
- Bei Säuglingen: Trink- und Beruhigungssauger sterilisieren.
- Babys oder Kleinkinder wegen möglicher Ansteckung mit eigenem Löffel füttern, Löffel nicht ablecken.
- Stillende Mütter sollten vor und nach dem Stillen Brustwarzen gut reinigen.

Muskelkrämpfe

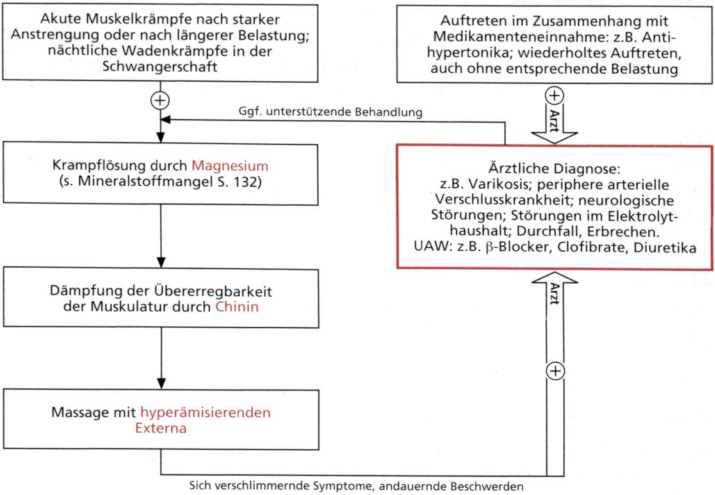

Muskelkrämpfe

Spontane, schmerzhafte Dauerkontraktion einzelner Muskeln bzw. Muskelgruppen. Ursachen meist Elektrolytverschiebungen, Hypomagnesiämie, Hyperkaliämie. Auslöser z. B. starke Belastung, erhöhter Bedarf in Schwangerschaft und Stillzeit, verminderte Magnesiumzufuhr bei einseitiger Ernährung und/oder erhöhtem Alkoholkonsum, lang andauernde Durchfälle oder Erbrechen.

Magnesium

Ausgleich des Mangels führt zu normalisierter Muskelaktivität. Hohe Dosierungen wirken krampflösend. WW mit Tetracyclinen und Eisen, Einnahmeabstand 3–4 Std. einhalten.

Magnesium (Magnesium diasporal®)

Chinin

Dämpfung der Übererregbarkeit der Muskulatur. KI: Schwangerschaft, Stillzeit, Myasthenia gravis, N.-opticus-Schädigung. WW mit Muskelrelaxanzien und Digitalisglykosiden

Chininsulfat (Limptar® N)

Hyperämisierende Externa

Regen die lokale Durchblutung an, verhindern Muskelverspannungen.

Capsaicin (Hansaplast med ABC® Wärme Creme)
Nonivamid (Finalgon® Creme, Hansaplast med ABC® Wärmepflaster sensitiv)
Benzylnicotinat (in Caye® Balsam)

Zusatzhinweise

- Regelmäßiges Muskeltraining, Ausdauersportarten.
- Bei (wenn möglich vor) starkem Elektrolytverlust Ersatz durch elektrolythaltige Getränke.
- Abwechslungsreiche Ernährung mit viel Obst und Gemüse.

Muskelschmerzen, Muskelkater

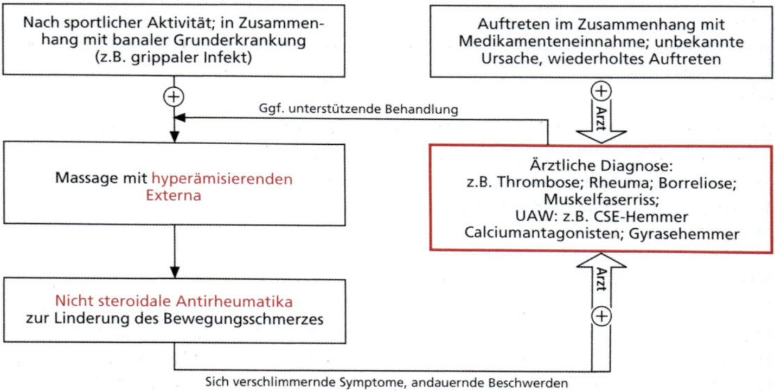

Muskelschmerzen, Muskelkater

Übersäuerung der Muskulatur nach anaerober Belastung, lokale Entzündung, kleinste Muskelfaserrisse, Schmerzen bei Bewegung, schmerzfrei im Ruhezustand.

Hyperämisierende Externa

Regen die lokale Durchblutung an, beschleunigen den Abbau überschüssiger Milchsäure und die Regeneration des entzündeten Gewebes.

Capsaicin (Hansaplast med ABC® Wärme Creme)
Nonivamid (in Finalgon® Creme)
Benzylnicotinat (Rubriment® BN Öl)

Nicht steroidale Antirheumatika (NSAR)

Reduzieren die Entzündung des betroffenen Gewebes und verringern die Schmerzen. Dimethylsulfoxid (DMSO) wirkt antiphlogistisch, penetrationsfördernde Wirkung bei Konzentration > 50 %. Bei starken Schmerzen und tiefliegender Lokalisation systemische Anwendung bevorzugen. Bei systemischer Anwendung KI und WW beachten. Ibuprofen, KI: Magen-Darm-Ulzera, Blutungsneigung, Schwangerschaft 3. Trimenon, WW mit Blutgerinnungshemmern.

Diclofenac (Voltaren® Schmerzgel)
Piroxicam (Felden® top Gel)
Ibuprofen (Ibutop® Creme, Dolormin® Tabletten)
Ketoprofen (Effekton® Gel)
Indometacin (Mobilat® Schmerzspray)
DMSO (in Dolobene® Gel)

Zusatzhinweise

- Regelmäßiges angepasstes Muskeltraining, Ausdauersportarten bevorzugen. Aufwärmphase vor sportlicher Aktivität einhalten, nach dem Sport Muskulatur warm halten.
- Abwechslungsreiche Ernährung mit viel Obst und Gemüse.
- Heiße Bäder evtl. mit durchblutungsfördernden Zusätzen beschleunigen den Regenerationsprozess.

Nackenschmerzen

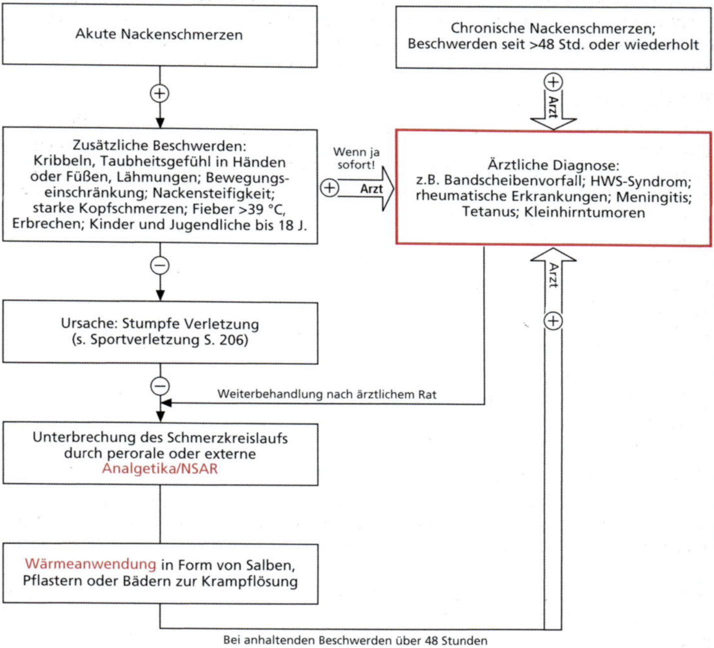

Nackenschmerzen mit überwiegend muskulärer Ursache

Muskuläre Verspannung im Bereich der Halswirbelsäule. Ursache: Überbelastung, untrainierte falsche Bewegung, Fehlhaltung, lange Bildschirmarbeit. Als Folge Verspannung, dadurch meist Fehlhaltung und Verschlimmerung der Beschwerden.

Analgetika/NSAR

Lösung der Verspannung, Unterbrechung des Teufelskreises Verspannung-Fehlhaltung. Einnahme von Ibuprofen als Mittel der Wahl. Externe Anwendung nur bedingt wirksam. Ibuprofen u. Acetylsalicylsäure, KI: Magen-Darm-Ulzera, Blutungsneigung, Asthma, Schwangerschaft 3. Trimenon, WW mit Blutgerinnungshemmern. ASS nicht für Kinder < 14 J. Paracetamol, KI: Leberschädigung, WW mit Alkohol.

Interne Anwendung

Ibuprofen (Dolormin®)
Diclofenac (Voltaren® dolo)
Naproxen (Dolormin® GS)
Acetylsalicylsäure (Aspirin®)
Paracetamol (Benuron®)

Externe Anwendung

Ibuprofen (Ibutop® Creme)
Diclofenac (Voltaren® Schmerzgel)
Indometacin (Mobilat® Schmerzspray)

Hyperämisierende Externa

Lösen der Verspannung durch Wärme. Anwendung in Form von Salben, Pflastern oder Bädern. Wärmende, durchblutungsfördernde Wirkstoffe in Salben meist in Kombination mit externen Antiphlogistika. KI gegen die Inhaltsstoffe beachten.

Salben

Benzylnicotinat (Phlogont® Thermal Salbe)
Nonivamid (in Finalgon® Creme)

Pflaster

Capsaicin (Rheumaplast®, Hansaplast® med ABC Wärme-Pflaster)
Nonivamid (Hansaplast® med ABC Wärme-Pflaster Sensitiv)

Bäder

Benzylnicotinat (Pernionin® Thermo Teil- oder Vollbad)

Zusatzhinweise

- Einnahme von Magnesium gegen Muskelkrämpfe, verursacht durch Magnesiummangel.
- Massagen mit durchblutungsfördernden Ölen (Dolo-cyl® Öl).
- Wärmeanwendung in Form von Kalt-Warm-Kompressen, Medipolan®-Bandagen, Halswickel, Rotlicht.
- Nackenschmerzen vorbeugen durch regelmäßige Kräftigung der Nackenmuskulatur, spezielle Gymnastik, Rückenschulen.
- Alternative Heilmethoden: Pestwurzwurzelstock (Petadolex®), Rhus toxicodendron, Traumeel®.

Nagelpilz

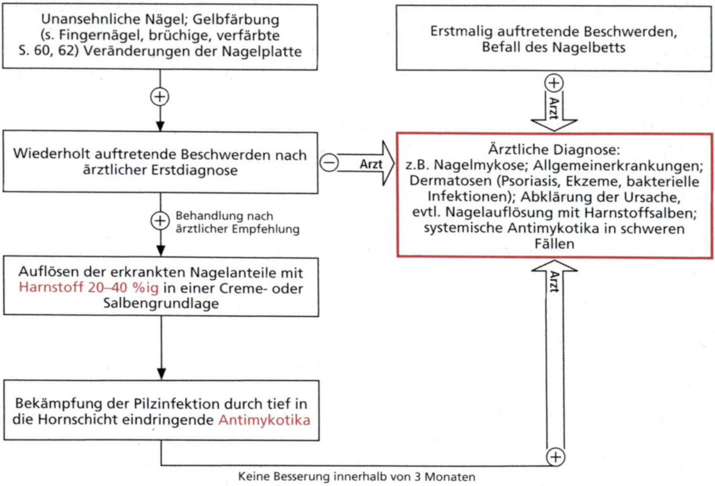

Nagelpilz (Onychomykose)

Durch Pilze (häufig Dermatophyten oder auch Hefepilze) hervorgerufene Erkrankung der Nägel. Symptome: Gelbfärbung der Nägel, Absplitterungen, zu Beginn verstärkte Verhornung der Nägel, später Nagelablösung möglich. Voraussetzung für die Entstehung einer Nagelmykose ist eine Schädigung des Nagelwachstums z. B. mechanisch, chemisch oder durch Krankheiten. Gesunde Nägel werden nicht befallen! Fußpilzerreger können auch die Nägel befallen und umgekehrt (s. Fußpilz S. 66).

Harnstoff 20–40 %ig

Zum Ablösen bzw. Auflösen erkrankter, pilzbefallener Nägel. 1x täglich messerrückendick auftragen und den Nagel mit einem Okklusivverband abdichten. Täglich die aufgeweichte erkrankte Nagelsubstanz abtragen. Anschließend erfolgt eine konsequente antimykotische Therapie NW: leichte Schmerzen möglich.

Harnstoff 20 % (Onychomal®, in Canesten® extra Nagelset)

Antimykotika

Einsatz von Breitband-Antimykotika, die tief genug in die Nagelschicht eindringen können. Als Arzneiform ist, neben der Creme, der Lack geeignet, da er eine gute Haftung auf dem Nagel aufweist. Ciclopirox, KI: Kinder. Amorolfin, KI: Nagelbettentzündung, Diabetes, Kinder. Naftifin, KI: offene Wunden, Schleimhäute. NW: Rötungen, Irritationen, Juckreiz. Bei lokaler Behandlung ist es sinnvoll, die Zehenzwischenräume und die Fußsohlen mit einer antimykotischen Creme mit zu behandeln.

Ciclopirox (Nagel Batrafen® Lösung zum Auftragen auf Nägel)
Amorolfin (Loceryl® Nagellack Roche Lösung)
Naftifin (Exoderil®)
Terbinafin (Lamisil®)
Miconazol (Daktar®)

Bei gesicherter Diagnose Candida kann auch ein Polyen-Antimykotikum eingesetzt werden.

Nystatin (Candio-Hermal® Salbe)

Zusatzhinweise

- Fußnägel: kein Schuhwerk oder Socken tragen, die Feuchtigkeit begünstigen, keine drückenden Schuhe.
- Täglicher Socken- und Handtuchwechsel, möglichst kochbare Baumwollsocken tragen. Socken, Handtücher, Badematten und Bettzeug möglichst bei 60 °C waschen, für empfindliche Textilien: Canesten® Hygiene Wäschespüler.
- Fingernägel: Vermeidung von Tätigkeiten, die den Nagel aufweichen können, z. B. Spülen.
- Nagelhäutchen nicht verletzen, es wirkt als Abdichtung gegen Infektionen von außen.
- Auf die langwierige Therapie ist hinzuweisen, Therapiedauer bis zu 6 Monaten.
- Bei Therapieresistenz systemische Anwendung von Antimykotika unter ärztlicher Kontrolle.
- Auf ausgewogene Ernährung achten für ein gutes Nagelwachstum, Vitamin- und Mineralstoffpräparat kann empfohlen werden (s. Mineralstoffmangel S. 132, Vitaminmangel S. 226).
- Regelmäßige und schonende Nagelpflege, das Nagelbett öfter mit einer Fettcreme pflegen.
- Diabetiker leiden oft unter Nagelpilz, auf gute Einstellung des Zuckerspiegels achten.
- Bei Rauchern kann der Verzicht auf Nicotin eine verbesserte Durchblutung und so eine Verkürzung der Therapiezeit bewirken.
- Mittel zur Immunstärkung, da eine Pilzinfektion der Haut sich bei immungeschwächten Menschen leichter ausbreitet (s. Immunschwäche S. 106).

Narbenpflege

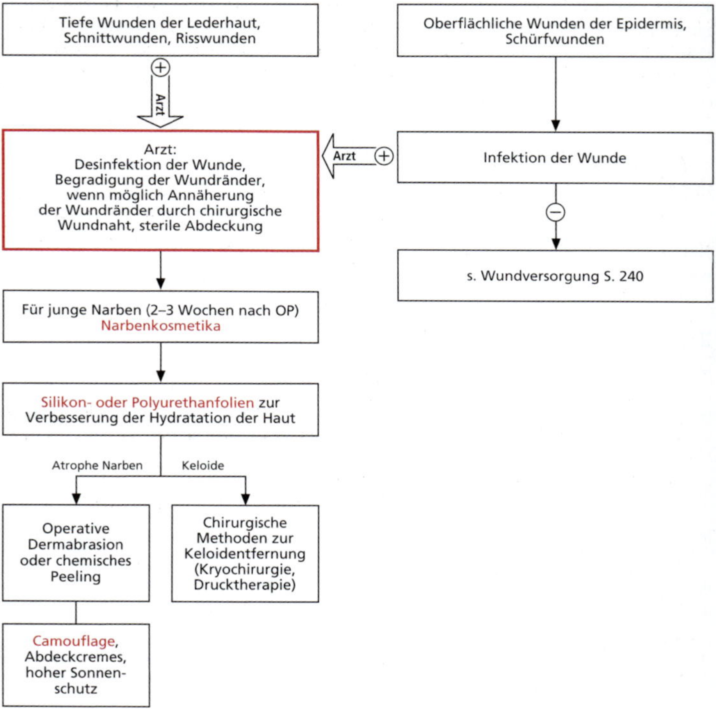

Narbe (Cicatrix)

Defektheilung bei Substanzverlust der Lederhaut. Zerstörtes Gewebe wird durch Bindegewebe ersetzt. Frische Narben sind meist rötlich, ältere weiß. Bei Bindegewebsneubildung über das Hautniveau hinaus spricht man von hypertrophischen, bei Narben unter dem Hautniveau von atrophischen Narben. Keloide sind überschießende Bindegewebsneubildungen, die sich über die eigentlichen Wundränder hinaus verbreiten.

Narbenkosmetika

Antiproliferative, antiphlogistische und glättende Wirkung auf Narbengewebe. Anwendung auf möglichst frischen Narben (2–3 Wochen nach der OP). Mehrmals täglich unter Druck in Längsrichtung einmassieren. Behandlungsdauer ca. 6 Mon.

Heparin (in Contractubex®, in Kelofibrase®)
Harnstoff (in Kelofibrase®)
Allantoin (in Contractubex®, in Mederma® Care)
Asiatsäure (in Synchroline Terproline®)

Silikongele und Polyurethanfolien

Luftdichte Abdeckung des Narbengewebes. Zur Hydratisierung des Bindegewebes und Schaffung von optimalen Bedingungen der Gewebsneubildung. Behandlung mind. 2 Mon.

Topische Silikongele (Dermatix®, Novagel®)
Polyurethanfolien (Mepiform®, Hansaplast® Narbenreduktionspflaster)

Camouflage

Abdeckung der Narben mit haltbaren, getönten Abdeckcremes.

Dermacolor®

Zusatzhinweise

- Alternative Therapie: Narbengel® Wala.

Nasenbluten

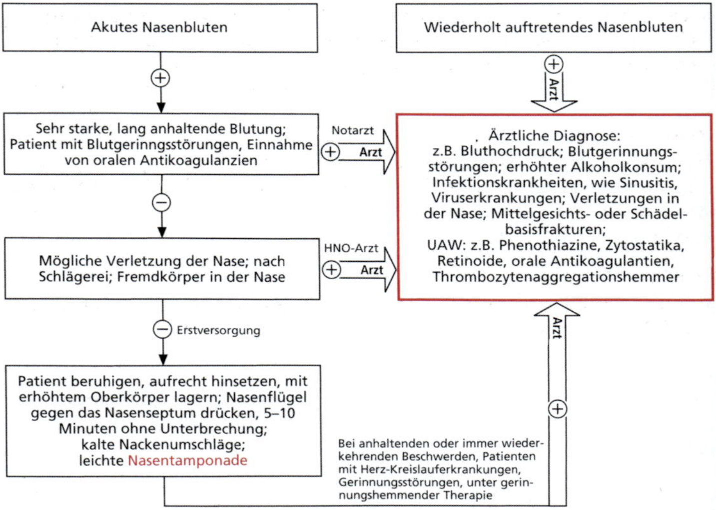

Nasenbluten (Epistaxis)

Sog. habituelles Nasenbluten, vor allem bei Kindern, durch lokale Ursachen wie Gefäßverletzungen, physikalische oder chemische Schädigung der Nasenschleimhaut, Trauma, Nasenfremdkörper oder Wucherungen/Tumoren in der Nase. Auch als Symptom einer Allgemeinerkrankung, z. B. akute Infektionskrankheiten, Herz-Kreislauferkrankungen, hämorrhagische Diathese.

Nasentamponade

Zur Unterstützung der Blutstillung durch Kompression der Blutungsquelle, zum Schutz der Kleidung. Ausreichend großer Verbandwattepfropf, im Notfall auch saubere Baumwolltücher oder Papiertaschentücher.

(Clauden® Nasentamponade, Watte)

Zusatzhinweise

- Nasentamponade evtl. getränkt mit Hamamelisextrakt (Hametum® Extrakt) oder α-Sympathomimetika, z. B. Xylometazolin (Otriven® Tropfen).

Nervosität/Unruhe

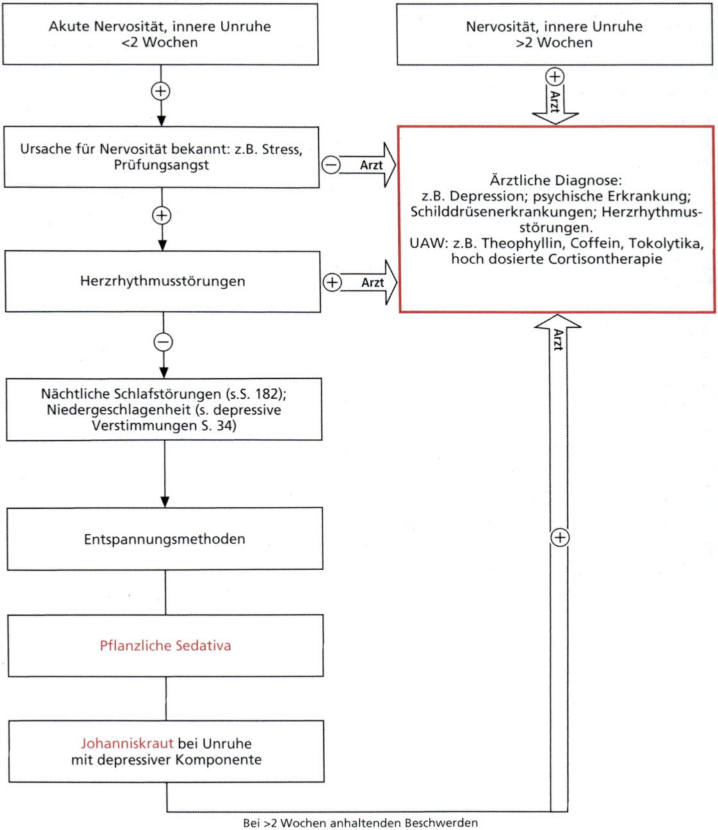

Nervosität, psychische Unruhe

Psychische Grundstimmung der inneren Erregung, Agitiertheit, im Allgemeinen negativ erlebt. Folgen: Konzentrations- und Schlafstörungen. Ursachen: Stress, Überbelastung, psychische Erkrankungen, Herzrhythmusstörungen.

Pflanzliche Sedativa

Gegen Unruhezustände. Wirkung steigt bei regelmäßiger Einnahme, Wirkmaximum nach ca. 1–2 Wochen regelmäßiger Einnahme. Tagsüber Beruhigung und Erhöhung der Konzentrationsfähigkeit.

Baldrianwurzel (Baldrian-Tinktur® Hetterich, Baldrian-Dispert® Tag)
Kombinationen mit Hopfenzapfen und Passionsblumenkraut (in Kytta-Sedativum®)
mit Melissenblätter (in Euvegal® Dragees)
mit Johanniskraut (Sedariston® Konzentrat)

Johanniskraut

Stimmungsaufhellende Wirkung. Anwendung bei psychovegetativen Störungen, depressiven Verstimmungen, Unruhe, Angst. Wirkung setzt erst nach einer Latenzzeit von ca. zwei Wochen voll ein. Eine ausreichend hohe Dosierung ist Voraussetzung. Leitsubstanz: Hypericin.

Johanniskraut-Trockenextrakt (Felis® 650)

Zusatzhinweise

- Ausreichende Schlaf- und Ruhezeiten.
- Entspannungsmethoden (Yoga, autogenes Training).
- Vollbäder mit Melissen- oder Lavendelöl.
- Alternative Heilmethoden: Aromatherapie mit Lavendel und Melisse, Zincum Valerianicum-Hevert®.

Neurodermitis

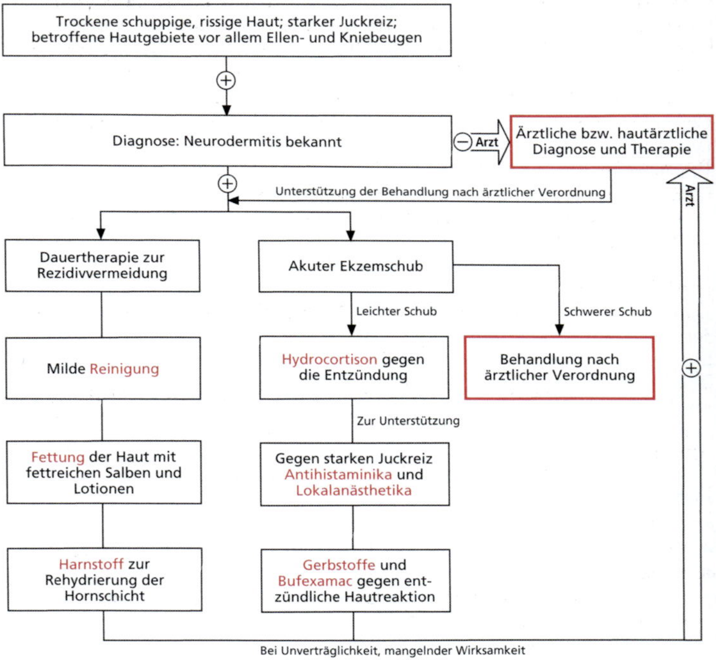

Neurodermitis (atopisches Ekzem)

Andere Bezeichnungen: endogenes Ekzem oder atopische Dermatitis. Chronisch-rezidivierende Entzündungsreaktion der Haut, Symptome unterschiedlich, immer großer Juckreiz, meist trockene schuppige, rissige Haut vor allem an Ellen- und Kniebeugen, deutliche Rötung der Haut, aufgekratzte, nässende und blutende Bereiche als Folge des starken Juckreizes. Ursache: genetische Veranlagung. Nur symptomatische Behandlung möglich.

Reinigung

Milde, pH-neutale, evtl. rückfettende Reinigung der Haut.

Eucerin® pH 5 Creme Duschöl, Balneum Hermal® zum Duschen, Oleobal® Dusch- und Badeöl

Hautfettung

Zur intensiven Pflege der Haut. Die Verträglichkeit muss individuell getestet werden.

Fettsalben

Unguentum emulsificans (aquosum), Linola®-fett Creme, Excipial® Mandelölsalbe

Ölbäder

Balneum Hermal® F, Linola®-fett N Ölbad, Ölbad Cordes®

Harnstoff

Zur Rehydrierung der Hornschicht. Cave: evtl. starke Reizwirkung auf die entzündete Haut.

5 % Harnstoff in Unguentum emulsificans aquosum, Remederm® Creme Widmer, Eucerin® TH Salbe 10 % Urea, Optiderm®

Hydrocortison

Gegen die entzündlichen Hautveränderungen. In der Selbstmedikation nur schwach wirksames Glucocorticoid verfügbar.

Hydrocortison (Ebenol® 0,25–0,5 %)

H_1-Antihistaminika

In der Selbstmedikation wenig üblich. Alte Antihistaminika mit sedierenden Nebenwirkungen wirksamer als neue. Cave: Verzögerung der Reaktionszeiten, Vorsicht im Straßenverkehr. WW mit zentral wirksamen Arzneimitteln und Alkohol.

Dimetinden (Fenistil® 24 Stunden)
Clemastin (Tavegil® Tabl.)
Cetirizin (Ceterifug®)
Loratadin (Loraderm®)

Lokalanästhetika

Zur lokalen Juckreizstillung.

Polidocanol (in Thesit® Gel, in Optiderm® Creme, Balneum Hermal® plus)

Gerbstoffe

Gegen die Entzündungsreaktion.

Synthetische Gerbstoffe (Tannolact® Creme, Fettcreme, Badezusatz)

Bufexamac

Zur Behandlung von Entzündungssymptomen bei Hauterkrankungen. Cave: Hohes Allergisierungspotenzial.

Bufexamac (Duradermal® Creme, Salbe, Fettcreme, Lotio, Parfenac® Creme, Salbe, Fettsalbe, Milch)

Zusatzhinweise

- Allergentestung, um Allergieauslöser zu meiden: Haustiere, Teppiche, Staubfänger, Zimmerpflanzen. Nahrungsmittelunverträglichkeiten berücksichtigen.
- Kleidung möglichst aus Baumwolle, Synthetikmaterialien meiden.
- Neugeborene Kinder mit Atopiker-Eltern sollten mindestens ein halbes Jahr gestillt werden.
- Hautpflege dem Entzündungszustand täglich neu anpassen: Hautbereiche mit Symptomen mit wirkstoffhaltigen Salben behandeln, symptomfreie Hautbereiche mit wirkstofffreien Salben behandeln.
- Salben nicht zu dünn auftragen, um die Haut nicht unnötig zu reizen.
- Fingernägel kurz halten, um Verletzungen beim Kratzen zu vermeiden.
- Weitere Therapiemöglichkeiten: Lichttherapie (UV-A-Strahlung); zur unterstützenden Behandlung Psychotherapie, autogenes Training.
- Zufuhr ungesättigter Fettsäuren zur Verbeserung der Lipidzusammensetzung der Haut, z. B. Nachtkerzenöl (2 × 2000–3000 mg/Tag = 2 × 160–240 mg γ-Linolensäure, Epogam® Kapseln, Efamol® 500-Kapseln) oder Borretschöl (Glandol®).
- Ungesicherte Therapieverfahren: Eigenblutbehandlung, Bioresonanztherapie, Stutenmilch.
- Kontakt zu Selbsthilfegruppen suchen.
- Alternative Heilmethode: Sulfur, Silicea, Konstitutionsmittel, Cardiospermum (Halicar®), Dolichos.

Ohrenschmerzen

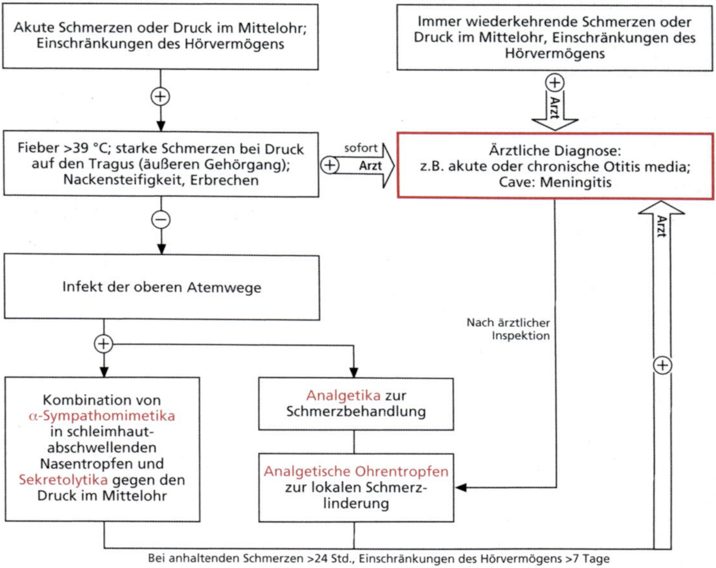

Infekt der oberen Atemwege

Infolge eines Infekts des Nasen-Rachenraums über die Ohrtrompete aufsteigende Infektion des Mittelohrs. Fehlende Abflussmöglichkeit durch Verengung der Eustachischen Röhre, dadurch Druck und Schmerzen.

α-Sympathomimetika

Lokale Anwendung als Nasentropfen, -sprays, -salben, -gele. Zum Abschwellen der Nasenschleimhaut und der Mündung der Ohrtrompete im Nasenrachen, dadurch Verbesserung des Sekretabflusses, nur kurzfristig anwenden, maximale Anwendung für 5–7 Tage. NW: Nasentrockenheit führt zum Gefühl der verstopften Nase und zur Gefahr des Missbrauchs der Tropfen bzw. des Sprays. Systemische NW bei häufigem exzessivem Gebrauch. KI: schwere Herz-Kreislauferkrankungen, Engwinkelglaukom, Prostataadenom. Bis zu 3 × täglich je eine Dosis (Tropfen, Sprühstoß, Gelmenge) je nach Alter dosieren.

Oxymetazolin (Nasivin®)
Xylometazolin (Otriven®)
Naphazolin (Privin®)
Tetryzolin (Tetrilin®)

Systemische Anwendung: Wegen des höheren Risikos von NW nicht empfehlenswert. Monopräparate nicht im Handel, Kombination mit Antihistaminika nicht sinnvoll.

Sekretolytika

Zum Sekretlösen, zum Auflösen des Sekretstaus. Ausreichende Flüssigkeitszufuhr (2–3 Liter/Tag) für die Wirkung erforderlich. Cave Acetylcystein: Inaktivierung von Penicillinen, Cefalosporinen u. Tetracyclinen (außer Doxycyclin), 2 Std. Einnahmeabstand einhalten.

Myrtol (Gelomyrtol®/-forte)
Pflanzliche Kombinationen (Sinupret®)
Acetylcystein (Acemuc®)

Analgetika

Gegen die akuten Schmerzen. Paracetamol: KI Leberschädigung, WW mit Alkohol. Acetylsalicylsäure u. Ibuprofen: KI Magen-Darm-Ulzera, Blutungsneigung, Asthma, Kinder < 14 J., Schwangerschaft 3. Trimenon, WW mit Blutgerinnungshemmern.

Paracetamol (Benuron®)
Acetylsalicylsäure (Aspirin®)
Ibuprofen (Dolormin®)

Analgetische Ohrentropfen

Lokalanästhetika und Analgetika in Ohrentropfen erreichen nur den äußeren Gehörgang bis zum Trommelfell. Anwendung nur bei intaktem Trommelfell, ärztliche Inspektion erforderlich! Lösung vor der Anwendung in der Hand erwärmen.

Phenazon + Procain (Otalgan®)

Zusatzhinweise

- Bei nur leichten Beschwerden kann Wärme durch warme Auflagen oder Rotlicht die Heilung beschleunigen. Bei akuter Entzündung und starken Schmerzen Wärme vermeiden.
- Zwiebelwickel (Zwiebelsäckchen) als Hausmittel zur Unterstützung gegen leichte Entzündung und zur Schleimlösung.
- Hyperbare Belüftung des Innenohres mittels Nasenballon (Otobar®).
- Alternative Heilmethoden: Otovowen®.

Pilzerkrankungen der Haut

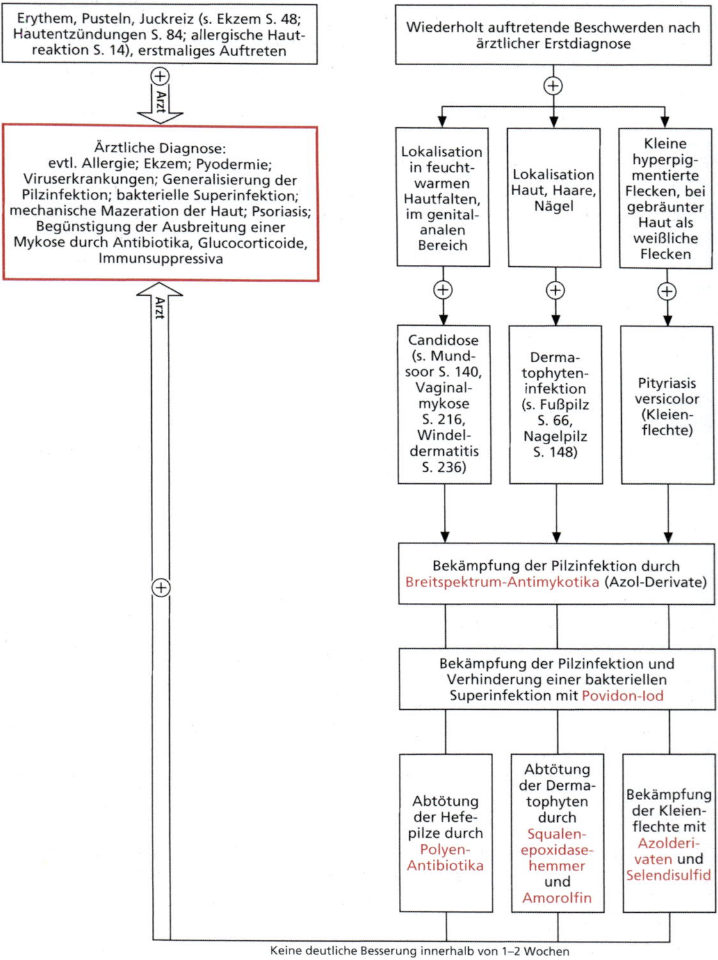

Pilzerkrankungen (Mykosen) der Haut

Durch Hautpilze hervorgerufene Erkrankungen. Die wichtigsten sind: Candidose, Tinea und Pityriasis versicolor. Immunsuppression fördert die Entwicklung einer Hautmykose. Symptome sind: gerötete, gereizte Haut, Abschuppung, Juckreiz. Es können Bläschen und Hauteinrisse vorhanden sein. Besonders gefährdet sind Stellen, an denen Haut auf Haut liegt und/oder immer feuchtes Hautklima herrscht.

Breitspektrum-Antimykotika (Azol-Derivate)

Azolderivate stehen für die Selbstmedikation zur Verfügung. Gute antimykotische Wirksamkeit (Breitbandantimykotikum) durch Angriff an der Zellmembran der Pilze. Topische Anwendung gut verträglich, KI: Anwendung am Auge.
NW: Vorübergehende Rötung möglich, Brennen, Juckreiz. Azolderivate zur systemischen Anwendung sind rezeptpflichtig.

Clotrimazol (Canesten®)
Miconazol (Daktar®)
Bifonazol (Mycospor®)
Ketoconazol (Nizoral®, Terzolin®)

Povidon-Iod

Fungizid wirksames Desinfektionsmittel. Wirkt pilzabtötend und antibakteriell bei Superinfektionen der geschädigten Haut. KI: Hyperthyreose.
Povidon-Iod (Betaisodona®)

Candidose der Haut

Durch Hefepilze (Candida albicans) hervorgerufene entzündliche Erkrankung der Haut vornehmlich in feuchtwarmen Körperfalten wie unter der Brust, unter den Achseln, zwischen den Beinen. Häufig bei übergewichtigen Menschen und Diabetikern. Symptome sind Rötung, Juckreiz und Erosionen mit Abschuppung und weißlichem Rand.

Polyen-Antibiotika

Gute Wirksamkeit gegen sich vermehrende Hefepilze. Schmales Wirkungsspektrum, deshalb keine Wirkung bei Dermatophyten. Topische Anwendung.
NW: allergische Kontaktdermatitis, Überempfindlichkeitsreaktion.

Nystatin (Nystatin Lederle®)
Nystatin und Zinkoxid (Multilind® Heilpaste)

Dermatophyteninfektion (Tinea) der Haut

Durch Dermatophyten hervorgerufene entzündliche Erkrankung der Haut. Meist kreisrunde, scharf begrenzte Herde mit Rötung, Juckreiz und Abschuppung der Haut.

Squalenepoxidasehemmer

Tolnaftat und Naftifin haben ein schmaleres Wirkungsspektrum als die Azole. Wirksam gegen Dermatophyten, für Fußpilz geeignet. Keine Anwendung bei Infektion durch Hefepilze. NW selten: lokale Reizungen oder Brennen der Haut.

Terbinafin (Lamisil®)
Naftifin (Exoderil®)
Tolnaftat (Tonoftal®)

Amorolfin

Antimykotische Wirksamkeit durch Angriff an der Pilzzellmembran. Gute Wirksamkeit gegen Dermatophyten. Nur topische Anwendung möglich. NW: Juckreiz, leichtes Brennen, allergische Reaktion möglich.

Amorolfin (Loceryl® Creme)

Kleienflechte (Pityriasis versicolor)

Durch den Sprosspilz *Malassezia furfur* hervorgerufene nicht entzündliche Erkrankung der Haut mit kleinfleckigen Hyperpigmentierungen (gelbbraun), die auf gebräunter Haut hell erscheinen. Leichte kleieartige Abschuppung der Haut, kaum Juckreiz. Lokalisation am häufigsten auf Brust, Rücken und am Hals. Begünstigende Faktoren sind hohe Hautfeuchtigkeit, starke Talgproduktion, geschwächtes Immunsystem. Auch nach erfolgreicher Therapie bleiben die Pigmentveränderungen noch bis zu einigen Monaten sichtbar.

Azol-Derivate

Antimykotische Wirksamkeit durch Angriff an der Zellmembran der Pilze. KI: Anwendung am Auge. NW: v. a. zu Behandlungsbeginn Brennen, Hautrötung.

Econazol (Epi-Pevaryl® PV)

Selendisulfid

Wirkung gegen Pityriasis versicolor in 2,5 %iger Konzentration als Waschgel. Bei Befall der Haut immer auch die Haare mitbehandeln (Ganzkörperbehandlung, da der Pilz schwer zu bekämpfen ist). KI: offene Wunden, akute Hautentzündungen. NW selten: eine Verfärbung der Haare ist möglich.

Selendisulfid (Selsun® Suspension)

Zusatzhinweise zu Pilzerkrankungen allgemein

- Die Anwendungsdauer muss lang genug sein, mindestens noch eine Woche nach Abklingen der Symptome.
- Trockenhalten der Haut.
- Lange Bäder vermeiden, um die Haut nicht zu sehr aufzuweichen.
- Schonende Reinigung der betroffenen Bezirke, um eine übermäßige Aufquellung der Haut zu vermeiden.
- Täglicher Kleidungs- und Handtuchwechsel, möglichst kochbare Wäsche tragen, evtl. Einmalhandtücher. Nicht kochbare Kleidung: Canesten® Hygiene Wäschespüler.
- Auf eine gute Durchblutung der gefährdeten Gewebe achten (v. a. bei Diabetikern).
- Bei Therapieresistenz systemische Behandlung mit Antimykotika unter ärztlicher Kontrolle.
- Mittel zur Immunstärkung, da eine Pilzinfektion der Haut sich bei immungeschwächten Menschen leichter ausbreitet.
- Bäder mit Adstringenzien unterstützen die Therapie, je nach Lokalisation der Pilzinfektion z. B. mit Eichenrindenextrakt (Tannosynt® flüssig).

Prellung

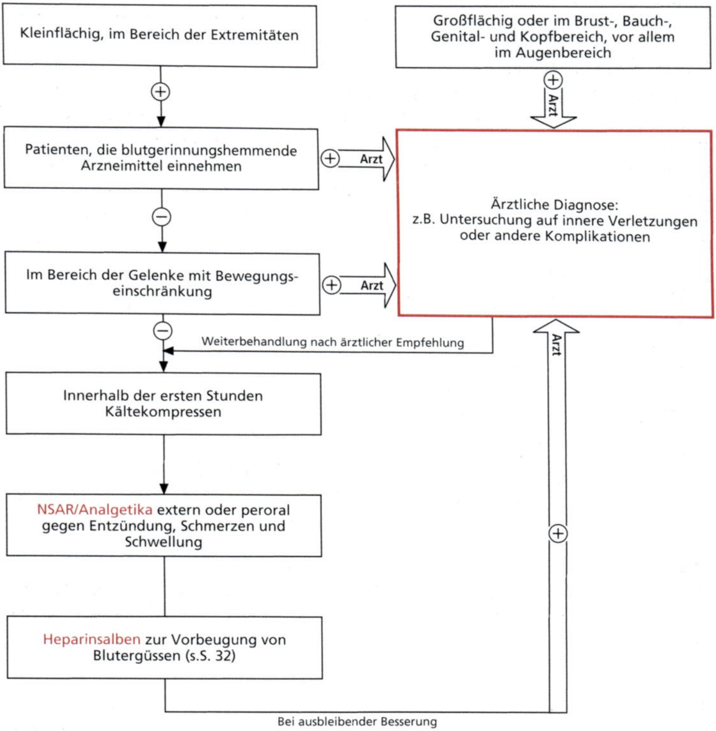
Kleinflächig, im Bereich der Extremitäten
Großflächig oder im Brust-, Bauch-, Genital- und Kopfbereich, vor allem im Augenbereich
Arzt
Patienten, die blutgerinnungshemmende Arzneimittel einnehmen
Arzt
Ärztliche Diagnose: z.B. Untersuchung auf innere Verletzungen oder andere Komplikationen
Im Bereich der Gelenke mit Bewegungseinschränkung
Arzt
Weiterbehandlung nach ärztlicher Empfehlung
Arzt
Innerhalb der ersten Stunden Kältekompressen
NSAR/Analgetika extern oder peroral gegen Entzündung, Schmerzen und Schwellung
Heparinsalben zur Vorbeugung von Blutergüssen (s.S. 32)
Bei ausbleibender Besserung

Prellung (Contusion)
Nach Schlag oder Stoß auftretende Schwellung zumeist mit Hämatombildung ohne äußerlich erkennbare Gewebsschädigung. Schmerzen.

NSAR/Analgetika

Reduzieren die Schwellung des betroffenen Gewebes und verringern die Schmerzen. Dimethylsulfoxid (DMSO) wirkt antiphlogistisch, penetrationsföderndе Wirkung bei Konzentration > 50 %. Bei starken Schmerzen und tiefliegenden Gewebeschäden systemische Anwendung von Antiphlogistika bevorzugen. Bei systemischer Anwendung KI und WW beachten. KI: Magen-Darm-Ulzera, Blutungsneigung, Kinder < 14 J., Schwangerschaft 3. Trimenon, WW mit Blutgerinnungshemmern.

Chemische Antiphlogistika
Diclofenac (Voltaren® Schmerzgel)
Piroxicam (Felden® top Gel)
Ibuprofen (Ibutop® Creme, Dolormin® Tabletten)
Ketoprofen (Effekton® Gel)
Indometacin (Mobilat® Schmerzspray)
DMSO (in Dolobene® Gel)

Pflanzliche Antiphlogistika
Arnika (Kneipp® Arnika Salbe S, Arnika 10 % Weleda® Salbe)
Zitterpappel, Goldrute, Esche (Phytodolor®)
Aescin (Reparil® Gel N, Reparil 40 Madaus Dragees).

Heparin

Beschleunigt den Abbau von oberflächlichen Hämatomen. Eingesetzte Konzentration 30 000–60 000 I. E./100 g. Bei höherer Konzentration Verstärkung von Hämatomen möglich.
Heparin (Thrombophob® Sandoz Gel/Creme)

Zusatzhinweise

- Sofortiges Kühlen mit Eiswasser, Kältespray (Eisspray ratiopharm®, Olbas® Kälte-Spray) oder Kältekompresse (ColdHot® Pack, Kälteeinwegbeutel Icepower®).
- Umschläge mit essigsaurer Tonerde.
- Evtl. Hochlagern reduziert den Blutzufluss und damit die Schwellung.
- Nach Abklingen der Akutbeschwerden durchblutungsfördernde oder heparinhaltige Salben zur Beschleunigung des Heilungsprozesses.
- Alternative Heilmethoden: proteolytische Enzyme sollen die Reparatur des geschädigten Gewebes beschleunigen (z. B. Serrapeptase in Aniflazym® Tabl., Bromelaine in Phlogenzym®, Wobenzym®). Homöopathika mit Arnica, Calendula, Hamamelis (Traumeel® S).

Prostatabeschwerden

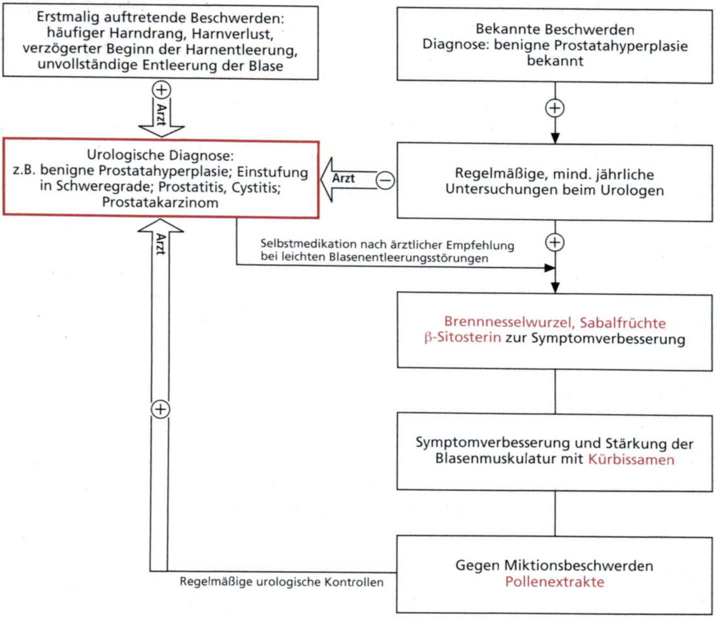

> ### Benigne Prostatahyperplasie (BPH)
> Gutartige Prostatavergrößerung (Adenom), Beginn bei ca. 40 Jahren; bei fast 50 % aller Männer > 65 Jahren, Verengung der Harnröhre, Miktionsstörungen, Restharnbildung, häufige Entleerung kleiner Harnmengen. Als Folge Überlaufinkontinenz: durch die Miktionsstörungen staut sich der Harn in der Blase an. Bei zusätzlichen Harnmengen läuft die Blase über, meist Tröpfelinkontinenz. Selbstmedikation bei leichten Miktionsbeschwerden (BPH I) möglich.
> Die Einnahme der Präparate kann die Beschwerden verbessern, ohne dass die Vergrößerung der Prostata zurückgeht, d.h. Arztbesuche in regelmäßigen Abständen sind anzuraten.

Brennnesselwurzel, Sabalfrüchte, β-Sitosterin

Verbesserung der Miktionsstörung, Verringerung der Restharnbildung. Wirkungsmechanismus unbekannt. Wirksame Dosierung Brennnesselwurzel 400 mg bei Stadium I, 600 mg bei Stadium II, Sabalfrüchte 320 mg Extrakt oder 1–2 g Droge.

Brennnesselwurzel (Bazoton® uno, UTK® uno 460 mg Filmtabletten B, in Prostagutt® forte, in Granufink® Prosta)
Sabalfrüchte (Horphagen® uno, Prostagutt® uno, in Prostagutt® forte)
β-Sitosterin (Harzol®, Azuprostat®)

Kürbissamen

Stärkung der Blasenmuskulatur, positiver Effekt bei beginnender Inkontinenz.

Kürbissamen, -öl (Granufink® Kürbiskerngranulat, in Granufink® Prosta Kapseln, Cysto-Urgenin®, Prosta Fink® forte)

Pollenextrakte

Zur Behandlung von Miktionsstörungen bei Prostatahyperplasie.

Gräserpollenextrakt (Cernilton®, Pollstimol®)

Zusatzhinweise

- Ausreichende Flüssigkeitsaufnahme, mindestens 2 Liter pro Tag.
- Durchspülen der Blase mit Blasen- und Nierentees (z.B. Birkenblätter, Bärentraubenblätter, Queckenwurzelstock, Riesengoldrutenkraut, Hauhechelwurzel, Ackerschachtelhalm) zur Vermeidung von Harnwegsinfektionen.
- Infektprophylaxe durch Harnansäuerung (pH < 6) mit L-Methionin (Acimethin®).
- Regelmäßige Blasenentleerung.

Psoriasis (Schuppenflechte)

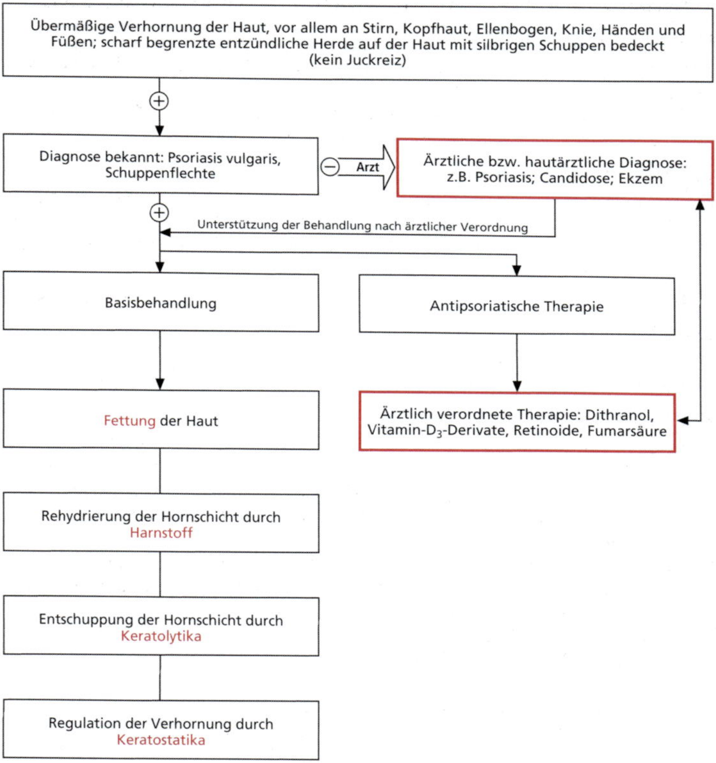

Psoriasis vulgaris (Schuppenflechte)

Entzündliche Verhornungsstörung der Haut mit erythematösen Plaques, scharf begrenztes Erythem mit grausilbriger Schuppung. Vorkommen besonders an Knie, Ellenbogen, Kreuzbeingegend. Ursache: unbekannt, genetische Faktoren.

Fettung der Haut

Zur intensiven Pflege der Haut. Die Verträglichkeit muss individuell getestet werden.

Unguentum emulsificans (aquosum), Linola®-fett, Excipial® Mandelölsalbe

Harnstoff

Zur Rehydrierung der Hornschicht. Cave: evtl. starke Reizwirkung auf die entzündete Haut.

5 % Harnstoff in Unguentum emulsificans aquosum, Remederm® Creme Widmer, Eucerin® TH 5 % Urea Creme/10 % Urea Salbe

Keratolytika

Zur Entschuppung der Haut. Alleinige Behandlung bei leichten Verlaufsformen, zur Vorbereitung der Haut für antipsoriatische Therapie. Salicylsäure: Hand- und Fußsohlen: 3–5 %ig in Vaseline, bei starker Verhornung 10 %ig, auf der behaarten Kopfhaut 3 %ig.

Salicylsäure (Lygal® Kopfsalbe N, Squamasol® Gel, Lsg., Psorimed®)

Keratostatika

Zur Regulation der Verhornung der Haut.

Pyrithion-Zink (de-squaman® Hermal)

Zusatzhinweise

- Möglichst keine Selbstbehandlung mit Glucocorticoiden bei Psoriasis. Hautveränderungen sprechen zwar gut auf Glucocorticoide an, aber es kommt zu Rebound-Effekten, die nur schwer auf Behandlungsversuche ansprechen.
- Unterstützung der regelmäßigen Hautpflege durch fettende Badezusätze (Balneum Hermal® F).
- Steinkohlenteerpräparate (Berniter®) werden nur noch unter ärztlicher Kontrolle mit Vorsicht und nach Abwägung des therapeutischen Nutzens gegenüber dem kanzerogenen Risiko eingesetzt.
- Alkoholkonsum einschränken.
- Vermeidung von Stresssituationen.
- Gewichtsreduktion.
- Urlaub in warmen, sonnenreichen Gegenden.
- Wobenzym® bei entzündlichen Formen der Psoriasis und Beteiligung der Gelenke.
- Substitution von Zink (Zinkorotat POS®) kann sich positiv auf die geschädigte Haut auswirken.
- Weitere Therapieformen: Lichttherapie (UV-A), auch in Kombination mit photosensibilisierenden Psoralenen (PUV-A).
- Kontakt zu Selbsthilfegruppen.
- Alternative Heilmethoden: Homöopathische Mittel mit Mahonia aquifolium (z. B. Rubisan® Salbe).

Raucherentwöhnung

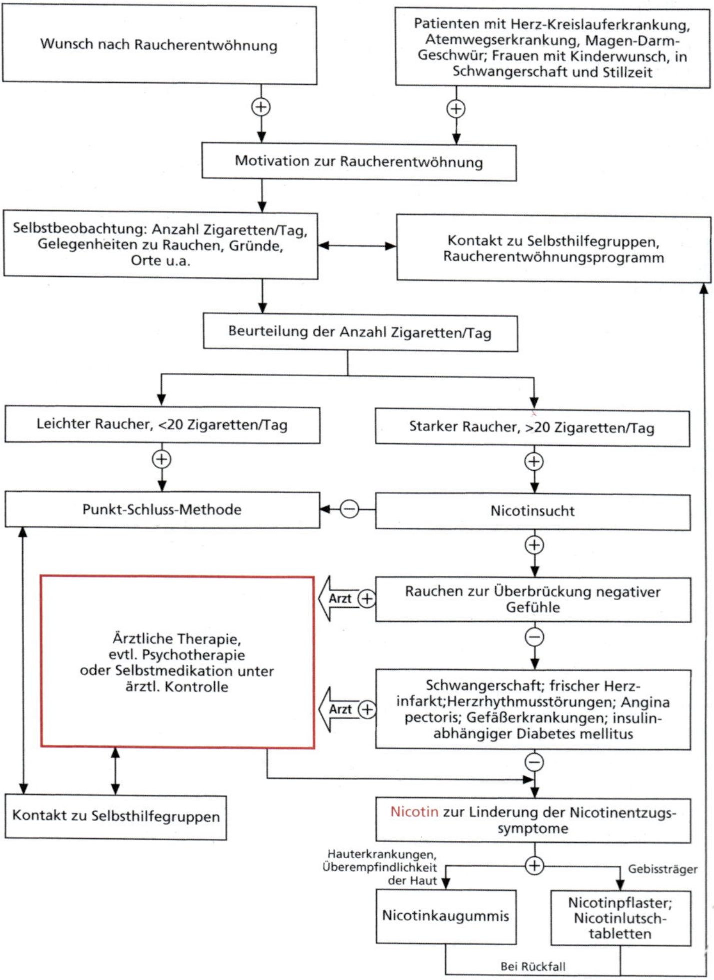

Rauchen – Nicotinabusus

Nicotin ist das Hauptalkaloid des Tabaks. Wirkung: Blutdrucksteigerung, verstärkte Magensaftsekretion, Tonuserhöhung des Magen-Darm-Kanals. Bei wiederholter Zufuhr Gewöhnung. Neben physischer auch großer Anteil an psychischer Abhängigkeit. Erhöhtes Risiko für Herz-Kreislauferkrankungen, Karzinome der Atemwege.

Nicotin

Unterstützung der Raucherentwöhnung durch Linderung der Nicotinentzugssymptome. KI für Nicotin: frischer Herzinfarkt oder Schlaganfall, schwere Herzrhythmusstörungen, instabile oder stabile Angina pectoris, Herzinsuffizienz, Hyperthyreoidismus, insulinabhängiger Diabetes, akute Magen-Darm-Geschwüre.
KI für Membranpflaster: generalisierte Hauterkrankungen wie z. B. Psoriasis, Neurodermitis. Problem bei Kaugummis für Gebissträger. Vorsicht: Kinder und Nichtraucher! Dosierung schrittweise reduzieren.

Nicotinpflaster (Nicorette® Membranpflaster, nikofrenon®, Nicotinell®, Niquitin®)
Nicotinkaugummi (Nicotinell® 2 mg/4 mg Kaugummi, Nicorette® 2 mg/4 mg Kaugummi)
Nicotinlutschtabletten (Niquitin® 2 mg/4 mg, Nicotinell® 1 mg/2 mg)

Zusatzhinweise

- Zur Motivation: Rauchen verursacht Folgeerkrankungen: Atherosklerose, koronare Herzerkrankungen, Magen-Darmstörungen, Lungenkrebs.
- Zur Motivation: Das Rauchen von 20 Zigaretten/Tag kostet in zehn Jahren weit mehr als 10 000 Euro.
- Zur Unterstützung Selbstbeobachtung, Selbstkontrolle, um Situationen aufzudecken, die zum Rauchen verleiten.
- Orte, an denen viel geraucht wird, meiden.
- Alternativen zur Stressbewältigung.
- Freizeit bewusst gestalten.
- Gewichtszunahme ist nicht zwangsläufig Folge der Raucherentwöhnung.
- Gesunde Ernährung, kalorienarme Zwischenmahlzeiten einplanen.
- Kalorienarme Alternativen zur Zigarette überlegen: z. B. Salzstangen, zuckerfreie Bonbons oder Kaugummis immer dann konsumieren, wenn der Drang zur Zigarette stark wird.
- Alternative Heilmethoden: Suggestivmethoden (Akupunktur, Hypnose).

Reisekrankheit

Vorbeugung vor Reisekrankheit

⊕

Bei ersten Anzeichen von Übelkeit Anwendung von H_1-Antihistaminika als Kaugummi

Vorbeugende Einnahme von H_1-Antihistaminika zur Unterdrückung des Brechreizes

Behandlung der Reisekrankheit (s. Erbrechen S. 50)

⊕

H_1-Antihistaminika zur Unterdrückung des Brechreizes in Form von Suppositorien

Flüssigkeits- und Elektrolytersatz

Reisekrankheit, Seekrankheit (Kinetosen)

Durch Bewegung ausgelöster Schwindel begleitet von Übelkeit und Erbrechen, Schweißausbrüchen und Blutdrucksenkung. Häufig ausgelöst durch Reisen mit dem Schiff, dem Flugzeug, der Bahn oder dem Auto.

H_1-Antihistaminika

Zur Unterdrückung des Brechreizes durch zentrale Sedierung. NW: Müdigkeit, eingeschränkte Aufmerksamkeit. Einschränkung der Fahrtüchtigkeit! WW mit Alkohol u. zentral dämpfenden Arzneimitteln. KI: Prostataadenom, Engwinkelglaukom. Zur Vorbeugung Einnahme 1/2 Std. vor Reisebeginn. Kaugummis zur Anwendung bei ersten Symptomen. Wirkungseintritt innerhalb von 10 Minuten. Bei starkem Erbrechen Suppositorien bevorzugen. KI Dimenhydrinat: Epilepsie. KI Diphenhydramin: akutes Asthma.

Zur Vorbeugung

Dimenhydrinat (Vertigo-Vomex-SR® Retardkapseln, Reisegold® tabs)
Diphenhydramin (Emesan® Tabletten)

Bei ersten Symptomen

Dimenhydrinat (Superpep® Reisekaugummi forte)

Zur Behandlung

Dimenhydrinat (Vertigo-Vomex S® Suppositorien)
Diphenhydramin (Emesan® E Erwachsenenzäpfchen)

Flüssigkeits- und Elektrolytersatz

Zur Vorbeugung und Behandlung des Flüssigkeits- und Salzverlustes. Durch rechtzeitigen Einsatz kann nachfolgende Schwäche vermieden werden. Anwendung mehrmals täglich abhängig von der Häufigkeit und Intensität des Erbrechens.

Kombinationen aus Glucose, Natrium- und Kaliumchlorid (Oralpädon® 240 Pulver, Elotrans® Pulver)

Zusatzhinweise

- Bewegungsschwindel auslösende Reiseart vermeiden.
- Frische, kühle Luft ist besser als stickige und warme.
- Während der Reise versuchen einen festen Punkt am Horizont zu finden. Während der Fahrt nicht lesen.
- Plastiktüten und feuchte Tücher bereit halten.

Reizdarmsyndrom

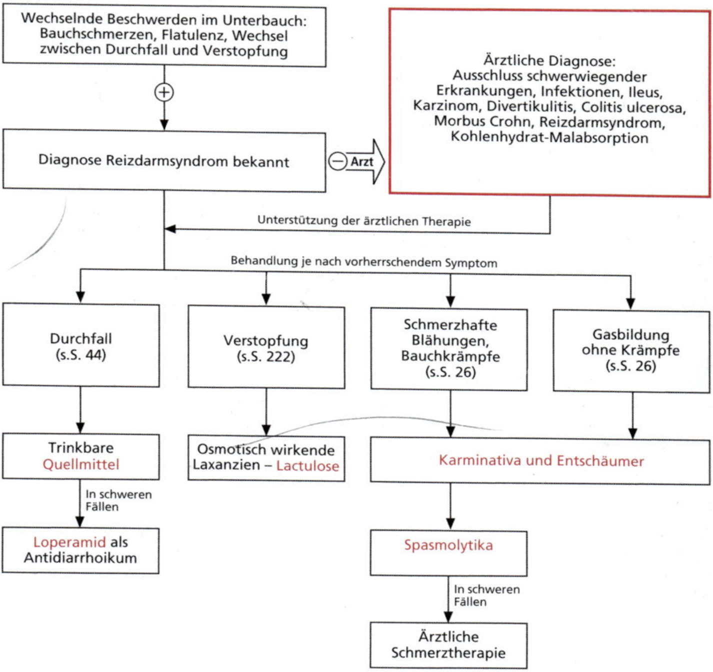

Reizdarmsyndrom (Reizkolon, Colon irritabile)

Funktionelle Störung der Darmtätigkeit, die durch Bauchschmerzen, das Gefühl der Flatulenz und Stuhlunregelmäßigkeiten (Wechsel von Diarrhö und Obstipation) gekennzeichnet ist. Ausschlussdiagnose.

Quellmittel

Bindung von Wasser im Darm, dadurch kommt es zu einer Konsistenzverbesserung des Stuhls und zu einer Verlängerung der Passagezeit. Einsatz von Quellstoffen auch in der

Durchfalldiät (geriebene Äpfel oder Möhren). WW: Resorptionsbeeinträchtigung anderer Arzneimittel möglich.

Flohsamen (Mucofalk®)
Apfelpektin (in Diarrhoesan®)

Loperamid

Beendigung des Durchfalls durch Hemmung der Darmmotilität. Anwendung in der Selbstmedikation für max. 48 Stunden, bei Ausbleiben einer Besserung Arztbesuch erforderlich (Abklärung: Infektion z.B. mit Salmonellen, Yersinien, Shigellen), KI in der Selbstmedikation: Kinder < 12 J., Stillzeit, Ileus, Colitis ulcerosa.

Loperamid (Imodium® akut, Lopedium® Kapseln)

Lactulose

Osmotisch wirksame Substanz, Bindung von Wasser führt zur Erweichung und Vermehrung des Darminhalts. Einsatz, wenn Quellmittel keine ausreichende Wirksamkeit zeigen. Lactulose einschleichend dosieren, bis gewünschte Stuhlfrequenz erreicht ist. Dauereinnahme möglich. KI: Darmverschluss, entzündliche Darmerkrankungen. Bei langfristiger Einnahme Kaliumverlust beachten (WW mit Herzglykosiden).

Lactulose (Bifiteral® Sirup)

Karminativa

Wirkung der verwendeten ätherischen Öle spasmolytisch, gärungswidrig und verdauungsfördernd. Anis- und Fenchelöl nicht in der Schwangerschaft anwenden!

Anis, Fenchel, Kümmel, Kamillenblüten, Pfefferminzblätter als Tee
Kümmel- und Pfefferminzöl (Enteroplant®)
Fenchel, Kümmelsamen, Pomeranzenschalen (in Carminativum-Hetterich® N)

Entschäumer

Auflösung von Gasschäumen durch Veränderung der Oberflächenspannung, Verbesserung der intestinalen Gasresorption, erleichterter Abtransport des Gases in Form kleiner Bläschen. Regelmäßige Einnahme erforderlich, bei Gasbildung in den tieferen Darmabschnitten Wirkung um etwa 8 Stunden verzögert.

Dimeticon (Sab Simplex®)
Simeticon (Lefax®)

Spasmolytika

Gegen kolikartige Schmerzen nach Berücksichtigung der Kontraindikationen. Beeinträchtigung der Fahrtauglichkeit. KI: Stillzeit, Engwinkelglaukom, Prostataadenom, mechanische Stenosen im Magen-Darm-Trakt (Gallensteine), Tachyarrhythmien.

Butylscopolamin (Buscopan®)

Zusatzhinweise

- Beachtung der individuellen Verträglichkeit von Nahrungsmitteln, Vermeidung unverträglicher Speisen.
- Ausreichende Flüssigkeitszufuhr zur Regulation des Flüssigkeitshaushalts.

Rheuma

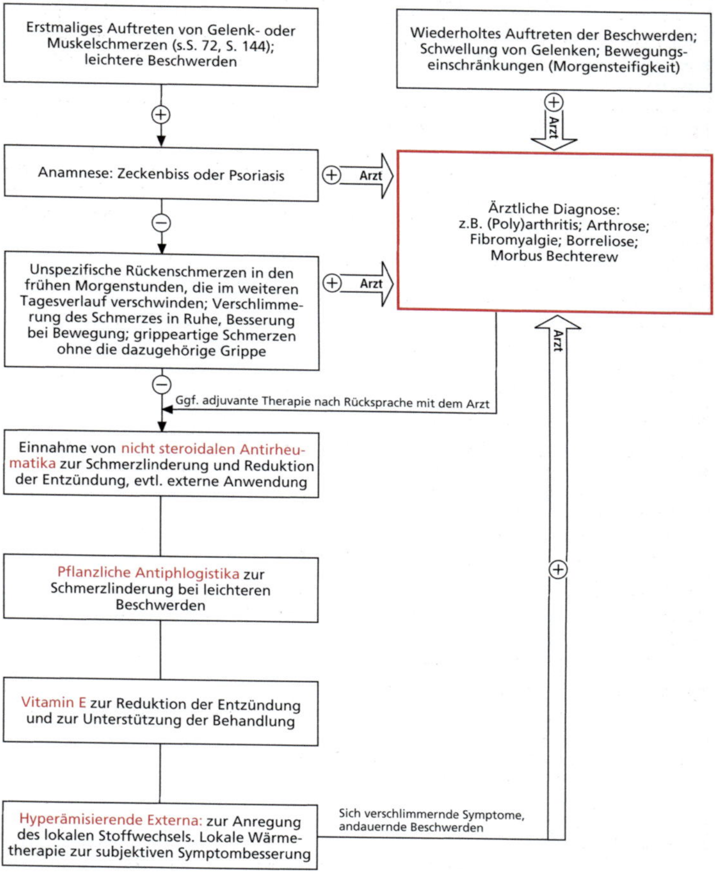

Erstmaliges Auftreten von Gelenk- oder Muskelschmerzen (s.S. 72, S. 144); leichtere Beschwerden
Wiederholtes Auftreten der Beschwerden; Schwellung von Gelenken; Bewegungseinschränkungen (Morgensteifigkeit)
+
Arzt
Anamnese: Zeckenbiss oder Psoriasis
+ Arzt
Ärztliche Diagnose: z.B. (Poly)arthritis; Arthrose; Fibromyalgie; Borreliose; Morbus Bechterew
−
Unspezifische Rückenschmerzen in den frühen Morgenstunden, die im weiteren Tagesverlauf verschwinden; Verschlimmerung des Schmerzes in Ruhe, Besserung bei Bewegung; grippeartige Schmerzen ohne die dazugehörige Grippe
+ Arzt
−
Ggf. adjuvante Therapie nach Rücksprache mit dem Arzt
Arzt
Einnahme von nicht steroidalen Antirheumatika zur Schmerzlinderung und Reduktion der Entzündung, evtl. externe Anwendung
Pflanzliche Antiphlogistika zur Schmerzlinderung bei leichteren Beschwerden
+
Vitamin E zur Reduktion der Entzündung und zur Unterstützung der Behandlung
Hyperämisierende Externa: zur Anregung des lokalen Stoffwechsels. Lokale Wärmetherapie zur subjektiven Symptombesserung
Sich verschlimmernde Symptome, andauernde Beschwerden

Rheuma

Sammelbegriff für verschiedene Grunderkrankungen mit ähnlicher Symptomatik oder auch völlig unterschiedlicher Symptomatik gleicher Ursache (Autoimmunreaktion). Entzündlich rheumatische Erkrankungen, degenerative Gelenks- und Wirbelsäulenerkrankungen, Weichteilrheumatismus, Stoffwechselerkrankungen mit rheumatischen Beschwerden. Spezielle Erkrankungen: Vaskulitis, systemischer Lupus erythematodes.

Nicht steroidale Antirheumatika (NSAR)

Reduzieren die Schwellung des betroffenen Gelenks und verringern die Schmerzen. Bei starken Schmerzen und tief liegenden Gewebeschäden systemische Anwendung bevorzugen. Bei systemischer Anwendung KI und WW beachten. KI: Magen-Darm-Ulzera, Blutungsneigung, Kinder < 14 J., Schwangerschaft 3. Trimenon, WW mit Blutgerinnungshemmern.

Diclofenac (Voltaren® Schmerzgel, Voltaren® dolo)
Piroxicam (Felden® top Gel)
Ibuprofen (Ibutop® Creme, Dolormin® Tabletten)
Ketoprofen (Effekton® Gel)
Indometacin (Mobilat® Schmerzspray)
Naproxen (Dolormin® GS)
DMSO (in Dolobene® Gel)

Pflanzliche Antiphlogistika

Vermutlich Hemmung proinflammatorischer Zytokinine, Wirkeintritt erst nach Tagen bis Wochen.

Weidenrindenextrakt (Assalix®)
Brennnesselextrakt (Hox alpha®)
Teufelskrallenextrakt (Rivoltan®)
Eschenrinden-, Goldruten-, Zitterpappelextrakt (Phytodolor®)

Vitamin E

Hypothetischer Wirkmechanismus: Neutralisation von reaktiven Radikalen im Bereich der Entzündung.

RRR-α-Tocopherolacetat (Spondyvit®)

Hyperämisierende Externa

Regen die lokale Durchblutung an, subjektive Besserung der Symptomatik, vorwiegend bei chronisch degenerativen Formen.

Capsaicin (Hansaplast med ABC® Wärme Salbe)
Nonivamid (in Finalgon® Creme)
Benzylnicotinat (in Rubriment® BN Öl)

Zusatzhinweise

- Wärme- oder Kälteanwendung verbessert langfristig die Symptomatik.
- Regelmäßiges Muskel- und Gelenktraining verlangsamt die Progredienz der Erkrankung.
- Antiphlogistisch wirksame Enzyme sollen den entzündlichen Prozess positiv beeinflussen (z. B. Bromelaine POS®, Wobenzym®).
- Verwendung diverser Hilfsmittel bei Bewegungseinschränkung.

Rückenschmerzen

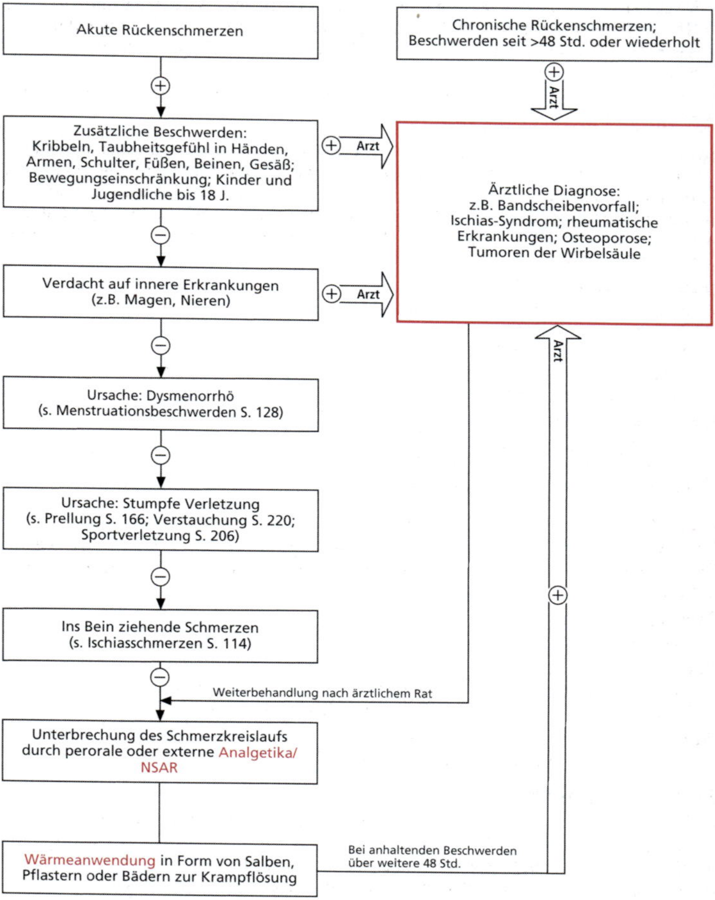

Rückenschmerzen mit überwiegend muskulärer Ursache

Muskuläre Verspannung, meist im Bereich der Lendenwirbelsäule (Lumbago, Hexenschuss). Ursache: Überbelastung, untrainierte falsche Bewegung, Fehlhaltung. Als Folge Verspannung, dadurch meist Fehlhaltung und Verschlimmerung der Beschwerden.

Analgetika/NSAR

Symptomatische Behandlung, um Schonhaltungen und daraus folgende Verspannung und Chronifizierung der Schmerzen zu vermeiden. Einnahme von Ibuprofen als Mittel der Wahl in der Selbstmedikation. Ibuprofen und Acetylsalicylsäure, KI: Magen-Darm-Ulzera, Blutungsneigung, Asthma, Schwangerschaft 3. Trimenon, WW mit Blutgerinnungshemmern. ASS: nicht für Kinder < 14 J. (Reye-Syndrom). Paracetamol, KI: Leberschädigung, WW mit Alkohol.

Interne Anwendung

Ibuprofen (Dolormin®)
Diclofenac (Voltaren® dolo)
Naproxen (Dolormin® GS)
Acetylsalicylsäure (Aspirin®)
Paracetamol (Benuron®)

Externe Anwendung

Ibuprofen (Ibutop® Creme)
Diclofenac (Voltaren® Schmerzgel)
Indometacin (Mobilat® Schmerzspray)

Hyperämisierende Externa

Lösen der Verspannung durch Wärme. Anwendung in Form von Salben, Pflastern oder Bädern. Wärmende, durchblutungsfördernde Wirkstoffe in Salben meist in Kombination mit externen Antiphlogistika.

Salben

Benzylnicotinat (in Phlogont® Thermal Salbe)

Pflaster

Capsaicin (Rheumaplast®, Hansaplast® med ABC Wärme-Pflaster)
Nonivamid (Hansaplast® med ABC Wärme-Pflaster Sensitiv)

Bäder

Benzylnicotinat (Pernionin® Thermo Vollbad)

Zusatzhinweise

- Einnahme von Magnesium gegen Muskelkrämpfe, verursacht durch Magnesiummangel.
- Massagen mit durchblutungsfördernden Ölen (Dolo-cyl® Öl).
- Alternative Heilmethoden: Pestwurzwurzelstock (Petadolex®), Traumeel®.
- Wärmeanwendung in Form von Kalt-Warm-Kompressen, Medipolar®-Bandagen, Leibwickel, Rotlicht.
- Rückenschmerzen vorbeugen durch regelmäßige Kräftigung der Rückenmuskulatur, spezielle Gymnastik, Rückenschulen.

Schlafstörungen

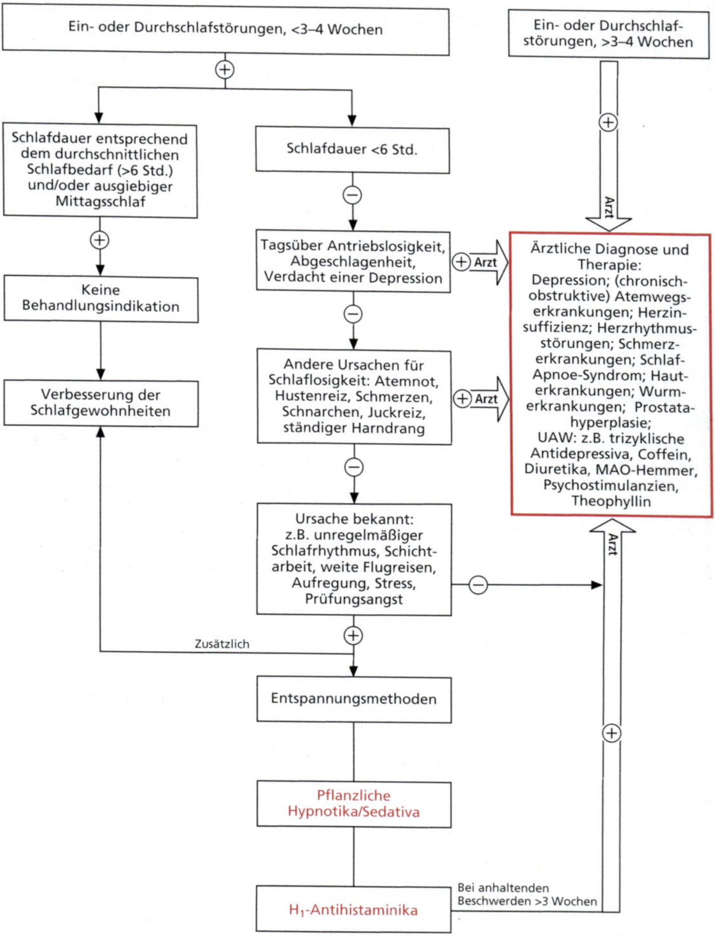

Schlafstörungen (Insomnie)

Einschlafstörungen, Einschlafzeiten > 30 Min., Durchschlafstörungen: vorzeitiges Erwachen nach Schlafzeit < 6 Stunden > 3 × pro Woche. Ursache: psychosoziale Überlastungssituationen, bei psychiatrischen Erkrankungen (Depressionen, Sucht, Demenz, Angsterkrankungen, Schizophrenie), organische Erkrankungen (chronische Schmerzen, Hyperthyreose, Herz-, Lungenerkrankungen, nächtliche Apnoe, Restless-Legs-Syndrom, zerebrale Durchblutungsstörungen), zeitl. begrenzte externe Ursachen (Schichtarbeit, Jetlag, Lärm, Kälte, Wärme). Veränderter Schlafmuster im Alter (verkürzter Rhythmus, verkürzte Schlafzeiten, oberflächlicher Schlaf)

Pflanzliche Hypnotika/Sedativa

Gegen nervös bedingte Schlafstörungen. Wirkung steigt bei regelmäßiger Einnahme, Wirkmaximum nach ca. 1–2 Wochen regelmäßiger Einnahme.

Baldrianwurzel (Baldriantinktur® Hetterich, Ivel® Mono 300 mg)
Baldrian u. Hopfenzapfen (Baldrian-Dispert® Nacht, Ivel® Schlafdragees, Alluna®)
Kombinationen mit Passionsblumenkraut (Kytta-Sedativum®, Moradorm® S)
Baldrian u. Melissenblätter (Euvegal®)
Baldrian, Melisse und Johanniskraut (Sedariston® plus Tropfen)
Baldrian u. Johanniskraut (Sedariston® Konzentrat)

H_1-Antihistaminika

Sedierende, schlafanstoßende und durchschlaffördernde Wirkung. Rechtzeitige Einnahme ca. 1 Std. vor dem gewünschten Einschlafen, ca. 8 Std. vor dem geplanten Wiederaufstehen, ansonsten Hang-Over mit Einschränkung der Aufmerksamkeit und Beeinträchtigung der Verkehrstüchtigkeit. NW: Obstipation, Miktionsstörungen. KI: Prostatahyperplasie, Engwinkelglaukom, Schwangerschaft und Stillzeit, Epilepsie. Vorsicht bei Leberfunktionsstörungen, Magen-Darm-Ulzera. Einnahmezeit begrenzen, nicht länger als 1 Woche, Auslassversuche festsetzen. WW mit zentral wirksamen Arzneimitteln und Alkohol. Nicht zusammen mit Alkohol einnehmen. Kombinationen mit pflanzlichen Sedativa/Hypnotika nicht sinnvoll.

Diphenhydramin (Halbmond® Tabletten, Dolestan® forte)
Doxylamin (Gittalun® Trinktabletten, Hoggar® Night)

Zusatzhinweise

- Beseitigung aller Störfaktoren, Licht-, Schallschutz, optimale Schlaftemperatur (18–20 °C).
- Regelmäßige Schlafzeiten, Verzicht auf Mittagsschlaf
- Eigenes Schlafbedürfnis kennen lernen, abhängig vom Alter. 18–30 Jahre ca. 8 Std., 30–45 Jahre ca. 7 Std., > 45 Jahre ca. 6 Std.
- Keine coffeinhaltigen Getränke nach 16 Uhr.
- Mäßiges Essen und Trinken nach 18 Uhr, mäßiger Alkoholkonsum.
- Fernsehen vor dem Zubettgehen vermeiden.
- Entspannungsmethoden (Yoga, autogenes Training).
- Vollbäder mit Melissen- oder Lavendelöl.
- Alternative Heilmethoden: Aromatherapie mit Lavendel und Melisse, Zincum Valerianicum-Hevert®.

Schmerzen

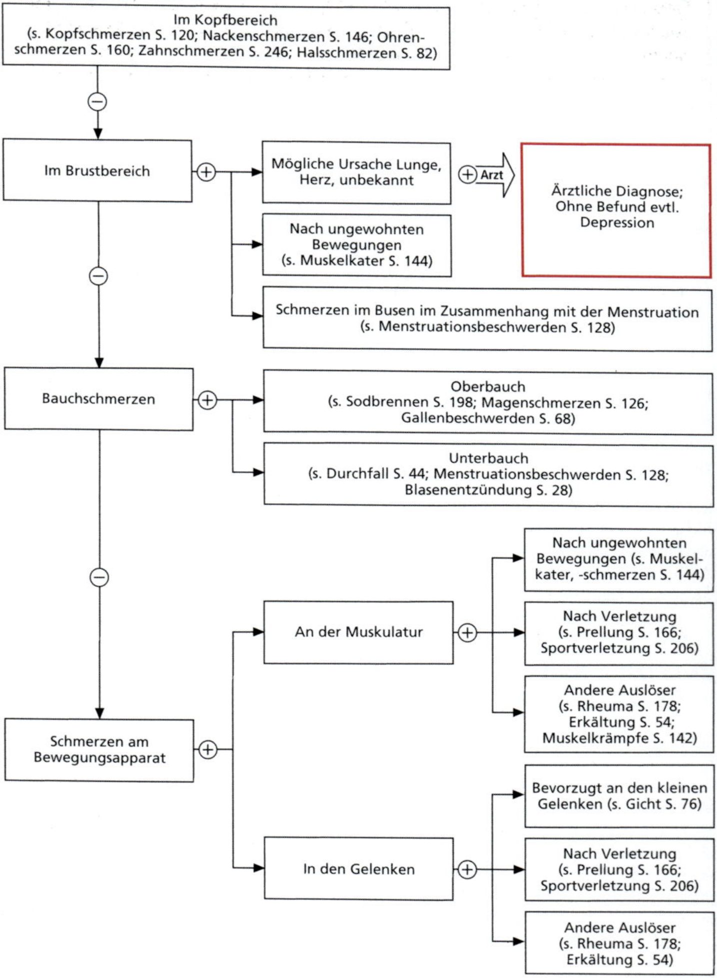

Im Kopfbereich
(s. Kopfschmerzen S. 120; Nackenschmerzen S. 146; Ohrenschmerzen S. 160; Zahnschmerzen S. 246; Halsschmerzen S. 82)
Im Brustbereich
Mögliche Ursache Lunge, Herz, unbekannt
Arzt
Ärztliche Diagnose; Ohne Befund evtl. Depression
Nach ungewohnten Bewegungen (s. Muskelkater S. 144)
Schmerzen im Busen im Zusammenhang mit der Menstruation (s. Menstruationsbeschwerden S. 128)
Bauchschmerzen
Oberbauch
(s. Sodbrennen S. 198; Magenschmerzen S. 126; Gallenbeschwerden S. 68)
Unterbauch
(s. Durchfall S. 44; Menstruationsbeschwerden S. 128; Blasenentzündung S. 28)
Schmerzen am Bewegungsapparat
An der Muskulatur
Nach ungewohnten Bewegungen (s. Muskelkater, -schmerzen S. 144)
Nach Verletzung (s. Prellung S. 166; Sportverletzung S. 206)
Andere Auslöser (s. Rheuma S. 178; Erkältung S. 54; Muskelkrämpfe S. 142)
In den Gelenken
Bevorzugt an den kleinen Gelenken (s. Gicht S. 76)
Nach Verletzung (s. Prellung S. 166; Sportverletzung S. 206)
Andere Auslöser (s. Rheuma S. 178; Erkältung S. 54)

Schmerz (Dolor)

Durch Schmerzrezeptoren hervorgerufene Sinnesempfindung. Komplexes Geschehen mit starker psychischer Beteiligung. Ursachen vielfältig. Funktion: Alarmsignal, Schutzfunktion. Bei anhaltenden oder immer wiederkehrenden Schmerzen Behandlung notwendig, um Chronifizierung zu vermeiden.

Schnupfen

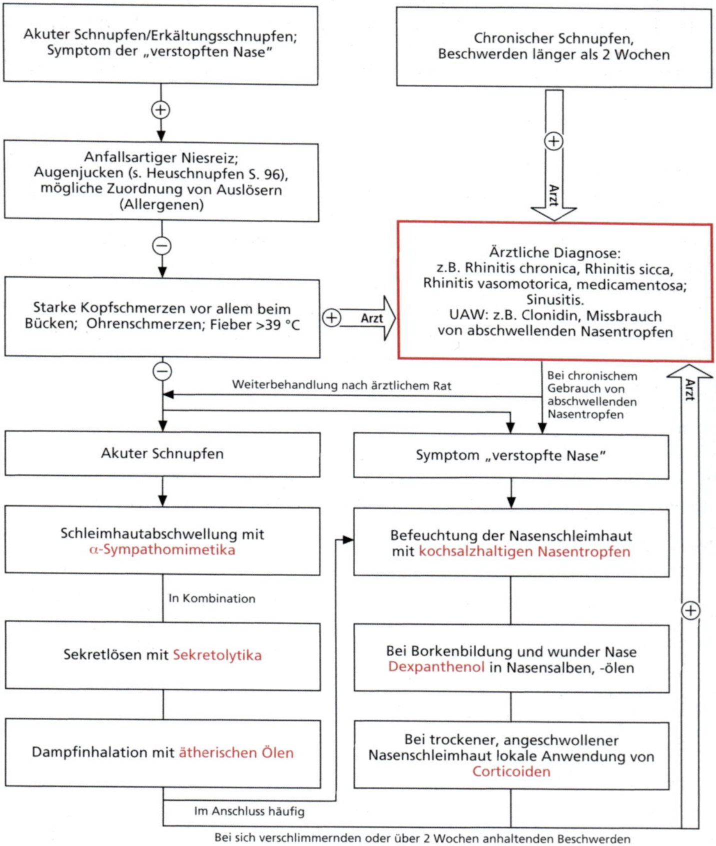

Akuter Schnupfen/Erkältungsschnupfen; Symptom der „verstopften Nase"
Chronischer Schnupfen, Beschwerden länger als 2 Wochen
Arzt
Anfallsartiger Niesreiz; Augenjucken (s. Heuschnupfen S. 96), mögliche Zuordnung von Auslösern (Allergenen)
Ärztliche Diagnose: z.B. Rhinitis chronica, Rhinitis sicca, Rhinitis vasomotorica, medicamentosa; Sinusitis. UAW: z.B. Clonidin, Missbrauch von abschwellenden Nasentropfen
Starke Kopfschmerzen vor allem beim Bücken; Ohrenschmerzen; Fieber >39 °C
Arzt
Weiterbehandlung nach ärztlichem Rat
Bei chronischem Gebrauch von abschwellenden Nasentropfen
Arzt
Akuter Schnupfen
Symptom „verstopfte Nase"
Schleimhautabschwellung mit α-Sympathomimetika
Befeuchtung der Nasenschleimhaut mit kochsalzhaltigen Nasentropfen
In Kombination
Sekretlösen mit Sekretolytika
Bei Borkenbildung und wunder Nase Dexpanthenol in Nasensalben, -ölen
Dampfinhalation mit ätherischen Ölen
Bei trockener, angeschwollener Nasenschleimhaut lokale Anwendung von Corticoiden
Im Anschluss häufig
Bei sich verschlimmernden oder über 2 Wochen anhaltenden Beschwerden

Akuter Schnupfen (Rhinitis acuta)

Virusrhinitis. Auslöser meist Rhinoviren. Zunächst katarrhalisches Stadium (Fließschnupfen): wässriger Schnupfen mit starker Sekretbildung und behinderter Nasenatmung im Verlauf einer Erkältung, meist verbunden mit Niesreiz, Augentränen und anderen Erkältungssymptomen. Nach wenigen Tagen Übergang in schleimiges Stadium (Stockschnupfen): Eindicken des Sekrets; Gefahr der Sinusitis.

α-Sympathomimetika

Lokale Anwendung als Nasentropfen, -sprays, -salben, -gele. Zum Abschwellen der Nasenschleimhaut und Verbesserung des Sekretabflusses bei behinderter Nasenatmung, nur kurzfristig anwenden, maximale Anwendung für 5–7 Tage, NW: Nasentrockenheit führt zum Gefühl der verstopften Nase und zur Gefahr des Missbrauchs der Tropfen bzw. des Sprays. Systemische NW: bei häufigem exzessivem Gebrauch, Blutdrucksteigerung möglich. KI: schwere Herz-Kreislauferkrankungen, Engwinkelglaukom, Prostataadenom. Bis zu 3 × täglich je eine Dosis (Tropfen, Sprühstoß, Gelmenge) je nach Alter dosieren.

Oxymetazolin (Nasivin®)
Xylometazolin (Otriven®)
Naphazolin (Privin®)
Tetryzolin (Tetrilin®)

Systemische Anwendung: Monopräparate nicht im Handel, Kombination mit Antihistaminika und Analgetika nur bedingt empfehlenswert; höheres NW-Risiko.

Sekretolytika

Zum Sekretlösen, zur Sinusitisprophylaxe. Sinnvoll in Kombination mit abschwellenden Nasensprays. Ausreichende Flüssigkeitszufuhr (2–3 Liter/Tag) für die Wirkung erforderlich. Acetylcystein: Inaktivierung von Penicillinen, Cefalosporinen u. Tetracyclinen (außer Doxycyclin), 2 Std. Einnahmeabstand einhalten!

Myrtol (Gelomyrtol®/-forte)
Cineol (Soledum®)
Pflanzliche Kombinationen (Sinupret®, Sinuforton®)
Acetylcystein (ACC® akut)

Ätherische Öle

Dampfinhalation zur Sekretlösung und Befeuchtung der Nasenwege und –nebenhöhlen. Vor der Inhalation Anwendung eines abschwellenden Nasensprays, um Sekretabfluss zu erleichtern.

Kamillenöl, -extrakt (Kamillosan®)
Kombinationen aus Pfefferminz-, Eukalyptus-, Fichtennadel-, Kiefernnadelöl, Menthol, Campher zum Einreiben oder Inhalieren (Bronchoforton®, Pinimenthol®)

Zusatzhinweise

- Kochsalzhaltige Nasentropfen zur Sekretverdünnung und Feuchthalten der Nasenwege (Rhinomer®).
- Dexpanthenol: Pflege der wunden Nase bzw. Nasenflügel mit dexpanthenolhaltigen Nasensalben (Bepanthen® Augen- und Nasensalbe).
- Nicht rauchen bzw. Rauch vermeiden!
- Wärmeanwendung: Rotlicht, Erkältungsbad.
- Behandlung zusätzlicher Symptome: Kopf- und Gliederschmerzen, Halsschmerzen, Husten (s. Einzelindikationen).
- Alternative Heilmethoden: Luffa, Euphorbium compositum® Nasentropfen SN, Sinusitis-Hevert® N.

Symptom „Verstopfte Nase"

Geschwollene Nasenschleimhaut, häufig mit behinderter Nasenatmung; kaum Sekretfluss. Im Anschluss an einen akuten Schnupfen, Symptom der Rhinitis sicca, chronica und allergica. Auslöser bzw. Verstärker: trockene Raumluft, Nasentropfen-Abusus (Privinismus), unerwünschte Arzneimittelwirkung (z. B. Clonidin).

Kochsalzhaltige Nasentropfen

Zur Befeuchtung der Nasenschleimhaut, zur Sekretverdünnung, zur Erleichterung der Nasenatmung.

Isotonische Salzlösung (Rhinomer®)
Isotones Salzwasser + Dexpanthenol (Mar® plus)

Dexpanthenol

Zur Auflösung von Sekretverkrustungen, Unterstützung der Regeneration des Schleimhautepithels. Anwendung in Form von Nasensalben oder -gelen nicht länger als 3 Tage, Verkleben und Degeneration der Zilien. In flüssigen Arzneiformen Anwendung über 1 Woche möglich.

Dexpanthenol (Bepanthen® Augen- und Nasensalbe, in Mar® plus Nasenspray)

Corticoide

Zum Abschwellen der entzündeten, trockenen Nasenschleimhaut, Anwendungsdauer auf 7 Tage begrenzen. Schwache Wirksamkeit.

Beclometasondipropionat (RatioAllerg® Heuschnupfen Spray)

Zusatzhinweise

- Nicht rauchen bzw. Rauch vermeiden!
- Raumluft befeuchten.
- Ärztliche Therapie: wirksame Corticoide zur lokalen Anwendung (Verschreibungspflicht!).
- Alternative Heilmethoden: Euphorbium compositum® Nasentropfen SN.

Schuppen, Kopf-

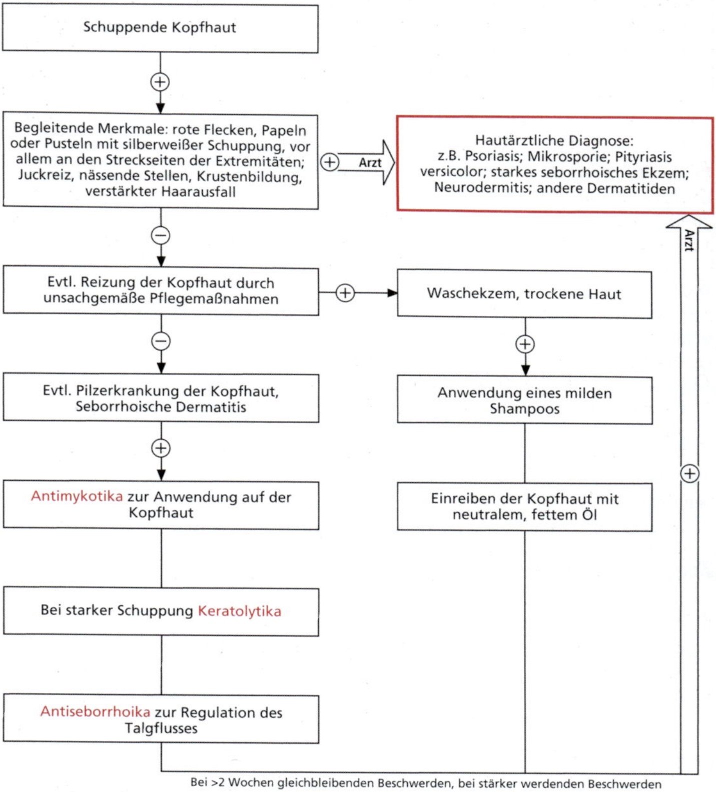

Kopfschuppen (Seborrhoische Dermatitis)

Entzündung der Kopfhaut. Symptome: Schuppenbildung, leichter Juckreiz. Verstärkte Abschuppung der behaarten Kopfhaut durch eine gesteigerte Talgproduktion (Seborrhoe) der Kopfhaut, die dazu führt, dass eine Vermehrung des auf der Kopfhaut lebenden Pilzes Pityrosporum ovale (neuer Name: *Malassezia furfur*) auftritt, der für die verstärkte Abschilferung der Hornzellen verantwortlich ist. Hornzellen und Talg zusammen bilden sichtbare Kopfschuppen.

Antimykotika

Ursächliche Behandlung: antimykotische Wirksamkeit (Breitbandantimykotikum) durch Angriff an der Zellmembran der Pilze. Topische Anwendung gut verträglich; KI: Anwendung am Auge. Bei Kopfschuppen ist die Arzneiform des Shampoos sinnvoll. Auf ausreichende Einwirkzeit hinweisen! Anwendungszeiträume beachten.

Ketoconazol (Terzolin®)
Clotrimazol (SD-Hermal® Minuten-Creme)
Bifonazol (Canesten® Schuppen Shampoo plus)
Ciclopirox (Stieprox® Intensiv Shampoo gegen Schuppen)
Piroctonolamin (= Octopirox) und Climbazol (in Eucerin® Anti-Schuppen Shampoo)
Piroctonolamin und Salicylsäure (in Neutrogena® T/Gel® verstärkt Shampoo)

Keratolytika

Zur Schuppenlösung, Verminderung der Schuppen. Symptomatische Behandlung.
Salicylsäure (Lygal® Kopfsalbe N, Squamasol® Gel)
Salicylsäure und Ciclopiroxolamin (= Antimykotikum, in Stieproxal®)

Antiseborrhoika

Zur Regulation der Talgproduktion. Bei Kopfschuppen mit trockener, schuppender Kopfhaut. NW: zu Beginn verstärkt fettige Haare. Selendisulfid, KI: offene Verletzungen.
Selendisulfid (Selsun®, Selukos®)

Zusatzhinweise

- Regelmäßige Haarwäsche (2–3-mal pro Woche) mit mild entfettenden Shampoos, die Haare gut mit Wasser nachspülen.
- Steinkohlenteerpräparate werden nur noch unter ärztlicher Kontrolle und nach Abwägung des therapeutischen Nutzens gegenüber dem kanzerogenen Risiko eingesetzt.
- Sonne und frische Luft reduzieren die Entstehung von Schuppen

Schwindel

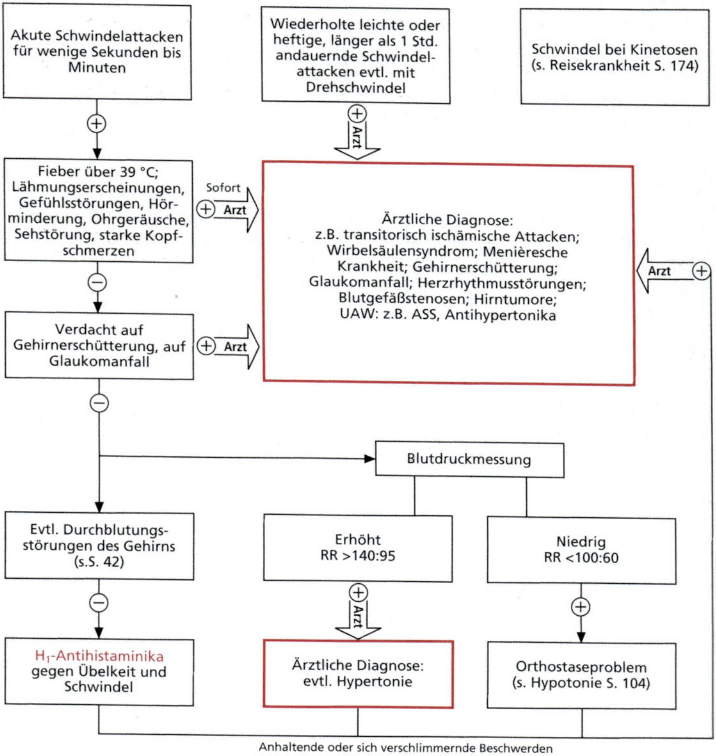
Akute Schwindelattacken für wenige Sekunden bis Minuten
Wiederholte leichte oder heftige, länger als 1 Std. andauernde Schwindelattacken evtl. mit Drehschwindel
Schwindel bei Kinetosen (s. Reisekrankheit S. 174)
Arzt
Fieber über 39 °C; Lähmungserscheinungen, Gefühlsstörungen, Hörminderung, Ohrgeräusche, Sehstörung, starke Kopfschmerzen
Sofort
Arzt
Ärztliche Diagnose: z.B. transitorisch ischämische Attacken; Wirbelsäulensyndrom; Menièresche Krankheit; Gehirnerschütterung; Glaukomanfall; Herzrhythmusstörungen; Blutgefäßstenosen; Hirntumore; UAW: z.B. ASS, Antihypertonika
Arzt
Verdacht auf Gehirnerschütterung, auf Glaukomanfall
Arzt
Blutdruckmessung
Evtl. Durchblutungsstörungen des Gehirns (s.S. 42)
Erhöht RR >140:95
Niedrig RR <100:60
Arzt
H1-Antihistaminika gegen Übelkeit und Schwindel
Ärztliche Diagnose: evtl. Hypertonie
Orthostaseproblem (s. Hypotonie S. 104)
Anhaltende oder sich verschlimmernde Beschwerden

Schwindel (Vertigo)

Oberbegriff für subjektive Störung der Orientierung des Körpers im Raum, Scheinbewegung von Körper und Umwelt. Häufig in Kombination mit Übelkeit und anderen vegetativen Symptomen. Mögliche Formen: Drehschwindel, Schwankschwindel, Liftschwindel. Begleitsymptome: Gleichgewichtsstörungen, Gangabweichungen (Torkeln, Schwanken, Fallneigung), Übelkeit, Erbrechen. Ursachen: z. B. Störungen des Gleichgewichtsorgans, Vestibularisschädigung, Läsionen oder Durchblutungsstörungen im Hirnstamm.

H_1-Antihistaminika

Unterdrückung des Schwindels und der begleitenden Übelkeit durch starke zentrale Dämpfung. NW: Sedierung, eingeschränkte Fahrtauglichkeit, Mundtrockenheit. WW: Alkohol u. zentral dämpfende Arzneimittel. KI: Prostataadenom, Engwinkelglaukom.

Dimenhydrinat (Vertigo Vomex®)

Zusatzhinweise

- Langsame Lageveränderungen.
- Benutzung von Gehhilfen.
- Alternative Therapie: Cocculus, Conium plus Tabaccum (in Vertigo Hevert® SL), plus Ambra und Petroleum (in Vertigoheel®)

Schwitzen, übermäßiges

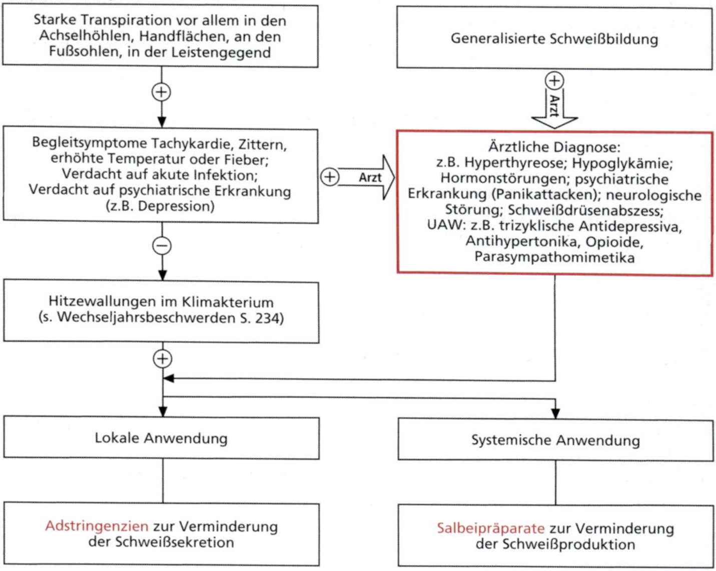

Schwitzen, übermäßiges (Hyperhidrosis)

Generalisierte oder lokale Steigerung der Schweißsekretion. Physiologisch zur Temperaturregulation, als Symptom im Klimakterium, bei endokrinen und neurologischen Erkrankungen.

Adstringenzien

Bei lokalisierter Hyperhidrosis, zur lokalen Anwendung an Handflächen, Fußsohlen und Achselhöhlen. Kontakt mit Schleimhäuten meiden. Bei Aluminiumsalzen Kontakt mit Textilien meiden.

Aluminiumsalze (Hidrofugal®, in Ansudor®, Alsol® Salbe, Essitol® Tabletten)
Methenamin (Antihydral® Salbe)
Synthetische Gerbstoffe (Tannosynt®, Tannolact®)

Salbeipräparate

Beeinflussung der Schweißproduktion. Regelmäßige Einnahme erforderlich.

Salbeitee
Salbeiblätter (Sweatosan® N, Salvysat®)

Zusatzhinweise

- Atmungsaktive Kleidung tragen, Baumwolle bevorzugen, keine Kleidung auf Kunstfaserbasis.
- Angemessene Körperhygiene, pH-neutrale Reinigungs- und Pflegemittel.
- Regelmäßige heiß-kalte Wechselduschen, Saunabesuche.
- Waschungen, Bäder mit Zusatz von Eichenrindenextrakt.
- Überhitzte Räume meiden.
- Stresssituationen meiden, evtl. Entspannungstraining, Yoga, autogenes Training.
- Scharf gewürzte Speisen meiden.
- Alkohol meiden.

Sehnenscheidenentzündung

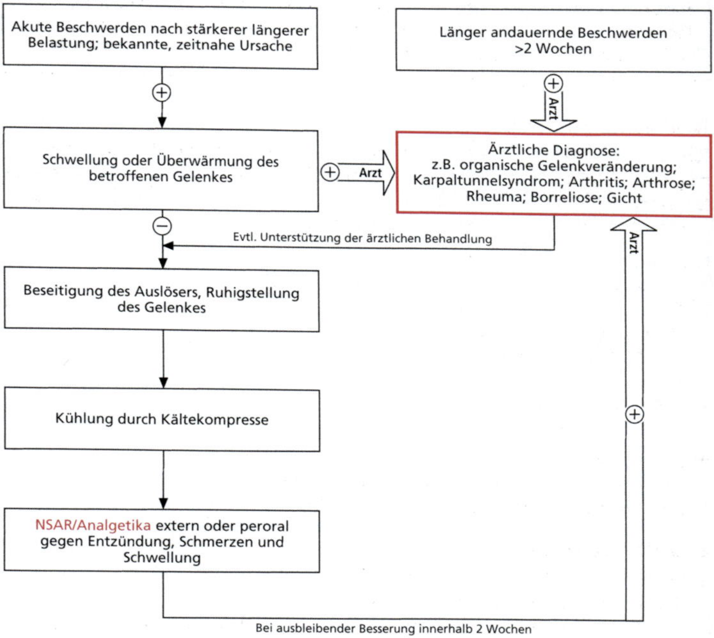

Sehnenscheidenentzündung (Tendopathie, Tendovaginitis)

Plötzlich auftretender, stechender Schmerz, häufig der Handgelenke nach länger dauernder einseitiger Belastung (z. B. Tätigkeit an Tastaturen, Stricken o. Ä.). In Ruhehaltung meist schmerzfrei.

NSAR/Analgetika

Reduzieren die Schmerz auslösende Schwellung des betroffenen Gelenks und verringern den Bewegungsschmerz. Bei systemischer Anwendung KI und WW beachten. KI: Magen-Darm-Ulzera, Blutungsneigung, Kinder < 14 J., Schwangerschaft 3. Trimenon, WW mit Blutgerinnungshemmern.

Chemische Antiphlogistika

Diclofenac (Voltaren® Schmerzgel, Voltaren® dolo)
Piroxicam (Felden® top Gel)
Ibuprofen (Ibutop® Creme, Dolormin® Tabl.)
Ketoprofen (Effekton® Gel)
Indometacin (Mobilat® Schmerzspray)
Dimethylsulfoxid (Dolobene® Gel)
Acetylsalicylsäure (Aspirin®)

Pflanzliche Antiphlogistika

Arnika (in Arnika Schmerzfluid®, DOC® Salbe)
Zitterpappel, Goldrute, Esche (Phytodolor®)

Zusatzhinweise

- Schonung und Ruhigstellung des Gelenks.
- Stabilisierende Bandagen oder Verbände.
- Kühlen mit Eiswasser, Kältekompresse (ColdHot® Pack) oder Kältespray (Eisspray ratiopharm®, Olbas® Kälte-Spray).
- Umschläge mit essigsaurer Tonerde.
- Alternative Heilmethoden: proteolytische Enzyme sollen die Reparatur des geschädigten Gewebes beschleunigen (z. B. Serrapeptase in Anifrazym® Tabl., Bromelaine in Phlogenzym®, Wobenzym®), homöpathische Mischungen (Steirocall® N, Traumeel® S Salbe und Tabl.).

Sodbrennen

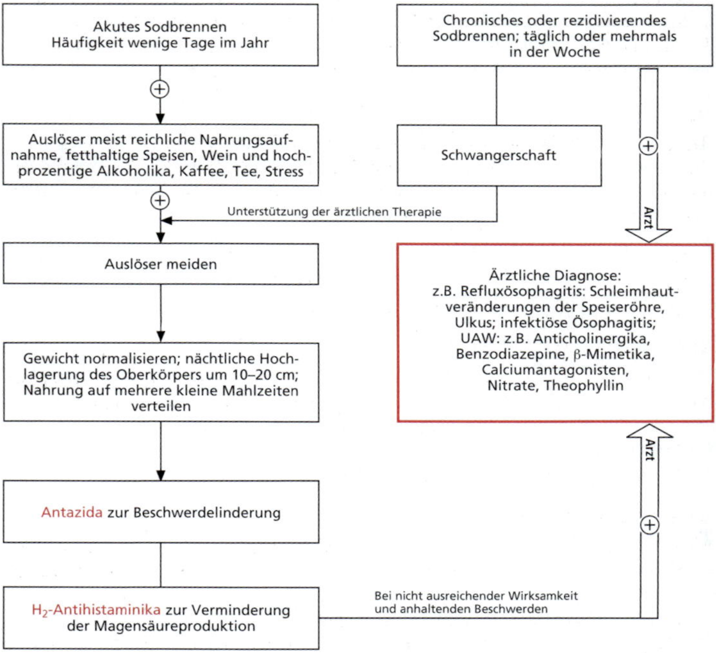
Akutes Sodbrennen
Häufigkeit wenige Tage im Jahr
Auslöser meist reichliche Nahrungsaufnahme, fetthaltige Speisen, Wein und hochprozentige Alkoholika, Kaffee, Tee, Stress
Auslöser meiden
Gewicht normalisieren; nächtliche Hochlagerung des Oberkörpers um 10–20 cm; Nahrung auf mehrere kleine Mahlzeiten verteilen
Antazida zur Beschwerdelinderung
H2-Antihistaminika zur Verminderung der Magensäureproduktion
Chronisches oder rezidivierendes Sodbrennen; täglich oder mehrmals in der Woche
Schwangerschaft
Unterstützung der ärztlichen Therapie
Arzt
Ärztliche Diagnose:
z.B. Refluxösophagitis: Schleimhautveränderungen der Speiseröhre,
Ulkus; infektiöse Ösophagitis;
UAW: z.B. Anticholinergika,
Benzodiazepine, β-Mimetika,
Calciumantagonisten,
Nitrate, Theophyllin
Arzt
Bei nicht ausreichender Wirksamkeit
und anhaltenden Beschwerden

Sodbrennen (Refluxkrankheit)

Retrosternale Beschwerden (Brennen, Schmerzen) durch Aufsteigen von saurem Magensaft in die Speiseröhre, manchmal saures Aufstoßen. Auftreten häufig beim Bücken, nach üppigen Mahlzeiten, bei flachem Liegen. Beschwerdeverstärkung nach Nahrungsaufnahme, kurzfristige Besserung nach Antazida.

Antazida

Beschwerdelinderung durch Neutralisation des Magensaftes. Einnahme jeweils 1 Std. nach den Mahlzeiten und vor dem Schlafengehen. WW: Verzögerung o. Verminderung der Resorption anderer Arzneimittel, 2 Std. Einnahmeabstand einhalten. KI: Nierenfunktionsstörungen, Dialysepatienten.

Magaldrat (Riopan® Magentabletten)
Algeldrat (Maaloxan® 25 mval)
Hydrotalcit (Talcid®)
Aluminium/Magnesium-Silicat (Gelusil® lac)

H_2-Antihistaminika

Säuresuppression zur Beschwerdelinderung und Verhinderung von säurebedingten Schleimhautschäden. Einnahme bei Bedarf maximal 2 Tabletten pro Tag über 3 Tage. KI: Kinder < 10 Jahre, Schwangerschaft.

Famotidin (Pepcid® akut, in Pepciddual®)
Ranitidin (Zantic® 75 mg Magentabletten)

Zusatzhinweise

- Pflanzliche Prokinetika zur Steigerung des Ösophagusphinkters und Verminderung des Magendrucks. Einnahme 1/2 Std. vor den Mahlzeiten (s. auch Magenschmerzen S. 126).
- Fettarme Ernährung, Gebratenes meiden.
- Kamillentee zur Magenberuhigung, Rollkur mit Kamillenextrakt (Kamillosan®).
- Engsitzende Kleidung meiden.
- Raucherentwöhnung s. S. 172.
- Gewichtsreduktion s. S. 212.
- Alternative Heilverfahren: Natrium phosphoricum.

Sonnenallergie

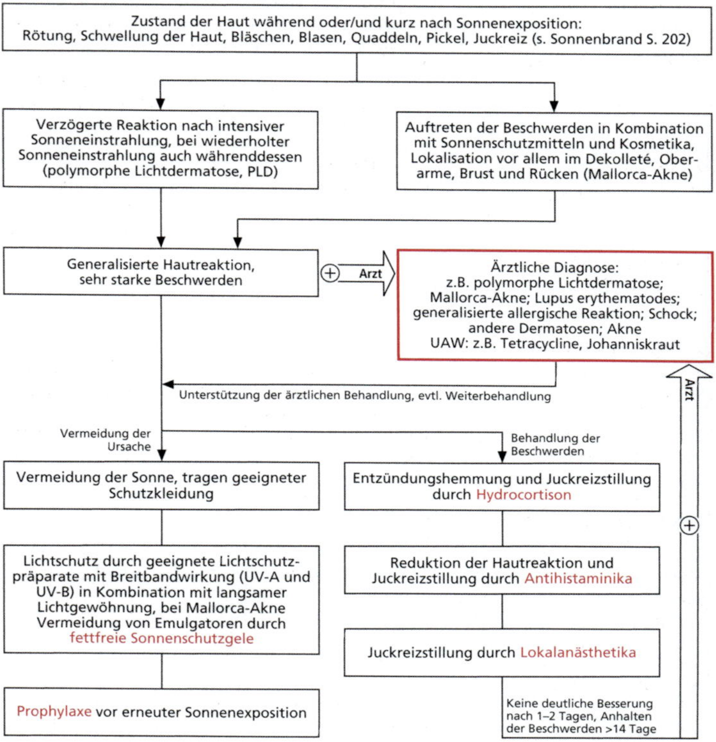

Sonnenallergie

Der Begriff „Sonnenallergie" wird nicht einheitlich verwendet. Juckende Bläschen und Pusteln auf nicht sonnengewöhnter Haut haben oft mehrere Ursachen.
Polymorphe Lichtdermatose (PLD): Häufigste, durch Sonne ausgelöste Hautkrankheit. Symptome: Verzögerte Lichtreaktion mit juckenden, fleckigen Erythemen, die zusammenfließen können. Erstes Symptom Juckreiz, es folgen Papeln und Pusteln. Spontane Abheilung. Auftreten bevorzugt im Frühjahr und Frühsommer bei sonnenungewohnter Haut. Die PLD verschwindet oft nach mehreren Wochen Sonnengewöhnung.

Mallorca-Akne (Acne aestivalis): Allergische Reaktion der Haut, ausgelöst durch eine Reaktion zwischen UV-Licht und den Emulgatoren in Sonnenschutzmitteln oder anderen Körperpflegeprodukten. Symptome: pickelartige, juckende Knötchen im Dekolletébereich, an den Armen, an Brust und Rücken.

Fettfreie Sonnenschutzgele

Fett- und emulgatorfreie Sonnenschutzgele zur Vemeidung der Mallorca-Akne. Lichtschutzpräparate sollten eine Breitbandschutzwirkung haben (UV-A- und UV-B-Schutz).

Vichy® Capital Soleil Gel mit Mexoryl® XL

Geeignete Lichtschutzpräparate

Zur Vermeidung einer polymorphen Lichtdermatose Lichtschutzpräparate mit hohen Lichtschutzfaktoren UV-A und UV-B wählen.

Ladival® Allerg Haut-Gel LSF 20

Hydrocortison

Analgetische, juckreizstillende und antiphlogistische Wirkung.

Hydrocortison 0,25–0,5 % (Soventol® HC Creme, Ebenol®)

H_1-Antihistaminika

Juckreizstillende Wirkung durch Unterdrückung der Histaminwirkung. Diphenhydramin hat zusätzlich noch eine lokalanästhetische Komponente. Die Gelgrundlage hat eine kühlende Wirkung. Bei stärkeren Erscheinungen kann das Antihistaminikum auch oral gegeben werden. NW bei oraler Gabe: Müdigkeit; WW mit Alkohol und zentral dämpfenden Arzneimitteln beachten.

Dimetinden (Fenistil®)
Bamipin (Soventol®)
Cetirizin (Cetirizin Heumann® 10 mg)
Loratadin (Loraderm®)

Lokalanästhetika

Betäubung von Schmerz und Juckreiz.

Polidocanol (in Brand- und Wundgel-Medice® N)
Benzocain (Anaesthesin® Creme)

Zusatzhinweise

- Schonende Gewöhnung der Haut an die Sonne, evtl. im Solarium.
- Abends gründliche Reinigung der Haut und Entfernung des Sonnenschutzmittels.
- Auch bei Aftersun und Gesichtscremes auf Emulgatorfreiheit achten.
- Vermeidung weiterer Sonnenbestrahlung.
- Lichtundurchlässige, leichte Schutzkleidung zur Vermeidung der direkten Sonnenbestrahlung.
- Jedes Jahr neue Sonnenschutzpräparate benutzen, um die Qualität der Lichtschutzfaktoren zu gewährleisten.
- Für Betacarotin wird ein Schutzeffekt für die Hautzellen postuliert. Studienlage nicht überzeugend. Anwendungsversuch bei Wunsch (Carotaben®),
- Calcium soll in hoher Dosierung die Neigung zu allergischen Reaktionen reduzieren (Calcium Sandoz® Sun). Wirkung ebenfalls umstritten. Individuelle Wirksamkeit testen.
- Omega-3-Fettsäuren aus Fischöl können evtl. die Schwere der PLD reduzieren.

Sonnenbrand

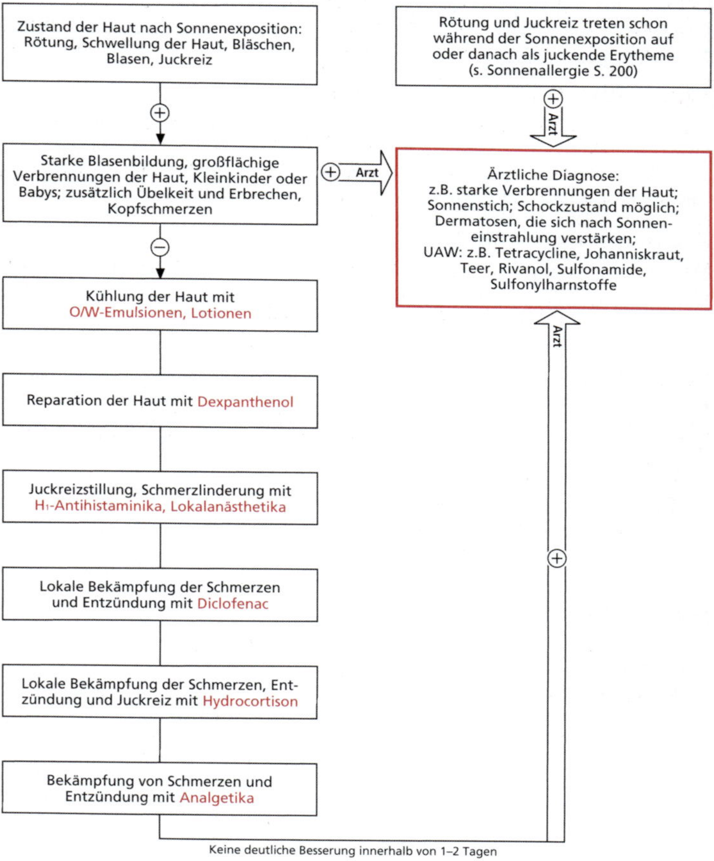

Sonnenbrand (Dermatitis solaris)

Durch eine für die Haut zu lange Sonneneinstrahlung oder künstliches UV-B-Licht hervorgerufene akute entzündliche Reaktion. Symptome: Rötung und Ödeme, Bläschen, Blasen, Juckreiz und im Verlauf eine Abschuppung der Haut.

Kühlende O/W-Emulsion, Lotion

Angenehme Kühlung und Entspannung der leicht geröteten und gereizten Haut durch die auf der Haut entstehende Verdunstungskälte.

O/W-Körperlotion (Eucerin®pH 5 Intensiv-Lotio, Roche Posay Cold Cream®)
Lotio alba aquosa (Zinkoxidschüttelmixtur)

Dexpanthenol

Dexpanthenol fördert die Heilung der verbrannten, entzündeten Haut, in kühlenden Lotionen oder als Lösung zum Auftragen.

Dexpanthenol (Bepanthol®-Körperlotion, Bepanthen® Roche Lösung, Bepanthen® Schaumspray)

H_1-Antihistaminika

Juckreizstillende Wirkung durch Unterdrückung der Histaminwirkung, kühlender Effekt durch die Gelgrundlage. In schweren Fällen orale Einnahme möglich. Bei oraler Gabe NW: Müdigkeit möglich; WW mit Alkohol und zentral dämpfenden Arzneimitteln beachten.

Dimetinden (Fenistil® Gel/Dragees)
Bamipin (Soventol® Gel/Filmtabletten)
Loratadin (Lorano®, Loraderm®)
Cetirizin (Zyrtec®)

Lokalanästhetika

Betäubung von Schmerz und Juckreiz durch Rezeptorblockade.

Polidocanol (in Brand- und Wundgel-Medice® N)
Benzocain (Anaesthesin® Creme)

Diclofenac

Analgetische und antiphlogistische Wirkung durch Hemmung der Cyclooxygenase im entzündeten Gewebe. Lokale Anwendung.

Diclofenac (Voltaren® Schmerzgel)

Hydrocortison

Analgetische, juckreizstillende und antiphlogistische Wirkung.

Hydrocortison 0,25 % (Soventol® HC Creme)

Analgetika

Systemische analgetische und antiphlogistische Wirkung durch Hemmung der Cyclooxygenase im entzündeten Gewebe. KI: Magen-Darm-Ulzera, Blutungsneigung, Asthma, Schwangerschaft 3. Trimenon. WW mit blutgerinnungshemmenden Arzneimitteln.

Acetylsalicylsäure (Aspirin®)
Ibuprofen (Dolormin®)

Zusatzhinweise

- Kühlen als wichtigstes Mittel zur Unterbrechung der Verbrennung, z. B. kühle Dusche. Befeuchtung der Haut mit kühlen Kompressen, evtl. mit Zusatz von Calendula oder Kamille; Quarkkompressen.
- Möglichst fettarme Topika, keine Puder, da sonst Wärmestau.
- Vermeidung weiterer Sonnenbestrahlung.
- Prophylaxe: geeignete Sonnenschutzpräparate.
- Viel trinken, da die entzündete, gerötete Haut viel Wasser verliert.
- In der Abheilungsphase: pflegende O/W-Körperlotionen, um das Spannungsgefühl der Haut zu lindern (Eucerin® pH5 Lotion für empfindliche Haut)
- Alternative Heilmethoden: Combudoron® Gel oder Flüssigkeit.

Sportverletzung

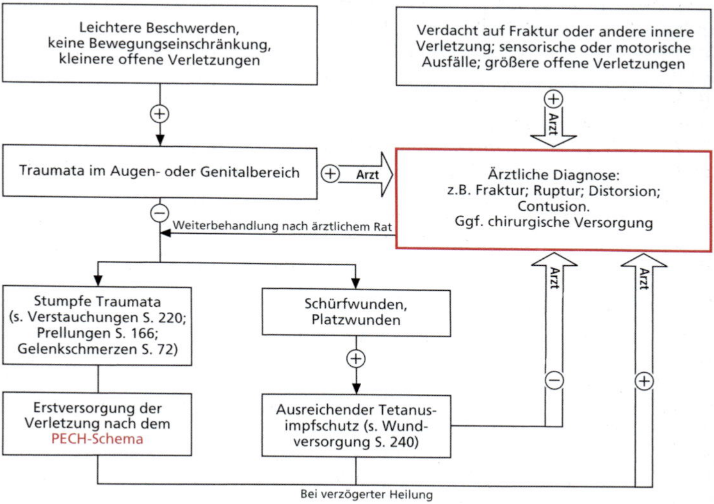

Sportverletzung

Durch größere Krafteinwirkung (Schlag, Stoß, Drehung) auftretende Prellung, Zerrung, Quetschung oder offene Verletzung. Häufig verbunden mit Schwellung und/oder Hämatombildung (s. Einzelindikationen).

PECH-Schema

Erstversorgung einer stumpfen Verletzung:

P: Pause, Schonung des betroffenen Körperteils,

E: Eis zur Kühlung auf die betroffene Körperstelle (ColdHot®-Pack, Olbas® Kältespray),

C: Kompression der betroffenen Stelle zur möglichst schnellen Stillung einer Blutung und Minimierung eines Hämatoms,

H: Hochlagern des betroffenen Körperteils zur Reduktion der Schwellung.

Zusatzhinweise

- Sinnvolle Bestandteile einer Erste-Hilfe-Tasche im Sport:
- Eisspray (Olbas® Kältespray).
- Eiskompressen (ColdHot®-Pack).
- Desinfektionsmittel (Betaisodona® Lösung, Hansamed® Desinfektionsspray).
- Pflaster (Hansaplast®) und Verbandschere.
- Kompressen (ES-Kompressen).
- Antiphlogistisches Mittel zur lokalen Anwendung (z. B. Voltaren® Schmerzgel, DOC® Salbe oder Mobilat® Schmerzspray).
- Idealbinde und Verbandklammern.

Übelkeit

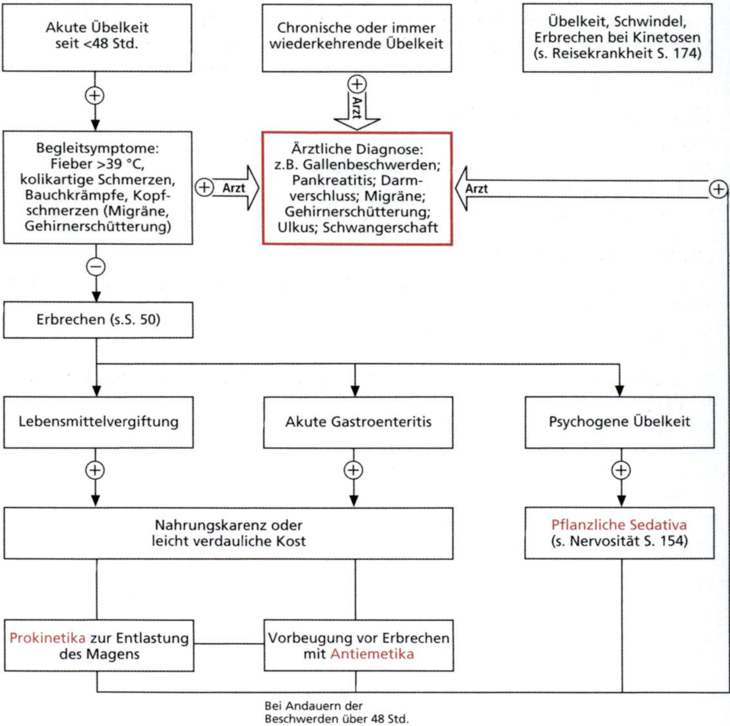

Akute Übelkeit seit <48 Std.
Chronische oder immer wiederkehrende Übelkeit
Übelkeit, Schwindel, Erbrechen bei Kinetosen (s. Reisekrankheit S. 174)
Arzt
Begleitsymptome: Fieber >39 °C, kolikartige Schmerzen, Bauchkrämpfe, Kopfschmerzen (Migräne, Gehirnerschütterung)
Arzt
Ärztliche Diagnose: z.B. Gallenbeschwerden; Pankreatitis; Darmverschluss; Migräne; Gehirnerschütterung; Ulkus; Schwangerschaft
Arzt
Erbrechen (s.S. 50)
Lebensmittelvergiftung
Akute Gastroenteritis
Psychogene Übelkeit
Nahrungskarenz oder leicht verdauliche Kost
Pflanzliche Sedativa (s. Nervosität S. 154)
Prokinetika zur Entlastung des Magens
Vorbeugung vor Erbrechen mit Antiemetika
Bei Andauern der Beschwerden über 48 Std.

Lebensmittelvergiftung
Starke Übelkeit (Nausea) nach Zufuhr verdorbener, unverträglicher oder einem Übermaß an Speisen oder (alkoholischen) Getränken. Auslöser meist bekannt. Beschwerden innerhalb weniger Stunden nach Nahrungszufuhr. Erbrechen wirkt als Schutzmechanismus und sollte nicht unterdrückt werden.

Pflanzliche Prokinetika

Zur Verringerung des Magendrucks. Einnahme nach Bedarf. KI: Mechanische Stenosen der Gallenwege, Gallensteinleiden.

Pfefferminzöl (Medacalm®, in Enteroplant®)
Iberis amaris, Schöllkraut u. a. (Iberogast® Tinktur)

Zusatzhinweise

- Unverträgliche Kost meiden. Nahrungskarenz oder leicht verdauliche Kost nach individueller Verträglichkeit.
- Warme Auflagen, Wärmflasche.
- Bewegung an frischer Luft.
- Behandlung zusätzlicher Symptome: Erbrechen, Durchfall (s. Einzelindikationen).
- Alternative Heilverfahren: Nux vomica, Ipecacuanha, Colchicum.

Akute Gastroenteritis

Infektionserkrankung mit plötzlich einsetzender Übelkeit, häufig in Kombination mit Erbrechen, Darmkoliken und Durchfall, evtl. Fieber. Selbstlimitierend, Dauer wenige Tage.

H_1-Antihistaminika als Antiemetika

Unterdrückung des Brechreizes durch starke zentrale Dämpfung. Unerwünschte Wirkung: Sedierung. Beeinträchtigung der Fahrtüchtigkeit möglich. WW mit anderen zentraldämpfenden Stoffen beachten. Bei starkem Erbrechen Suppositorien bevorzugen.

Dimenhydrinat (Vomex A® 150 mg Supp., Dragées N)
Diphenhydramin (Emesan® Tabletten)

Pflanzliche Prokinetika

Zur Verringerung des Magendrucks. Einnahme nach Bedarf. KI: Mechanische Stenosen der Gallenwege, Gallensteinleiden.

Pfefferminzöl (Medacalm®, in Enteroplant®)
Iberis amaris, Schöllkraut u. a. (Iberogast® Tinktur)

Zusatzhinweise

- Unverträgliche Kost meiden. Nahrungskarenz oder leicht verdauliche Kost nach individueller Verträglichkeit.
- Warme Auflagen, Wärmflasche.
- Bewegung an frischer Luft.
- Behandlung zusätzlicher Symptome: Erbrechen, Durchfall (s. Einzelindikationen).
- Alternative Heilverfahren: Nux vomica, Ipecacuanha, Colchicum.

Psychogene Übelkeit
Übelkeit ausgelöst durch psychische Faktoren, wie großer psychischer Stress und Angst.

Pflanzliche Sedativa

Leichte Tagesberuhigung ohne zentraldämpfenden Effekt. Bei begleitenden depressiven Verstimmungen in Kombination mit Johanniskraut.

Baldrianwurzel (Baldrian-dispert®, in Baldriparan® N stark z. Beruhigung, in Sedariston®)

Johanniskraut (Spilan® 425, in Sedariston® Konzentrat)

Zusatzhinweise:

- Entspannungsübungen, Yoga, autogenes Training.
- Psychotherapeutische Hilfe im Umgang mit Angst oder Stress auslösenden Situationen.
- Regelmäßige Zufuhr kleiner Mahlzeiten.
- Warme Auflagen, Wärmflasche.

Übergewicht

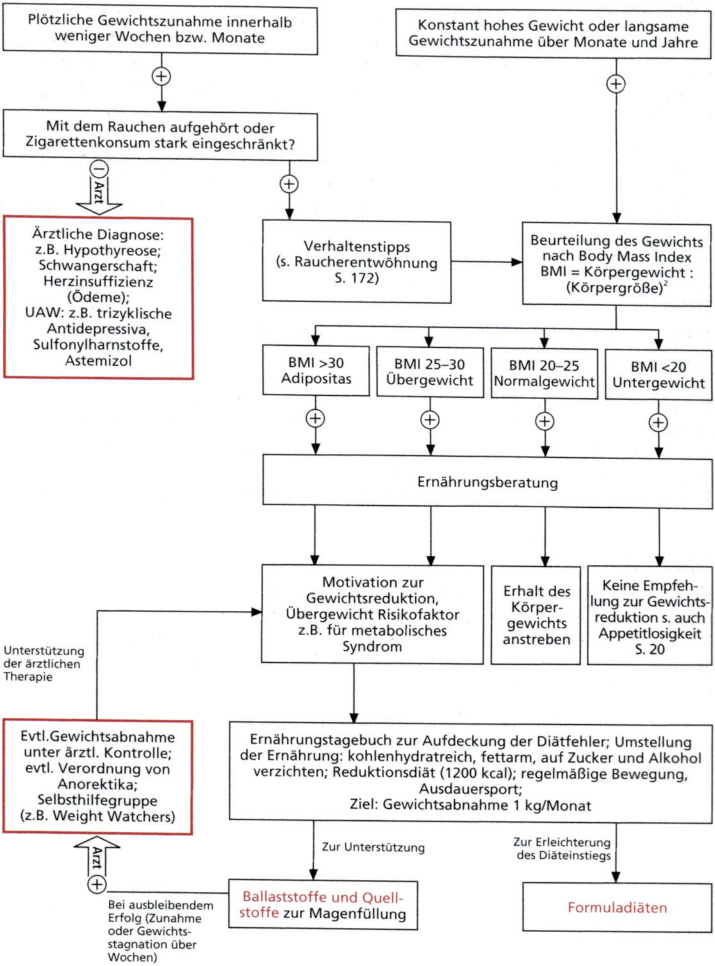

Übergewicht

Beurteilung des Gewichts nach Body Mass Index: BMI = Körpergewicht in kg/(Körperlänge in m)^2. Bei BMI > 25 wird zusätzlich der Taillenumfang berücksichtigt: Bei großem Umfang (für Frauen > 88 cm, für Männer > 102 cm) erhöhtes Atheroskleroserisiko. Bei Adipositas verminderte Lebenserwartung. Körperliche Beschwerden als Folgen mechanischer Überlastung (Gelenkveränderungen, Beinvarikosis, Ateminsuffizienz), von Stoffwechselveränderungen und erhöhtem vaskulärem Risiko (Diabetes Typ II b, Hypertriglyceridämie, Hyperurikämie, Hypertonie, metabolisches Syndrom, KHK), erhöhtem Risiko für Karzinome und adipositasbedingten psychischen Problemen. Ursachen der primären Adipositas: Ernährungs- und Lebensweise, mangelnde körperliche Aktivität; Ursachen der sekundären Adipositas: z. B. Cushing-Syndrom, Hypothyreose.

Ernährungsberatung

Information über Gleichgewicht zwischen Kalorienzufuhr und -verbrauch, über Kaloriengehalte einzelner Nahrungsmittel und Kalorienverbrauch durch einzelne Tätigkeiten. Empfehlung einer ausgewogenen fettreduzierten Mischkost. Bevorzugung von Gemüse und Obst, Vermeidung fetthaltiger Lebensmittel, Verzicht auf tierische Fette, Ersatz durch pflanzliche Fette (Öle). Verzicht auf kalorienhaltige Getränke, Beschränkung auf Mineralwasser, (zuckerfreien) Tee oder Kaffee. Angestrebter Gewichtsverlust 1 – max. 2 kg pro Monat.
Führen eines Ernährungstagebuchs zur Selbstkontrolle und zum Aufdecken von Ernährungsfehlern.

Formuladiäten

Ersatz aller oder einzelner Mahlzeiten durch suppenförmige Fertiggerichte. Geeignet für einen schnellen Einstieg in die Diät, Kalorienzählen entfällt. Nachteil: eintönige Diät, hohe Abbruchquote, Patient erfährt keine Änderung seiner Ernährungsgewohnheiten, bei Absetzen der Formuladiät meist Rückfall in alte Ernährungsmuster, Jo-Jo-Effekt des Gewichts.

(Slim-Fast®, Modifast® Programm, Almased®)

Ballaststoffe und Quellstoffe

Als kalorienarme Magenfüllung, zur Verzögerung der Resorption von Nahrungsfetten. Aufnahme 1/2 Std. vor den Mahlzeiten mit mind. 250 ml Flüssigkeit. Wirkung gegen Hunger, aber nicht gegen Appetit. Effekt stark vom Willen des Patienten abhängig.

Weizenkleie, Haferkleie
Grapefruit-Zitrusfaser (Grapefruit spezial®)
Guar (Figur-Verlan®)
Konjakwurzel (Bionorm® Sättigungskapseln)
Alginsäure (in Recatol® Algin Lemon, CM 3® Alginat)
Poliglusan (Formoline® L112)

Zusatzhinweise

- Regelmäßige Gewichtskontrolle.
- Regelmäßige Bewegung, Ausdauersportarten.
- Ausreichend trinken, vor jeder Mahlzeit ein großes Glas Wasser.
- Vitamine und Mineralstoffe zur ausreichenden Versorgung trotz Reduktionskost.
- Kontrolle des Harnsäurespiegels bei schneller Gewichtsabnahme.
- Kontrolle der Blutdruck-, Blutfett- und Blutzuckerwerte zur schnellen Aufdeckung eines metabolischen Syndroms.
- Keine Abführmittel oder Diuretika zur Gewichtsabnahme!
- Keine einseitigen Diäten! Keine Crash-Diäten, um Jo-Jo-Effekt zu vermeiden.
- Alternative Heilverfahren: Fucus vesiculosus, Madar (z. B. Cefamadar®).

Vaginalmykose

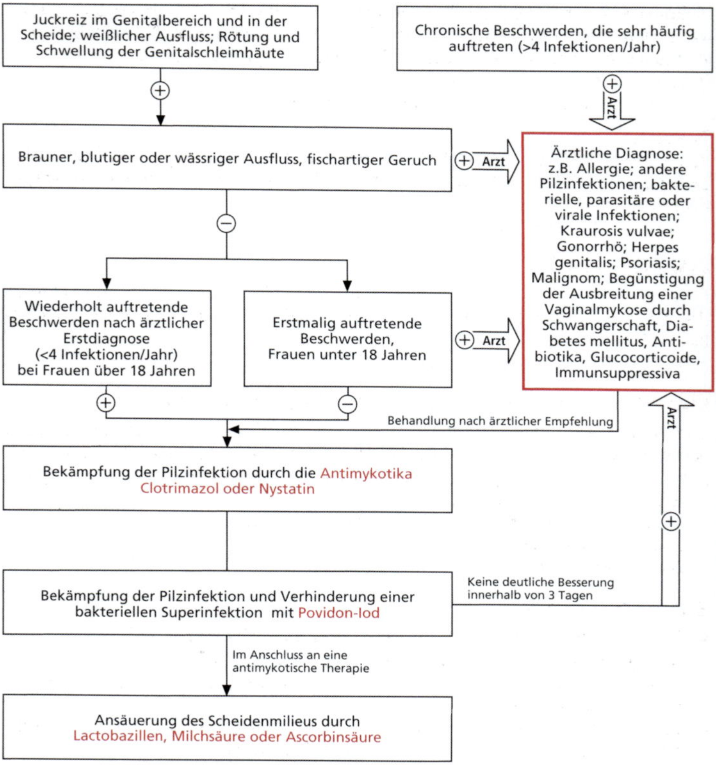

Scheidenpilz (Vaginalmykose)

Durch Candida-Arten hervorgerufene Erkrankung des Genitalbereiches und der Vaginalschleimhaut. In 80–90 % der Fälle ist Candida albicans der Auslöser. Symptome sind Rötung und Schwellung der Schleimhäute, weißlicher, bröckeliger Ausfluss, starker Juckreiz und/oder Brennen. Antibiotika, Cortison, Immunsuppressiva, hormonelle Schwankungen, übertriebene Körperhygiene sind begünstigende Faktoren für eine Vaginalmykose.

Antimykotika

Clotrimazol
Gute antimykotische Wirksamkeit (Breitbandantimykotikum) durch Angriff an der Zellmembran der Pilze. Topische Anwendung gut verträglich. Anwendung am sinnvollsten als Kombination von Vaginaltabletten und Vaginalcreme. Behandlung des Partners ist sinnvoll, vor allem bei rezidivierenden Vaginalmykosen. Keine Anwendung während der Menstruation.

Clotrimazol (Canesten® Gyn 1 und Canesten® Gyn 3)

Nystatin
Als Polyen-Antibiotikum gute Wirksamkeit gegen Hefepilze. Anwendung als Kombipackung (Salbe + Vaginalovula) sinnvoll. Drei-Tages-Therapie in der Selbstmedikation zu empfehlen. KI: Dermatophyteninfektionen.

Nystatin (Nystatin Lederle® Kombipack)

Povidon-Iod

Fungizid wirksames Desinfektionsmittel bei leichten/beginnenden Vaginalmykosen. Wirkt pilzabtötend und antibakteriell bei Superinfektionen der geschädigten Schleimhaut. KI: Hyperthyreose.

Povidon-Iod (Traumasept® Vaginalovula)

Lactobazillen, Milchsäure oder Ascorbinsäure

Zum Aufbau einer physiologischen Vaginalflora. Lactobazillen, Milchsäure, aber auch Ascorbinsäure sorgen für den sauren pH-Wert (ca. pH 4) in der Scheide. Zur Vorbeugung oder im Anschluss an eine antimykotische Therapie zur Herstellung des physiologischen Gleichgewichts möglich.

Lactobacillus acidophilus (Vagiflor® Vaginalzäpfchen)
Milchsäure (Vagisan®)
Ascorbinsäure (Vagi-C®)

Zusatzhinweise

- Mittel zur Immunstärkung, da eine Pilzinfektion der Haut sich bei immungeschwächten Menschen leichter ausbreitet (s. Immunschwäche S. 106).
- Intimhygiene mit Wasser oder mit schonenden Reinigungsmitteln (Lactacyd® femina, Dercome® femme).
- Unterwäsche, Handtücher und Waschlappen nach einmaligem Gebrauch auskochen bzw. desinfizieren (z. B. Canesten® Hygiene Wäschespüler).
- Bei wiederholter Infektion und Therapieresistenz systemische Antimykotika unter ärztlicher Kontrolle.
- Bei rezidivierenden Infekten Blutzuckerkontrolle.
- Gesunde ausgewogene Ernährung mit komplexen Kohlenhydraten statt Monosacchariden.

Venenschwäche/Krampfadern

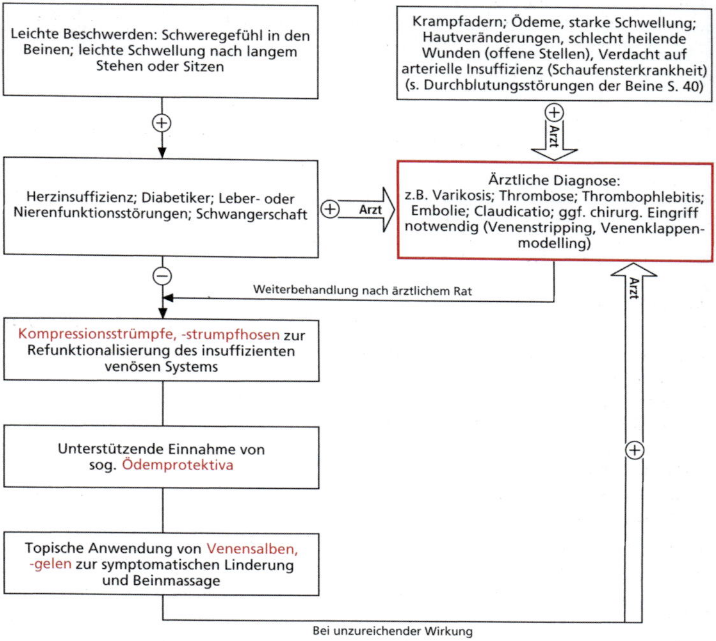

Venenschwäche (Venöse Insuffizienz)

Infolge andauernder Überbelastung auftretende Störung des venösen Rückstroms (aus den unteren Extremitäten) verbunden mit Ödembildung, Missempfindungen und z. T. Schmerzen oder Krämpfen in den Beinen. Vorstufe der Varikosis (Krampfaderleiden).

Kompressionsstrümpfe, -strumpfhosen

Durch den von außen erzeugten Gegendruck werden insuffiziente Venenklappen wieder in Funktion gebracht (erleichterter Rückstrom), außerdem werden vorhandene Ödeme reduziert. Wirksam sowohl bei Insuffizienz der oberflächlichen als auch der tiefer liegenden Beinvenen. Je nach Schweregrad in unterschiedlichen Kompressionsklassen (Kl. I – IV) verfügbar.

Lastofa®, Belsana®

Ödemprotektiva

Erhöhen den venösen Gefäßtonus (Verringerung der Klappeninsuffizienz) und dichten die venösen Gefäße ab (Reduktion der Ödeme).

Aescin (Reparil®)
Rutoside (Venoruton®)
Mäusedornextrakt (Phlebodril®)
Weinblätterextrakt (Antistax®)

Venensalben, -gele

Wirken subjektiv symptomlindernd, durch entsprechende Massage (distal nach proximal) kurzfristig verbesserter Rückstrom.

Heparin (Vetren® Salbe/Gel)
Aescin (Reparil® Gel N)
Weinblätterextrakt (Antistax® Venencreme)

Zusatzhinweise

- Mobilisation des venösen Systems durch Gymnastik, Sport (Schwimmen, Radfahren, Joggen).
- Kneipp-Therapie (kalte und warme Wechselgüsse).
- Ggf. Gewichtsreduktion.
- Langes Stehen oder Sitzen vermeiden.
- Bei langen Reisen Bewegung einplanen, Stützstrümpfe tragen, evtl. zur Vorbeugung Einnahme von Aescin, Heparinisierung.
- Beine hochlagern, dabei möglichst liegen oder Winkel zwischen Oberschenkel und Becken > 90 °.
- Nicotinverzicht (s. Raucherentwöhnung S. 172).
- Stützstrümpfe, wenn keine Kompressionsstrümpfe getragen werden (Belsana®, Varilind®).
- So oft wie möglich Betätigung der Beinmuskelpumpe (zwischen Zehenspitzen und Ferse hin und her wippen), um aktiv das Blut in Richtung Herz zu bewegen.

Verstauchung, Zerrung

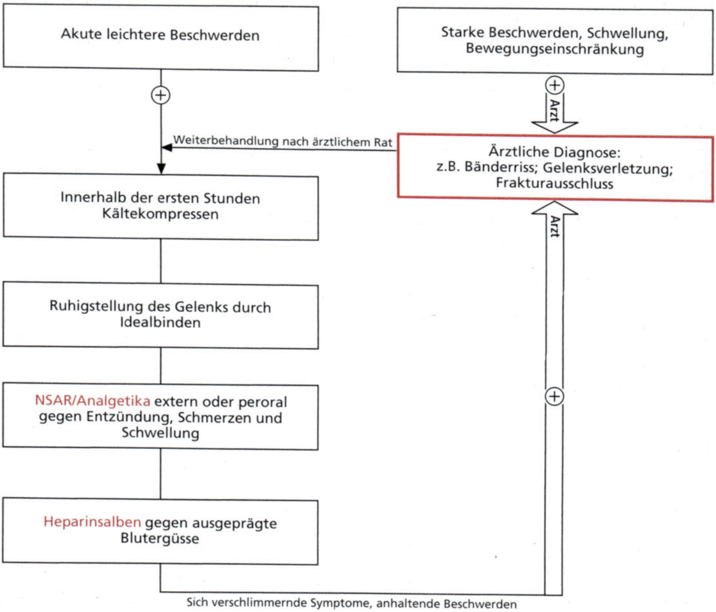

Verstauchung, Zerrung (Distorsion)

Nach starker Überdehnung (Hand, Fuß) oder Verdrehung (Arm, Knie, Hals) eines Gelenks auftretende schmerzhafte Schwellung, mitunter Hämatombildung. Häufige Sportverletzung.
In schweren Fällen unter Umständen mit Bänderabriss (ärztliche Behandlung erforderlich). Dauer bis zur Beschwerdefreiheit evtl. Monate.

NSAR/Analgetika

Reduzieren die Schwellung des betroffenen Gelenks und verringern die Schmerzen. Bei starken Schmerzen und tiefliegenden Gewebeschäden systemische Anwendung bevorzugen. Bei systemischer Anwendung KI und WW beachten. Ibuprofen und Acetylsalicylsäure, KI: Magen-Darm-Ulzera, Blutungsneigung, Kinder < 14 J., Schwangerschaft 3. Trimenon, WW mit Blutgerinnungshemmern.

Chemische Antiphlogistika

Diclofenac (Voltaren® Schmerzgel, Voltaren® dolo)
Piroxicam (Felden® top Gel)
Ibuprofen (Ibutop® Creme, Dolormin® Tabletten)
Ketoprofen (Effekton® Gel)
Indometacin (Mobilat® Schmerzspray)
Acetylsalicylsäure (Aspirin®)

Pflanzliche Antiphlogistika

Arnika (Kneipp® Arnika Salbe S, Arnika 10% Weleda® Creme)
Zitterpappel, Goldrute, Esche (Phytodolor®)
Aescin (Reparil® Gel, Reparil® 40 Madaus Dragees)

Heparin

Beschleunigt den Abbau von oberflächlichen Hämatomen, Reduktion der Schwellung. Eingesetzte Konzentration 30000–60000 I.E./100 g Salbe, höhere Konzentrationen können Hämatome verstärken
Heparin (Thrombophob® Gel/Creme)

Zusatzhinweise

- Sofortiges Kühlen mit Eiswasser, Kältespray (Eisspray ratiopharm®, Olbas-Kälte-Spray®) oder Kältekompresse (ColdHot® Pack, Kryopin-Pak®, Einweg-Kältekompressen Icepower®).
- Umschläge mit essigsaurer Tonerde.
- Idealbinde oder Stützverband zur Stabilisierung des Gelenks (Bort®)
- Hochlagern des betroffenen Gelenks reduziert den Blutzufluss und damit die Schwellung.
- Nach Abklingen der Akutbeschwerden durchblutungsfördernde oder heparinhaltige Salben zur Beschleunigung des Heilungsprozesses.
- Alternative Heilmethoden: proteolytische Enzyme sollen die Reparatur des geschädigten Gewebes beschleunigen (z. B. Aniflazym® Tabl., Phlogenzym®, Wobenzym®), Homöopathika mit Arnica, Calendula, Hamamelis (Traumeel® S).

Verstopfung

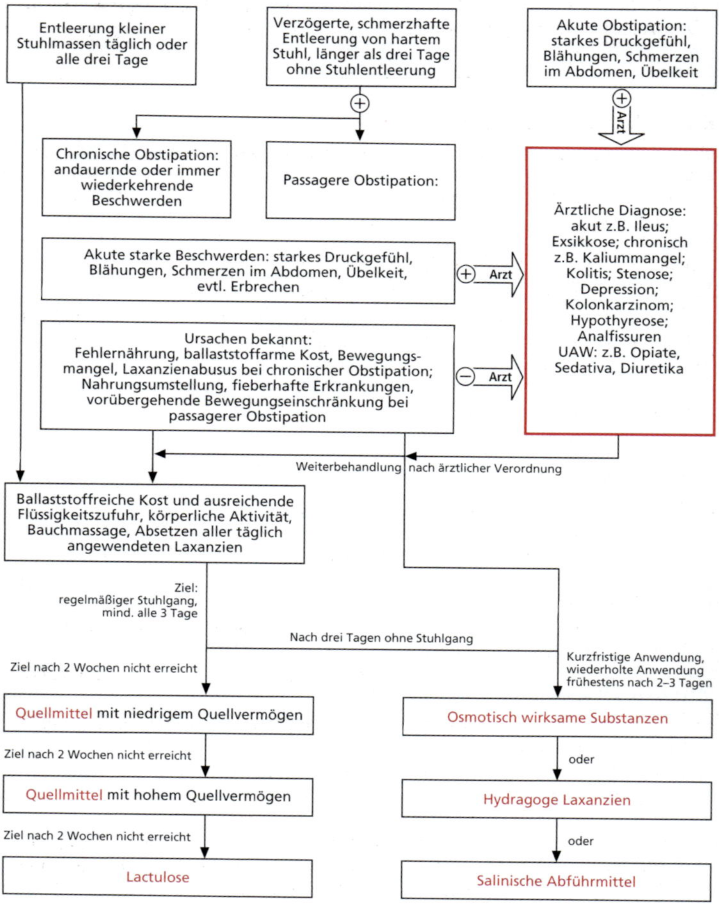

Passagere Obstipation

Kurzfristig veränderter Stuhlgang, härtere Konsistenz des Stuhls, geringere Häufigkeit. Ursachen z. B. Reisen, kurze Bettlägerigkeit, Änderung der Lebensbedingungen, Kostumstellung, mangelnde Flüssigkeitszufuhr, Bewegungseinschränkung.

Osmotisch wirksame Substanzen

Osmotisch wirksame Substanz, Anwendung bei gefülltem Enddarm. Bindung von Wasser führt zur Erweichung des Darminhalts.

Glycerol (Glycilax® Suppositorien)
Sorbitol (in Microklist®)

Antiresorptive und hydragoge Laxanzien

Hemmung der Wasserresorption aus dem Darmlumen (antiresorptiv), Förderung des Wassereinstroms in das Darmlumen (hydragog), dadurch Erweichung und Vermehrung des Darminhalts. Zur kurzfristigen Anwendung bei akuter Verstopfung. KI: Darmverschluss, entzündliche Darmerkrankungen.

Rizinusöl (Laxopol®)
Bisacodyl (Dulcolax®)
Natriumpicosulfat (Laxoberal®)

Salinische Laxanzien

Stark osmotisch wirksame Substanzen, Reservemedikation.

Glaubersalz, Bittersalz (FX® Passage SL),
Natrium-mono/di-hydrogenphosphat (Freka-Clyss®, Klysma® salinisch)

Zusatzhinweise

- Wenn möglich: Vorbeugung durch Vermeidung der auslösenden Ursachen.
- Ausreichende Flüssigkeitszufuhr: 2–3 Liter Wasser pro Tag! Ein Glas Wasser oder Fruchtsaft morgens auf nüchternen Magen getrunken kann eine Defäkation auslösen (gastrokolischer Reflex).
- Zeit für den Gang zur Toilette einplanen, auch leichten Defäkationsreiz wahrnehmen, Toilettengang nicht verschieben.
- Ballaststoffreiche Kost (evtl. Sauerkraut- oder Pflaumensaft).
- Bewegung, Kolonmassage (entlang dem Kolonverlauf gerichtete Druck- und Streichbewegung).
- Laxanzien sind nur in ärztlich begründeten Ausnahmefällen Dauermedikation. Habituelle Verstopfung wird durch Laxanzieneinnahme gefördert. Keine anthrachinonhaltigen Laxanzien empfehlen, sie begünstigen Hypokaliämien und damit Darmträgheit.
- Mineralöle, wie Paraffinöl, sind obsolet, Resorption führt zu Fremdkörpergranulomen.

Chronische Obstipation

Stuhlfrequenz $< 2\times$ pro Woche, harter kompakter Stuhl, Beschwerden meist seit mehreren Jahren. Auslöser meist ballaststoffarme Nahrung in Kombination mit Bewegungsmangel, hinzu kommt häufig Laxanzienabusus. Koloskopischer Ausschluss einer mechanischen Stenose bzw. eines Kolonkarzinoms notwendig. Eine akut auftretende Obstipation insbesondere mit Begleitsymptomen (Blut im Stuhl, Gewichtsverlust, Ileussymptome) bedarf einer raschen Abklärung durch einen Arzt.

Quellmittel

Nicht resorbierbare Substanzen, die im Darm Wasser adsorbieren, quellen und dadurch den Defäkationsreiz auslösen. Ersatz bei ballaststoffarmer Nahrung. Ausreichende Flüssigkeitszufuhr (2–3 Liter/Tag) Voraussetzung für die Wirkung, Cave: Darmverschluss! Einschleichend dosieren, um NW, vor allem Blähungen, zu vermeiden. Enddosierung: 2–4 Esslöffel über den Tag verteilt einnehmen.

Niedriges bis mittleres Quellvermögen

Weizenkleie (Milupa Kousa® Weizenkleie)
Leinsamen (Linusit® Creola)
Haferkleie (von Demeter®, Koelln®, Resana®)

Hohes Quellvermögen

Bei nicht ausreichender Wirkung Umstieg auf Quellmittel mit hohem Quellvermögen. Einschleichend dosieren, 2–3 Liter/Tag Flüssigkeit zuführen.

Plantago ovata-Samen (Mucofalk®)
Makrogole (Isomol®, Laxofalk®)

Lactulose

Osmotisch wirksame Substanz, Bindung von Wasser führt zur Erweichung und Vermehrung des Darminhalts. Einsatz, wenn Quellmittel keine ausreichende Wirksamkeit zeigen. Lactulose einschleichend dosieren, bis gewünschte Stuhlfrequenz erreicht ist. Dauereinnahme möglich. KI: Darmverschluss, entzündliche Darmerkrankungen. Bei langfristiger Einnahme Kaliumverlust beachten (WW mit Herzglykosiden).

Lactulose (Bifiteral® Sirup)

Zusatzhinweise

- Ausreichende Flüssigkeitszufuhr: 2–3 Liter Wasser pro Tag! Ein Glas Wasser oder Fruchtsaft morgens auf nüchternen Magen getrunken kann eine Defäkation auslösen (gastrokolischer Reflex).
- Zeit für den Gang zur Toilette einplanen, auch leichten Defäkationsreiz wahrnehmen, Toilettengang nicht verschieben.
- Ballaststoffreiche Kost (evtl. Sauerkraut- oder Pflaumensaft), Bewegung, Kolonmassage (entlang dem Kolonverlauf gerichtete Druck- und Streichbewegung).
- Antiresorptive oder hydragoge Laxanzien nach 2–3 Tagen ohne Stuhlgang. Diese Laxanzien sind nur in ärztlich begründeten Ausnahmefällen Dauermedikation. Habituelle Verstopfung wird durch Laxanzieneinnahme gefördert.
- Keine anthrachinonhaltigen Laxanzien empfehlen, sie begünstigen Hypokaliämien und damit Darmträgheit.
- Mineralöle, wie Paraffinöl, sind obsolet, Resorption führt zu Fremdkörpergranulomen.

Vitaminmangel

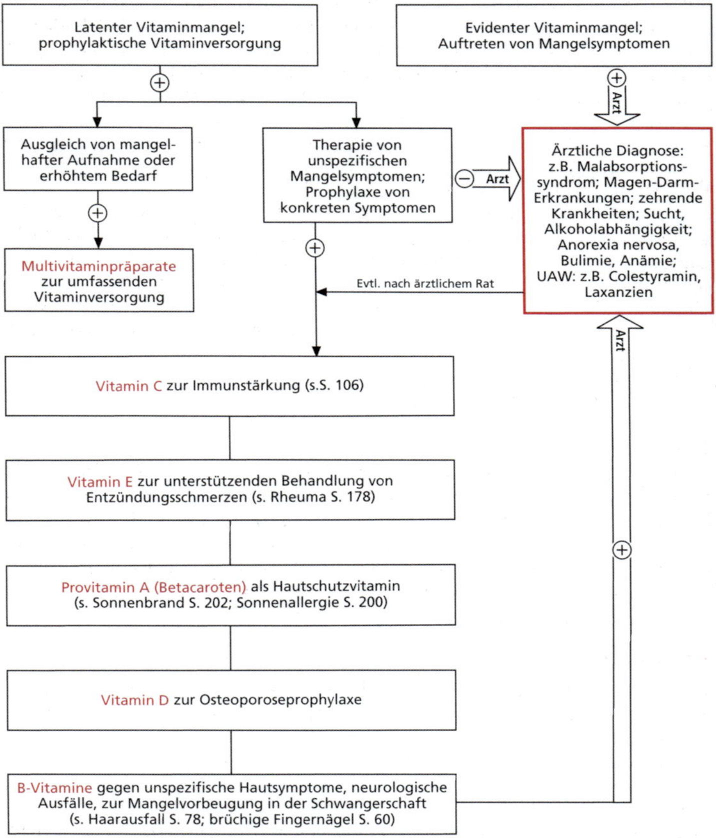

Vitaminmangel

Trotz guter Ernährungssituation Mangelversorgung, vor allem der wasserlöslichen B-Vitamine und Vitamin C. Ursache: zu geringe Zufuhr durch unangemessene Nahrung oder Malabsorption, erhöhter Verbrauch durch Belastungssituationen (Grundkrankheiten, Schwangerschaft, Stillzeit, Leistungssport, Kontakt mit Genussgiften, wie Alkohol, Nicotin). Latenter Vitaminmangel führt zu unspezifischen oder verzögerten Beschwerden, Avitaminosen zeigen akute, spezifische Mangelsymptome.

Multivitaminpräparate

Zum Ausgleich eines erhöhten Vitaminbedarfs und einer mangelhaften Aufnahme durch die Nahrung. Bei Appetitlosigkeit in der Rekonvaleszenz sind vor allem Säfte geeignet. Auf ausreichende Dosierung der im Einzelfall notwendigen Vitamine achten, Gehaltsangabe in % Empfehlung der Deutschen Gesellschaft für Ernährung (DGE). Empfohlene Dosierung wegen Gehalts an Vitamin A nicht überschreiten.

Multivitaminpräparate (Centrum®, Multibionta® forte, Eunova® Langzeit Multivitamin)

Präparate für Kinder: Centrum® Junior, Multi-Sanostol® (für Kinder > 1 J.), Sanostol (für Kinder > 4 J.), Mulgatol® junior

Vitamin C

Ascorbinsäure. Mangel bei erhöhtem Bedarf bei körperlicher und psychischer Belastung, in Schwangerschaft und Stillzeit, bei Fieber und Infektionskrankheiten. Mangelerscheinung: Skorbut, erhöhte Blutungsneigung, Infektanfälligkeit. Anwendung zur Steigerung der Infektabwehr, Schutzwirkung für andere Vitamine. Maximale Aufnahme von 200-mg-Einzeldosen, Retardpräparate empfehlenswert.

Ascorbinsäure (Cetebe® Vitamin C retard 500, Caelo® Vitamin C))

Kombination mit Zink (Cetebe® Abwehrplus)

Vitamin E

Tocopherol. Mangelerscheinungen bei Menschen unbekannt. Als Radikalfänger, zur unterstützenden Behandlung bei Herz-Kreislauferkrankungen, rheumatoider Arthritis.

Tocopherol (Eusovit® 300, Optovit® fortissimum 500)

Vitamin A, Betacaroten

Retinol. Mangel bei Störungen der Fettverdauung möglich. Mangelerscheinungen: Nachtblindheit, gesteigerte Blendempfindlichkeit. Überdosierung von Vitamin A schädlich, teratogen. In der Schwangerschaft und für Raucher Anwendung nur unter ärztlicher Kontrolle bei medizinischer Indikation. Provitamin A (Betacaroten) zur Hautbräunung bei gesteigerter Lichtempfindlichkeit der Haut.

Retinol (Vitamin-A® Kapseln)

Betacaroten (Carotaben®)

Vitamin D

Colecalciferol. Entsteht durch Einwirken von Sonnenlicht auf die Haut, 30 Min. UV-Strahlung reichen zur Deckung des Tagesbedarfs. Mangel durch ungünstige Lebensweise und schlechte klimatische Bedingungen. Mangelerscheinungen während des Wachstums Rachitis, bei Erwachsenen Osteoporose. Prophylaktische Behandlung aller Säuglinge bis zum ersten Lebensjahr empfohlen. Zur Osteoporosebehandlung in Kombination mit Calcium bei verminderter Einlagerung von Calcium in die Knochen.

Zur Rachitisprophylaxe:

Colecalciferol (Vigantoletten® 500/1000)
in Kombination mit Fluorid (D-Fluoretten® 500/1000, Zymafluor® D 500/1000)

Zur Osteoporosebehandlung:

Colecaliferol in Kombination mit Calcium (Calcimagon-D_3®, Calcilac® KT)

B-Vitamine

B_1 Thiamin

Mangel bei Alkoholikern häufig. Mangelerscheinungen: neurologische Störungen, Störungen der Herzmuskelaktivität, Muskelschwäche, -schwund. Avitaminose Beri-Beri. Einnahme zur Abwehr von Mücken in Einzelfällen erfolgreich (s. auch Insektenschutzmittel S. 108).

Thiamin (Betabion® 100, Aneurin-AS® 100 mg)

B_2 Riboflavin

Mangel bei chronischen Durchfällen und lang andauernder Antibiotikatherapie möglich. Mangelerscheinungen: Mundwinkelrhagaden, Lippen- und Zungenentzündungen, Gesichtsekzem.

Riboflavin (Vitamin B_2 10 mg Jenapharm®, B_2 Asmedic®)

B_6 Pyridoxin

Erhöhter Bedarf in der Schwangerschaft, bei Hyperthyreose, bei Langzeitbehandlung mit oralen Kontrazeptiva. Mangelerscheinungen (selten): Nervenentzündungen, epileptiforme Krämpfe. Gegen Beschwerden des Prämenstruellen Syndroms in Einzelfällen wirksam. WW mit L-Dopa.

Pyridoxin (Hexobion® 100, Bonasanit®, B_6-Vicotrat® 300 mg)

Niacin: Nicotinamid und Nicotinsäure

Mangel möglich bei Alkoholikern, Patienten mit chronischen Durchfällen, mit Leberzirrhose. Mangelerscheinungen Dermatitis, Demenz und Diarrhö.

Nicotinamid (Nicobion®, Nicotinsäureamid 200 mg Jenapharm®)

Folsäure

Mangel möglich bei Malabsorptionssyndrom, Einnahme von oralen Kontrazeptiva, Alkoholismus, Einnahme von Sulfonamiden, Antiepileptika (z. B. Phenytoin, Primidon). Mangelerscheinungen: Störungen des blutbildenden Systems, in der

Schwangerschaft Missbildung des Feten. Folsäuresubstitution bei Frauen mit Kinderwunsch zur Verringerung des Missbildungsrisikos.

Folsäure (Folarell®, Folsan®, Lafol®)

Kombination mit Iodid (Folio®)

B_{12} Cobalamin

Mangel sehr selten wegen hoher Speicherkapazität des Körpers (2–5 Jahre), evtl. bei Veganern, bei Resorptionsstörungen (fehlender Intrinsic-Faktor des Magens), im Alter. Mangelerscheinungen: Blutbildungsstörungen, Blässe, Verfärbung der Haut, neurologische Ausfallserscheinungen, Vergesslichkeit. Nur bei nahrungsbedingtem Mangel orale Substitution sinnvoll, bei Resorptionsstörungen parenterale Zufuhr notwendig. Traditionell angewendet zur Stärkung oder Kräftigung des Allgemeinbefindens.

Cyanocobalamin (Vitasprint® B 12)

Biotin (Vitamin H)

Mangel sehr selten, evtl. nach langfristiger parenteraler Ernährung. Mangelerscheinungen: Schwellung von Haut und Schleimhäuten, Abgeschlagenheit, Muskelschmerzen. Anwendung gegen erhöhte Brüchigkeit der Nägel fragwürdig

Biotin (Bio-H-tin®, Gabunat®)

Pantothensäure

Mangel sehr selten. Mangelerscheinungen: Dermatitis, Depigmentierung, Lähmungserscheinungen. Anwendung in Vitamin-B-Komplex-Präparaten. Lokale Anwendung zur Förderung der Wundheilung.

Pantothensäure (Panthenol 100 mg Jenapharm®)

Dexpanthenol (Bepanthen® Salbe)

Vitamin-B-Komplex

Kombination möglichst aller B-Vitamine. Bei gesteigertem Vitaminbedarf oder Behandlung von Vitamin-B-Mangelerscheinungen.

Vitamin-B-Komplex (in Dreisavit® N, in Milupa® Neovin, 9-Vitamine-ratiopharm®)

Neuro-Vitamine

Kombination von B_1, B_6, (B_{12}) zur Behandlung von Nervenschmerzen, neurologischen Ausfallssymptomen.

B_1, B_6 (Neuro-Ratiopharm® N Filmtabletten, Neurotrat® S forte)

B_1, B_6, B_{12} (B-Komplex-forte-Hevert®)

Zusatzhinweise

- Die Wirkung von Vitaminen wird allgemein überschätzt.
- Empfehlung einer ausgewogenen Mischkost mit ausreichend Obst und Gemüse steht im Vordergrund der Empfehlung.
- Nahrungsmittel möglichst frisch kaufen, zubereiten und essen. Tiefkühlkost besonders vitaminreich. Lange Lagerung, langes Erhitzen, Wiedererwärmen vermeiden.
- Fettlösliche Vitamine A, D, E, K zu einer fettreichen Mahlzeit einnehmen.

Völlegefühl

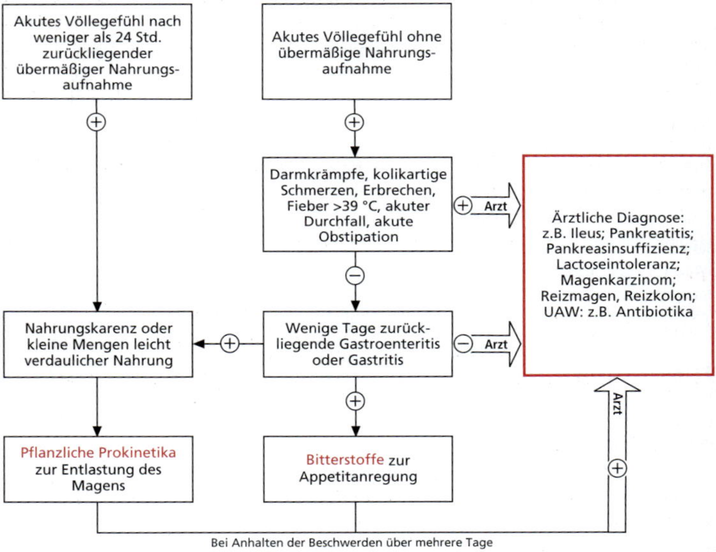

Völlegefühl

Nach reichhaltigen Mahlzeiten, nach Magen-Darm-Infektionen, häufig in Kombination mit Blähungen. Ursache Überlastung des Verdauungstrakts. Bei Auftreten von akutem Völlegefühl mit Begleitsymptomen (z. B. verändertes Stuhlverhalten, Übelkeit, Erbrechen, Bauchschmerzen) ist eine ärztliche Diagnose erforderlich.

Pflanzliche Prokinetika

Zur Verringerung des Magendrucks. Einnahme nach Bedarf. KI: Mechanische Stenosen des Magen-Darm-Trakts, Gallensteinleiden.

Pfefferminzöl (Medacalm®, in Enteroplant®)
Iberis amaris, Schöllkraut u. a. (Iberogast® Tinktur)

Bitterstoffe

Anregung des Speichelflusses und anderer Verdauungssäfte. Einnahme als Tee, Pflanzensaft oder als Tinktur. KI: Magen-Darm-Ulzera.

Enzianwurzel, Tausendgüldenkraut, Pomeranzenschale, Wermutkraut u. a. in Mischungen (Amara-Tropfen® Pascoe, Bitter-Elixier Wala®, Enzian-Magentonikum®)

Zusatzhinweise

- Nahrungskarenz, kleine Mengen leicht verdaulicher, fettarmer Nahrung.
- Zur Unterstützung der Verdauung fettreicher Mahlzeiten: Pankreatin (Pankreon®, Kreon®).
- Ausreichende Flüssigkeitszufuhr.
- Bewegung an frischer Luft.
- Bauchmassage.

Warzen

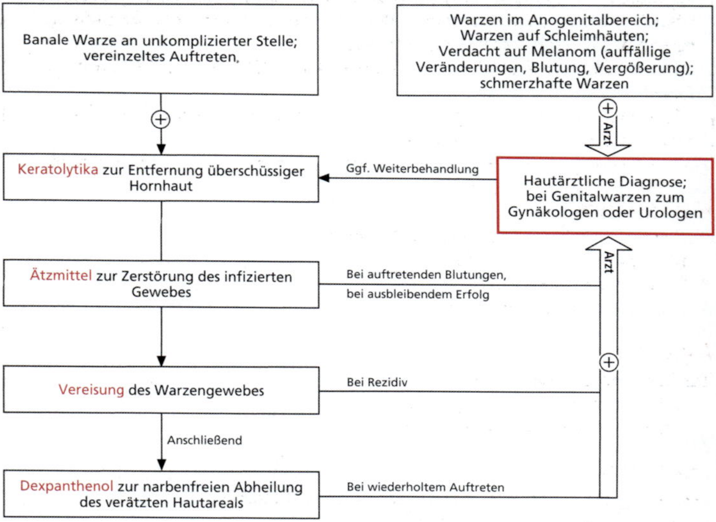

Banale Warze an unkomplizierter Stelle; vereinzeltes Auftreten.
Warzen im Anogenitalbereich; Warzen auf Schleimhäuten; Verdacht auf Melanom (auffällige Veränderungen, Blutung, Vergößerung); schmerzhafte Warzen
Arzt
Keratolytika zur Entfernung überschüssiger Hornhaut
Ggf. Weiterbehandlung
Hautärztliche Diagnose; bei Genitalwarzen zum Gynäkologen oder Urologen
Arzt
Ätzmittel zur Zerstörung des infizierten Gewebes
Bei auftretenden Blutungen,
bei ausbleibendem Erfolg
Vereisung des Warzengewebes
Bei Rezidiv
Anschließend
Dexpanthenol zur narbenfreien Abheilung des verätzten Hautareals
Bei wiederholtem Auftreten

Warzen (Verrucae)

Die Infektion mit humanem Papillomvirus (HPV) führt u. U. zu einer gutartigen Wucherung der Haut. Je nach Ausprägung und Lokalisation unterscheidet man:
• Stachelwarzen: an den Händen vorkommende, bis zu erbsengroße halbkugelige harte Knötchen mit rauer Oberfläche.
• Dornwarzen: an den Füßen vorkommend, flache Oberfläche, Wachstum ins Gewebe hinein.
• Pinselwarzen: fadenförmige Warzen an zarter Haut (Gesicht, Hals). Kaum Symptome, evtl. Juckreiz, Druckschmerz.

Keratolytika

Zur Entfernung der überschüssigen Hornhaut.
Milchsäure (in Clabin® plus)
Salicylsäure (Guttaplast®)
Harnstoff (Harnstoffpaste NRF)

Ätzmittel

Zur Zerstörung des infizierten Gewebes.
Silbernitrat (Höllenstein-Ätzstift)
Chloressigsäure (in Acetocaustin®)

Vereisung

Zerstörung des Warzengewebes durch gezielte Erfrierung.
Dimethylether/Propan (Wartner®)

Dexpanthenol

Zur Abheilung des verätzten Areals.
Dexpanthenol (Bepanthen® Salbe)

Zusatzhinweise

- Umgebende Haut vor der Behandlung mit Zinkpaste oder anderer Fettsalbe schützen.
- Keratolytische Pflaster exakt zuschneiden und mit Pflasterstreifen fixieren.
- Ggf. Teilbad zur leichteren Entfernung aufgelösten Warzengewebes.
- Keine Manipulation mit scharfen Gegenständen (Verletzungsgefahr/Streuung)
- Infektion vermeiden (Schwimmbad, Sauna).
- Alternative Heilmethoden: Homöopathische Therapie mit Thuja (Thuja extern®, Verintex®).

Wechseljahrsbeschwerden

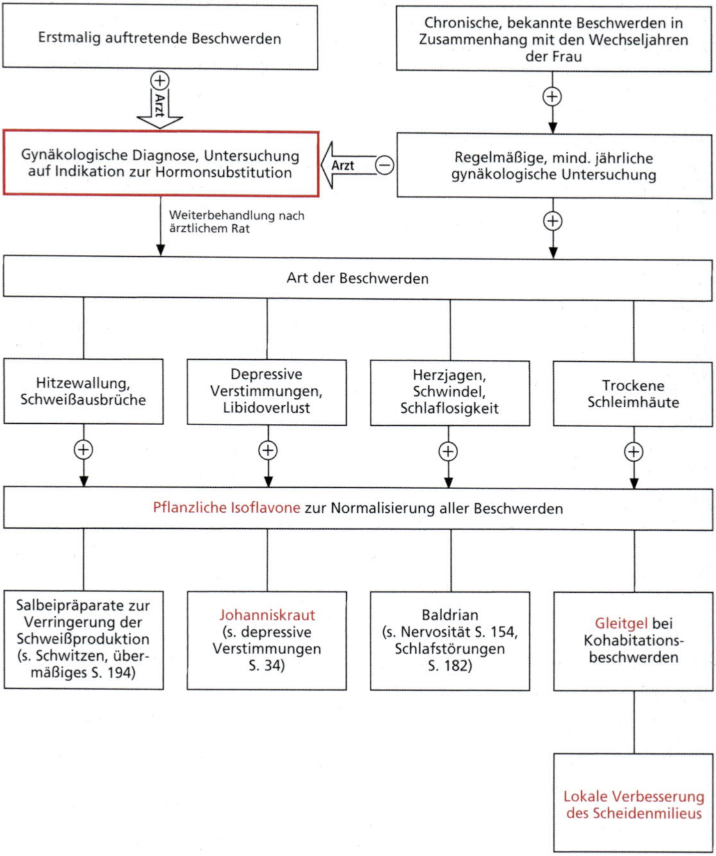

Wechseljahrsbeschwerden (Vegetativ-klimakterisches Syndrom)

Klimakterium (Wechseljahre der Frau) = Übergangsphase ab dem Beginn der unregelmäßigen Blutungen bis zum Zeitpunkt der Postmenopause (Menopause = letzte Regelblutung), häufig zwischen dem 40 u. 55 Lj. Ursache: Erlöschen der Ovarialfunktion. Vegetativ-klimakterisches Syndrom: Hauptsymptome sind Hitzewallungen, Schwindel, Schweißausbrüche.

Pflanzliche Isoflavone

Normalisierung aller klimakterischer Beschwerden. Regelmäßige Anwendung erforderlich. Wirkungseintritt nach 4 Wochen, Wirkung als Phytoestrogene (Isoflavone) bzw. Estrogenrezeptor-Modulatoren (Triterpenglykoside in Cimicifuga)

Cimicifugawurzelstock (Klimadynon®, Remifemin®)
Soja-Extrakt (Alsifemin® Klima Soya 1 × 1)
Rotklee-Extrakt (Menoflavon®)

Johanniskraut

Besserung der Beschwerden mit psychischer Komponente. Regelmäßige Einnahme erforderlich. Maximale Wirkung wird nach ca. 14 Tagen erreicht. KI: Behandlung mit Psychopharmaka. Mögliche WW beachten.

Johanniskraut (in Remifemin® plus, Hypericum Stada® 425)

Gleitgel

Bei durch Trockenheit der Scheide bedingten Schwierigkeiten des Intimverkehrs. Die Sicherheit von gleichzeitig angewendeten Kondomen ist u. U. beeinträchtigt.

(K Y Femilind® Lubrikativum, Gleitgelen®)

Lokale Verbesserung des Scheidenmilieus

Bei unspezifischen Störungen des physiologischen Scheidenmilieus. Zur Vorbeugung vor Vaginalmykosen. Milde Reinigung mit Intimpflegeprodukten.

Lactobazillen (Döderlein Med®, Vagiflor® Vaginaltabletten)
Milchsäure (Vagisan®, Eubiolac® Verla)
Vitamin C (Vagi C®)
Intimpflegeprodukte mit Milchsäure (Sagella®, Inimur® Intim Lotion)

Zusatzhinweise

- Regelmäßige, mind. jährliche gynäkologische Untersuchungen, evtl. Hormonbehandlung notwendig.
- Entspannungsmethoden, wie Yoga und autogenes Training zur Beeinflussung der psychischen Komponente.
- Gesunde, abwechslungsreiche Ernährung. Ausreichende Flüssigkeitszufuhr (mind. 2 Liter pro Tag).
- Calciumreiche Ernährung zur Osteoporoseprophylaxe, evtl. Calciumsubstitution (z. B. Calcium-Sandoz® forte) oder Kombination aus Calcium und Vitamin D_3 (Calcimagon®-D3), evtl. Hormonbehandlung vorteilhaft.
- Regelmäßige leichte sportliche Betätigung, u. a. zum Training der Beckenbodenmuskulatur, ansonsten Gefahr der Harninkontinenz.
- Alternative Heilmethoden: Homöopathika mit Cimicifuga, Sepia (Klimaktoplant® N, Cefakliman®).

Windeldermatitis

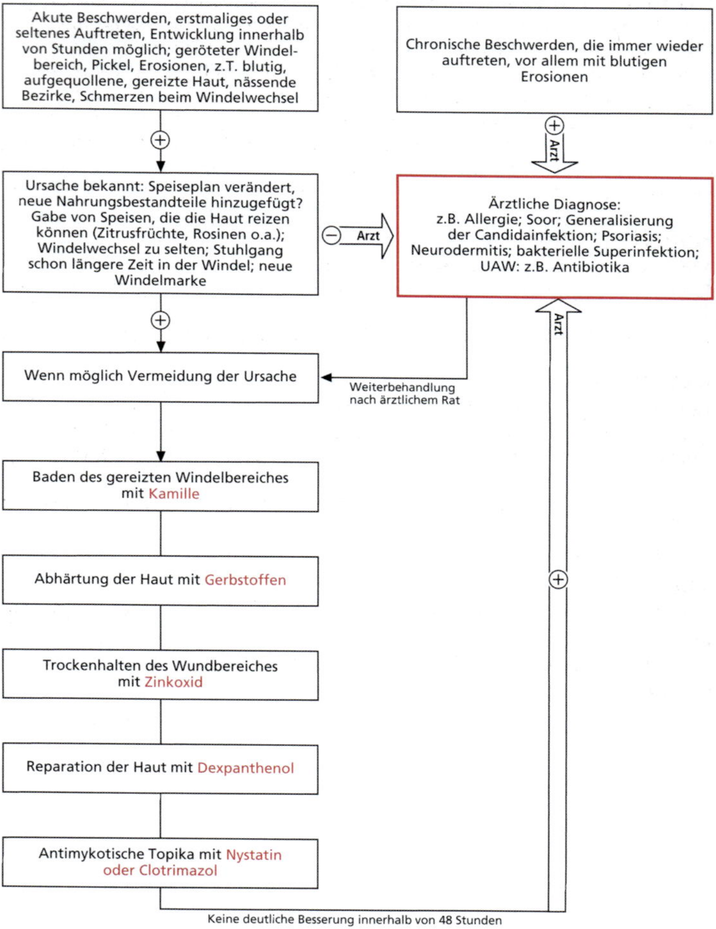

Windeldermatitis

Schädigung der Haut im Windelbereich verursacht durch die ständige Wärmestauung der Windel. Mazeration der Haut, Ammoniakbildung durch Zersetzung des Urins, Besiedlung mit Candida und eventuell bakterielle Superinfektion sind die Folge. Auftreten bei Wickelkindern und auch bei inkontinenten Schulkindern und Erwachsenen möglich. Ursachen: zu langes Liegen in nasser Windel, Hautreizungen durch Ernährung oder Windelbestandteile, Immunschwäche. Symptome: nässende, unscharf begrenzte, oft schuppige Erosionen. Zu Beginn Rötung der Haut, Bläschen, Pusteln, Juckreiz; im weiteren Verlauf kann es zu schmerzenden offenen Hautstellen und Krusten kommen.

Kamille

Verbesserte Abheilung durch antiphlogistische, leicht antibakterielle Wirkung der Kamille. Standardisierten Kamillenextrakt verwenden. Anwendung als Sitzbad zu empfehlen.

Kamillenblütenauszug (Kamillosan® Wund- und Heilbad N Lösung)

Gerbstoffe

Zur oberflächlichen Gerbung der Haut, adstringierende Wirkung. Die Haut wird unempfindlicher gegen die reizenden Stoffe in Stuhl und Urin. Anwendung als Creme oder Salbe, Schüttelmixtur bei nässenden Dermatitiden und als Bad möglich.

Synthetischer Gerbstoff (Tannolact® Creme, Tannolact® Lotio Schüttelmixtur, Tannosynt® Flüssigkeit)
Hamamelis-Destillat (Hametum®)

Zinkoxid

Zur Abdeckung der Haut. Zinkoxid hat austrocknende, wasserabstoßende Wirkung um ein Aufweichen der Haut zu verhindern.

Pasta zinci, Pasta zinci mollis, Lotio alba aquosa
Zinkoxid + Lebertran (Mirfulan®)

Dexpanthenol

Zur Förderung der Heilung bei geröteter, gereizter Haut.

Dexpanthenol (Bepanthen® Wund- und Heilsalbe)

Antimykotika (Nystatin oder Clotrimazol)

Zur Bekämpfung der Candida-Besiedlung im Windelbereich. Zuerst werden topische Antimykotika verwendet. Erst wenn das nicht ausreicht, sollten Nystatin-Suspensionen systemisch eingesetzt werden. Nystatin wird nicht resorbiert, die Substanz wird nach Magen-Darm-Passage wieder ausgeschieden, somit keine systemische Wirkung!

Nystatin (Nystatin „Lederle")

Clotrimazol (Canesten®)

Zusatzhinweise

- Häufiges Wickeln als beste Therapiemaßnahme.
- Möglichst hochwertige Windeln, die von der Haut gut vertragen werden.
- Viel Luft an den Windelbereich lassen.
- Speiseplan beobachten, zur Vermeidung reizender Speisen.
- Trocknen der Haut mit einem Föhn oder Rotlicht.
- Cave: Dekubitusentwicklung im Bereich des Steißbeines bei bettlägerigen Inkontinenzpatienten.
- Windelwechsel mit Wasser und Waschlappen oder Abwaschen des Bereiches unter fließendem Wasser. Keine Öltücher oder feuchten Tücher zur Vermeidung von weiteren Hautreizungen.
- Alternative Heilmethoden: Seide-Einlagen in die Windel; Chamomilla.

Wundversorgung

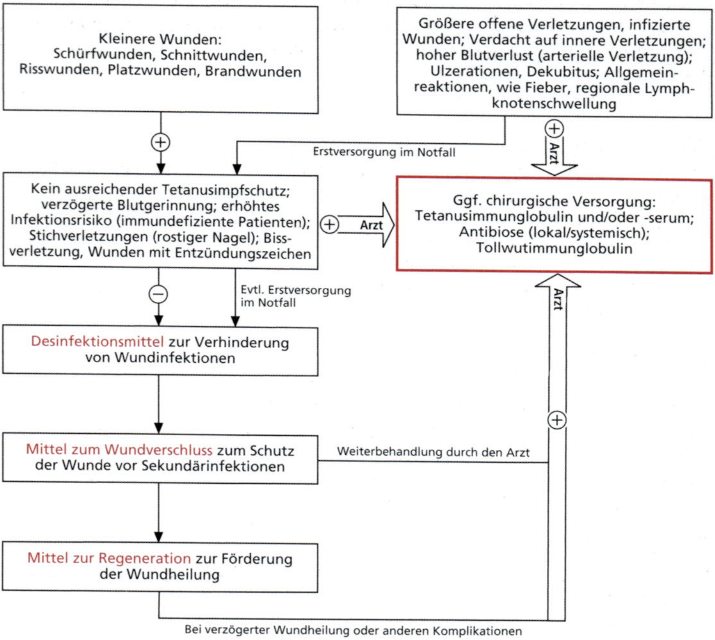

Offene Verletzung

Durch mechanische Einwirkung (Schnitt, Riss, Schürfung, Stoß) oder infolge lokaler Entzündung oder erhöhtem Dauerdruck auftretende Schädigung der Haut aber auch darunter liegender Gewebe sowie Blutgefäße. Gefahr ernsthafter Infektionen (Tetanus, Gasbrand, lokale Wundinfektionen durch z. B. Streptokokken).

Wunddesinfektion

Ethanol- und 2-Propanol-Wassergemische haben ein Desinfektionsoptimum bei einer Konzentration von ca. 70% (V/V).

Ethanol, Isopropanol 70%
Povidon-Iod (Betaisodona® Lösung/Salbe)
Tyrothricin (in Tyrosur® Gel/Puder)
Chlorhexidindigluconat (Hansamed® Wund-Desinfektionsspray)
Wasserstoffperoxid-Lsg. 3%ig

Wundverschluss

Schürf-, Schnittwunden.

Wundschnellverband (Hansaplast®, Hansamed®)

Klaffende Wunden, Platzwunden (Kontakt und Fixierung der Wundränder).

Klammerpflaster (Porofix®, Leukostrip®)

Kleine oberflächliche Wunden (Schürfung).

Sprühverband (Hansaplast® Sprühverband)

Regeneration

Unterstützung der Reparatur des zerstörten Gewebes, Förderung der Granulation.

Dexpanthenol (Bepanthen®)
Kamillenextrakte (Kamillosan®)
Zinkoxid (in Desitin®)
Lebertran (in Mirfulan® Wund- und Heilsalbe)
Hamamelisextrakte (Hametum®)

Zusatzhinweise

- Wundbereich möglichst trocken halten. Nach Duschen Verband wechseln. Baden meiden.
- Beim Verbandwechsel verklebtes Material mit isotoner Kochsalzlösung aufweichen.
- Pflasterkleber mit Wundbenzin anlösen.
- Brandwunden sofort 20 Minuten lang kühlen (z. B. mit fließendem kalten Wasser), keine Hausmittel (Mehl, Öl) anwenden.

Wurmerkrankungen

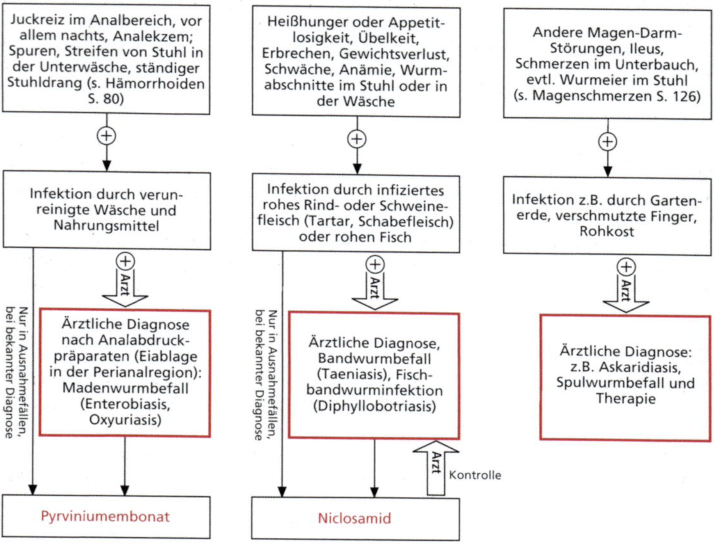

Madenwurmbefall (Enterobiasis, Oxyuriasis)

Symptome Analpruritus, Stuhldrang, Proktitis, Analekzem, nervöse Störungen. Kaum Eier im Stuhl, Eiablage erfolgt in der Perianalregion. Infektion durch verunreinigte Wäsche, Nahrungsmittel u. a., Verstärkung über Autoinfektion durch Kratzen (Finger, Mund, Darm).

Pyrviniumembonat

Zur Abtötung der Madenwürmer. Einmaldosisbehandlung. KI: Leberschädigung, Niereninsuffizienz, entzündliche Magen-Darm-Erkrankungen. Keine Selbstbehandlung in Schwangerschaft und Stillzeit, Kinder < 6 J. Der Stuhl färbt sich nach Einnahme rosa bis rot.

Pyrviniumembonat (Molevac®)

Bandwurmbefall (Taeniasis), Fischbandwurmbefall (Diphyllobotriasis)

Symptome fehlen meist, wenn vorhanden Bauchschmerzen, Gewichtsverlust, Schwäche, Bandwurmglieder im Stuhl. Infektion durch rohes Rind- oder Schweinefleisch oder rohen Fisch.

Niclosamid

Die im Darm befindlichen Würmer werden abgetötet. Dosierung einhalten. Tabletten vor der Einnahme zerstoßen und in Wasser einrühren oder zerkauen und mit viel Wasser herunterspülen. Einschränkung des Reaktionsvermögens! Alkoholkonsum während der Behandlung vermeiden. Keine Selbstbehandlung in Schwangerschaft und Stillzeit, Kinder < 6 J. Zur Unterstützung der Wirkung auf tägliche Stuhlentleerung achten, evtl. mit Hilfe eines Laxans. Kontrolluntersuchung nach 3 Monaten für Taeniasis solium (Schweinebandwurm), nach 4–7 Wochen für Diphyllobotriasis.

Niclosamid (Yomesan®)

Zusatzhinweise

- Die Aftergegend ist für die Dauer von 8 Tagen nach der Einnahme mehrmals täglich mit warmem Wasser und Seife zu waschen, anschließend mit Vaseline einzucremen.
- Unterwäsche ist täglich zu wechseln und auszukochen, Bettwäsche und Leibwäsche ist für die Dauer von 8 Tagen nach der Einnahme häufig zu wechseln und auszukochen.
- Die Hände sind nach jedem Stuhlgang und vor jeder Mahlzeit mit Seife und Nagelbürste sorgfältig zu reinigen, die Fingernägel sind kurz zu schneiden.
- Der Fußboden ist möglichst staubfrei zu halten, Wurmeier verteilen sich über Staub.
- Bei ähnlichen Beschwerden der Familienmitglieder diese mitbehandeln.
- Auslöser möglichst vermeiden: ausschließlich Gegenstände in den Mund nehmen, die dafür vorgesehen und entsprechend gereinigt sind, nur durchgegartes Fleisch oder durchgegarten Fisch essen, Rohkost ausreichend waschen oder in zweifelhaften Fällen meiden.
- Zusätzliche Empfehlung für Tropenreisende: Trinken von Leitungswasser vermeiden, auf rohes oder halbrohes Fleisch oder entsprechenden Fisch, auf rohes Gemüse und Salat verzichten. Frisches Obst schälen. Zur Prophylaxe von Trematodeninfektionen (Saugwürmer, z. B. Leber- o. Darmegel): Kontakt mit stehendem oder fließenden Gewässern vermeiden. Zur Prophylaxe von Filarieninfektion (Fadenwürmer, Auslöser der Elephantiasis): Moskitonetz. Zur Prophylaxe von Hakenwurminfektionen (Ankylostoma oder Necator): Barfußlaufen im Freien vermeiden.

Zahnfleischentzündung

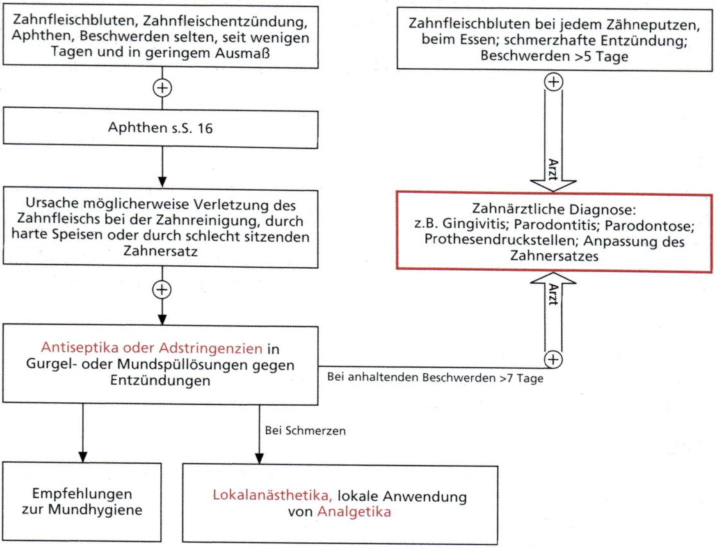

Zahnfleischentzündung (Gingivitis)

Akute oder chronische Form der Zahnfleischentzündung. Ursache mechanische oder thermische Verletzung, bakterielle Zahnbeläge. Symptome: Rötung, Schwellung und Blutung des Zahnfleisches. Cave akute nekrotisierende ulzeröse Gingivitis (ANUG): meist plötzlich beginnend, sehr schmerzhafte Entzündung, sofortige zahnärztliche Behandlung notwendig, bleibende Zahnfleischschäden.

Antiseptika

Zur vorübergehenden Reduktion der Keimzahl im Mundraum, unterstützend zur mechanischen Zahnreinigung, zum Ausheilen von Mundschleimhaut- und Zahnfleischinfektionen. Chlorhexidin: Anwendung auf 10 Tage begrenzen, reversible Verfärbung der Zunge und Zähne, Geschmacksveränderungen, Taubheitsgefühl der Zunge. Anwendung der 3 %igen Wasserstoffperoxid-Lösung: 1 Esslöffel auf 1 Glas Wasser, zum Gurgeln.

Chlorhexidin (Chlorhexamed® Fluid u. Gel)
Hexetidin (Hexoral®)
Povidon-Iod (Betaisodona® Mundantiseptikum)
Wasserstoffperoxid-Lsg. 3 %ig

Adstringenzien

Antientzündliche Wirkung durch Abdichtung der obersten Schleimhautschichten und Hemmung der Sekretion aus dem entzündeten Gewebe. Lokale Anwendung in Form von Gelen oder Tinkturen zum Aufpinseln.

Salbeitinktur (in Salviathymol® N)
Rhabarberwurzelextrakt (in Pyralvex® Lsg.)
Myrrhentinktur (Inspirol® P forte)
Ratanhiatinktur (ratioSept® Mund- und Rachentherapeutikum)

Lokalanästhetika

Zur Schmerzbetäubung.

Polidocanol (Recessan®)
Lidocain (in Kamistad® N Gel, Dynexan® Mundgel, in Parodontax® Mundsalbe)

Zusatzhinweise

- Gründliche Zahnreinigung nach jedem Essen: Zahnbürste + Zahnpasta, Zahnseide, evtl. Zahnzwischenraumbürste. Regelmäßiger Wechsel der Zahnbürsten (1 × pro Monat).
- Prothese möglichst herausnehmen, um Druckstelle zu entlasten.

Zahnschmerzen

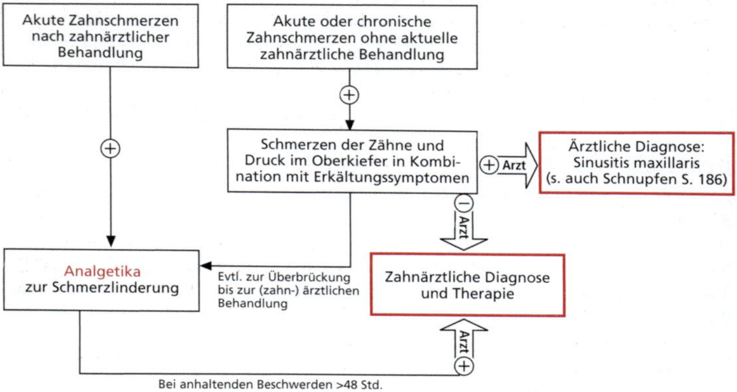

Zahnschmerzen

Scharfer stechender oder ziehender Schmerz. Ursache: durch unbehandelten Defekt im Zahnbein (Karies) Reizung der Ausläufer des Zahnmarks; evtl. auch empfindliche Zahnhälse. Behandlung: Reinigung und Verfüllung des kariösen Defekts. Bei ausbleibender Behandlung Entwicklung einer Pulpitis (meist irreversible Entzündung des Zahnnervs); Wurzelbehandlung erforderlich, bei weitreichend zerstörtem Zahn Zahnextraktion.
Alternativ: Dumpf-drückende Schmerzen meist verursacht durch Wachstum der Weisheitszähne.

Analgetika

Zur Schmerzlinderung. Bevorzugtes Mittel Ibuprofen. Ibuprofen, KI: Magen-Darm-Ulzera, Asthma, Kinder < 14 J., Blutungsneigung, WW mit Blutgerinnungshemmern. Paracetamol, KI: Leberfunktionsstörungen, WW mit Alkohol. Um eine Blutungsgefahr bei nachfolgenden zahnärztlichen Behandlungen zu vermeiden, scheidet Acetylsalicylsäure zur Behandlung aus.

Ibuprofen (Pfeil® Zahnschmerz-Tabletten forte, Tispol® Ibu DD, Dentocaps®)
Propyphenazon (Demex®)
Diclofenac (Optalidon® Zahnschmerztabletten)
Paracetamol (Benuron®)

Zusatzhinweise

- Nach Zahnextraktionen: Kühlung der betroffenen Wangenpartie von außen mit Eisbeuteln, in den ersten Stunden Vermeiden von Nicotin, Kaffee, Alkohol.
- Nach Lokalanästhesie: erst nach Abklingen der Betäubung essen/kauen, damit Verletzungen der Mundschleimhaut und Zunge vermieden werden.
- Bei anhaltenden Blutungen: auf ein sauberes Tuch beißen, bis die Blutung zum Stillstand kommt (ca. 1 Stunde).
- Vor geplanten Zahnbehandlungen (mit Blutungsgefahr) 5 Tage vorher Absetzen von Acetylsalicylsäure (zur Thrombozytenaggregationshemmung oder Analgesie), um physiologische Blutstillung zu gewährleisten.
- Effektive Mundhygiene: 2–3 × tägl. Zähneputzen, Zahnseide, Zahnzwischenraumbürsten. Häufiger Wechsel der Zahnbürsten (1 × pro Monat).
- Zahnhärtung mit fluoridhaltigen Gelen (Elmex® Gelee) oder Mundspüllösungen (Meridol®).
- Halbjährliche zahnärztliche Kontrolluntersuchungen zur rechtzeitigen Diagnose von Zahnerkrankungen.
- Alternative Heilmethoden: Kauen von Gewürznelken auf dem erkrankten Zahn bewirkt eine leichte Lokalanästhesie.

Zahnungsbeschwerden

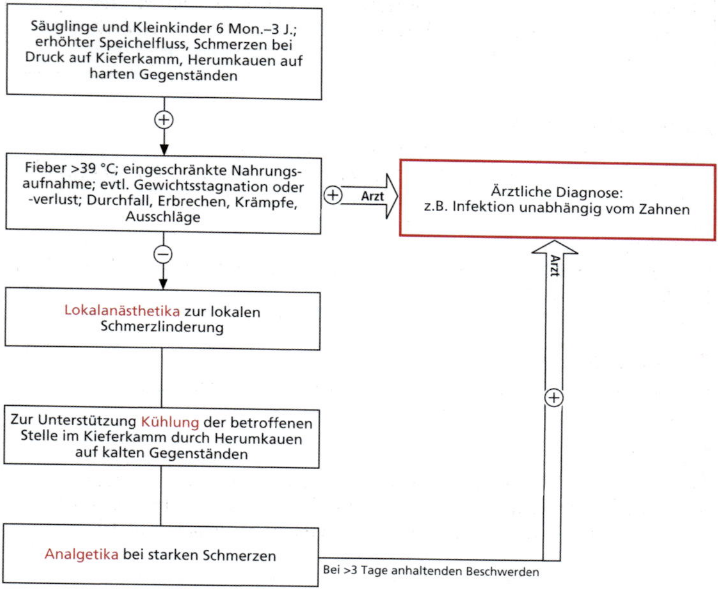

Zahnungsbeschwerden

Beschwerden während des Zahndurchbruchs bei Kleinkindern. Symptome: Essunlust, Unruhe. Gesteigerte Infektbereitschaft von Kindern im Zahnungsalter, deshalb häufig erhöhte Körpertemperatur ohne ursächlichen Zusammenhang. Bei zusätzlichen Symptomen ärztliche Diagnose einholen.

Lokalanästhetika

Zur lokalen Schmerzbetäubung. Wirkung nur kurzfristig.

Lidocain (in Dentinox® Gel N Zahnungshilfe, in Kamistad® Baby, Dynexan® Mundgel)

Kühlung

Wassergefüllte Beißringe im Kühlschrank vorbereiten. Nicht im Eisfach vorkühlen: Gefahr von Kälteschäden.

Eisbeißringe (Eisbeißerle®)

Analgetika

Bei stärkeren Schmerzen kurzfristige Anwendung von Paracetamol.

Paracetamol (Benuron® Supp.)

Zusatzhinweise

- Etwas Hartes zum Kauen bieten: trockenes Brot, Zwieback, Mohrrüben.
- Alternative Heilmethoden: Osanit®, Difoss®, Escatitona® Zahnungstropfen, Chamomilla, Viburcol® N, Fieber- und Zahnungszäpfchen Weleda®.

Literatur

Berthold, H. (Hrsg.): Klinikleitfaden Arzneimitteltherapie. 2. Aufl., Urban & Fischer, München 2002.

Bircher, J., Sommer, W.: Klinisch-pharmakologische Datensammlung. 2. Aufl., Wissenschaftliche Verlagsgesellschaft, Stuttgart 1999.

Braun, R., Schulz, M.: Selbstbehandlung – Beratung in der Apotheke. Govi-Verlag, Eschborn, Loseblattwerk inkl. 7. Erg. Lief., 2006.

Hamacher, H., Wahl, M.: Selbstmedikation. Deutscher Apotheker Verlag, Stuttgart, Loseblattwerk inkl. 10. Erg. Lief., 2006.

Brinkmann, H.; Gehrmann, B.; Koch, W.-G.; Tschirch, C. D.: Phytotherapie für die Kitteltasche. Wissenschaftliche Verlagsgesellschaft, Stuttgart, 2004.

Bundesapothekerkammer: Leitlinie zur Qualitätssicherung, Information und Beratung des Patienten bei der Abgabe von Arzneimitteln – Selbstmedikation. www.abda.de/ABDA/download/Qualitaetssicherung/Selbstmedikation.pdf.

Eisele, M., Friese, K.-H., Notter, G., Schlumpberger, A.: Homöopathie für die Kitteltasche. 3. Aufl., Deutscher Apotheker Verlag, Stuttgart, 2006.

Forth, W., Henschler, D., Rummel, W.: Allgemeine und spezielle Pharmakologie und Toxikologie. 9. Aufl., Urban & Fischer, München 2004.

Framm, J., Anschütz, M., Derendorf, H., Hamersdorfer, D., Heydel, E., Mehrwald, A., Schomacker, G.: Arzneimittelprofile für die Kitteltasche. 3. Aufl., Deutscher Apotheker Verlag, Stuttgart 2005.

Gehrmann, B., Koch, W.-G., Tschirch C. O., Brinkmann, H.: Arzneidrogenprofile für die Kitteltasche. Deutscher Apotheker Verlag, Stuttgart 2000.

Gesenhues, S., Ziesché, R. H. (Hrsg.): Praxisleitfaden Allgemeinmedizin. 4. Aufl. Urban & Fischer, München 2006.

Hunnius, C.; Ammon, P. T.: Hunnius – Pharmazeutisches Wörterbuch. 9. Aufl., Walter de Gruyter, Berlin 2004.

Mutschler, E., Geisslinger, G., Kroemer, H. K., Schäfer-Korting, M.: Mutschler Arzneimittelwirkungen. 8. Aufl., Wissenschaftliche Verlagsgesellschaft, Stuttgart 2001.

Pschyrembel – Klinisches Wörterbuch. 260. Aufl. Walter de Gruyter, Berlin 2004.

Pschyrembel – Handbuch Therapie. 3. Aufl., Walter de Gruyter, Berlin 2005.

Rote Liste 2007 Rote Liste® Service GmbH. Frankfurt/Main 2007.

Thews, G., Mutschler, E., Vaupel, P.: Anatomie, Physiologie, Pathophysiologie des Menschen. 6. Aufl., Wissenschaftliche Verlagsgesellschaft, Stuttgart 2007.

Sachregister

E

F

G

Q

R

S

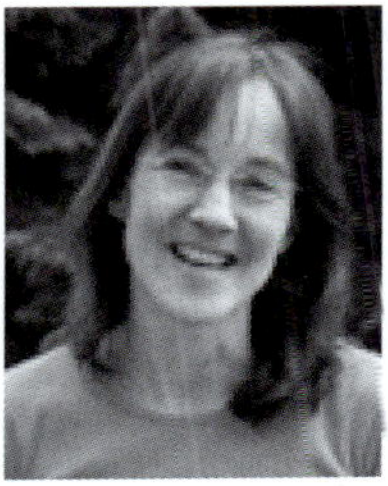

Dr. Kirsten Lennecke
Studium der Pharmazie an der FU-Berlin, Approbation 1989, 1993 Promotion im Fach Pharmazeutische Chemie zu einem Thema der Neurobiologie. Seit 1992 Angestellte der Rosen-Apotheke, Sprockhövel.
Seit 1999 Dozentin im Fachbereich Klinische Pharmazie der Universität Bonn zum Thema „Pharmazeutische Betreuung“, seit 2000 Dozentin im Dritten Abschnitt der Apothekerausbildung für die Fächer „Patientenberatung in der Apotheke“ bzw. „Kommunikation“ in Niedersachsen und Westfalen Lippe. Referentin zahlreicher Vorträge und Seminare im Rahmen der Fortbildung für Apotheker und PTA.
Autorin der Bücher „Das Kundengespräch in Apotheken“ und „Zusatzempfehlung – Zusatzverkauf“, Autorin von Buchbeiträgen z. B. im „Lehrbuch der Klinischen Pharmazie“ und „Pharmazeutische Praxis“, Mitautorin der Bücher „Therapie-Profile für die Kitteltasche“ und „Prüfungstrainer Pharmazeutische Praxis und Recht“.

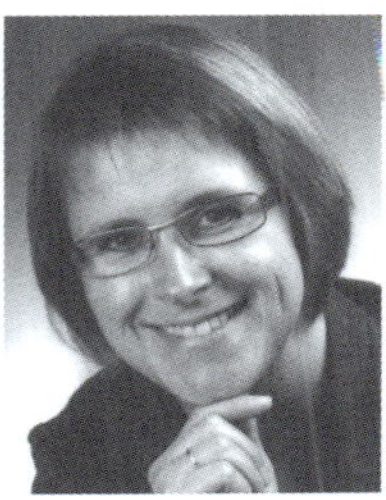

Kirsten Hagel
Ausbildung zur medizinisch-technischen Laboratoriumsassistentin an der Lehranstalt für technische Assistenten in der Medizin der Universität Tübingen.
Studium der Pharmazie an der Eberhard-Karls-Universität Tübingen.
Weiterbildung zur Fachapothekerin für Offizinpharmazie (1999), Homöopathie und Naturheilunde (2006). Angestellt als Apothekerin in der Grimmelshausen-Apotheke in Gelnhausen-Hailer.
Seit 1998 Arbeit als externe Lektorin für den Deutschen Apotheker Verlag. Mitautorin der Bücher „Therapie-Profile für die Kitteltasche“ und „Prüfungstrainer Pharmazeutische Praxis und Recht“.

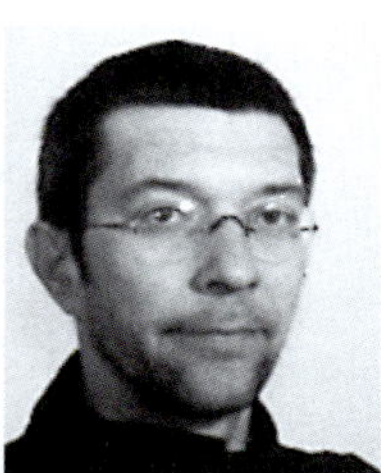

Klaus Przondziono
Studium der Pharmazie an der Heinrich-Heine-Universität Düsseldorf, Approbation 1985. Weiterbildung zum Fachapotheker für Offizinpharmazie 1993. Tätigkeit in unterschiedlichen Apotheken. Seit 1986 Angestellter der Rosen-Apotheke, Sprockhövel.